L. Weißbach, E. A. Boedefeld (Hg.)

Der große Patientenratgeber Prostatakrebs

L. Weißbach, E. A. Boedefeld (Hg.)

Der große Patientenratgeber

PROSTATAKREBS

- Risiko
- Früherkennung
- Diagnose
- Behandlung

4., vollständig überarbeitete und erweiterte Auflage

Zuckschwerdt Verlag

Bildquellen

S. 1: Coloures-pic (Fotolia) und W. Zuckschwerdt Verlag (Grafik)
S. 3, 4, 5, 7, 8, 11: Novalis
S. 15, 16, 21, 75, 188 und Coverabbildung U1:
W. Zuckschwerdt Verlag
S. 41: Coloures-pic (Fotolia) und Dr. Adrianus van de Roemer,
Institut für Didaktik in der Medizin (Grafik)
S. 45, 50, 53, 57, 63, 147, 149, 150 Dr. Adrianus van de Roemer,
Institut für Didaktik in der Medizin
S. 58: wikipedia
S. 97: Coloures-pic (Fotolia) und Intuitive Surgical, Inc.
S. 125: Varian Medical Systems International AG
S. 156, 158: Intuitive Surgical, Inc.
S. 162: EDAP-TMS
S. 183: AMS Deutschland
S. 184, 185: Coloplast Porgès
S. 193: Coloures-pic (Fotolia) und Johannes M. Wolf
S. 239: Matej Kastelic (AdobeStock)
S. 249: bluedesign (Fotolia) (modifiziert)
alle anderen Abbildungen: Autoren der jeweiligen Beiträge

Impressum

Die Deutsche Nationalbibliothek verzeichnet diese Publikation in der Deutschen Nationalbibliografie. Detaillierte bibliografische Daten sind unter http://dnb.d-nb.de abrufbar.

ISBN 978-3-86371-273-0

Umschlagabbildung: W. Zuckschwerdt Verlag GmbH München

Druck und Bindung: Elanders GmbH, D-71332 Waiblingen
Printed in Germany

Dieses Buch ist auch als E-Book erhältlich.

Vorwort

Seit dem Erscheinen der dritten Auflage dieses Ratgebers sind zwei Jahre vergangen. In dieser Zeit wurden diagnostische Verfahren weiterentwickelt und neue Erkenntnisse über unterschiedliche Verlaufsformen der Erkrankung gewonnen. In der vorliegenden vierten, überarbeiteten Auflage haben wir dem aktuellen Stand dessen Rechnung getragen, was allgemein als „Standard“ bezeichnet wird.

Langsam dringt es in das allgemeine Bewusstsein, dass der Prostatakrebs ein Tumor ist, der in gut der Hälfte der Fälle nicht annähernd so bösartig ist wie von allen Seiten angenommen. War früher die Erkrankung mit großen Ängsten besetzt, so dass bereits die Diagnose Gedanken an einen qualvollen Tod weckte, gewöhnt man sich heute wenn auch noch zögerlich daran, den Prostatakrebs als eine chronische Erkrankung des Alters anzusehen, mit der man sich häufig gut arrangieren kann. Es gilt, einerseits das Wissen über die oft günstige Prognose und die Chancen einer defensiven (beobachtenden) Behandlung zu nutzen, andererseits die Vor- und Nachteile einer sofortigen aggressiven Therapie abzuwägen. Die PSA-gesteuerte Früherkennung wird differenzierter gesehen. Zu oft alarmiert sie durch Über-Diagnosen, die unnötige radikalen Behandlungen nach sich ziehen. Wichtig und richtig ist sie zur rechtzeitigen Entdeckung der weniger häufigen hochmalignen Tumoren.

Die Magnetresonanztomografie (MRT) ist aus der Diagnostik nicht mehr wegzudenken. Die invasiven Behandlungsstrategien wurden technisch weiterentwickelt. Die Roboter-assistierte Radikale Prostatektomie erfreut sich zunehmender Verbreitung. Dank der wachsenden Akzeptanz der defensiven Behandlungsverfahren kann das therapeutische Vorgehen der individuellen Situation angepasst werden. Das neue

Kapitel „Watchful Waiting und Geriatrisches Assessment“ spiegelt diesen Trend. Die medikamentöse, so genannte „Hormontherapie“ (korrekt wäre „Hormon-Entzugstherapie“) entwickelt sich geradezu rasant.

Angesichts der Vielfalt der Möglichkeiten eröffnen sich dem Betroffenen Spielräume, in denen seine persönliche Situation und seine Erwartungen die Entscheidung bestimmen. Sein Alter, die funktionelle Einschränkungen und das soziale Umfeld müssen berücksichtigt werden. Eine wertneutrale ärztliche Aufklärung und das vertrauensvolle Gespräch mit seinem Arzt soll und kann ihm dabei helfen, die für ihn richtige Wahl zu treffen.

Zu guter Letzt haben wir noch ein Kapitel über die onkologische Forschung eingefügt. Wir möchten damit das Interesse an der Arbeit wecken, auf der alle Kenntnisse und Fortschritte in der Behandlung von Krebserkrankungen beruhen. Wir danken allen Patienten, die durch ihre Kooperation einen unverzichtbaren Beitrag leisten, allen voran diejenigen, die bereit sind, sich an Studien zu beteiligen. Wir stellen die wichtigsten Studientypen vor, vor allem die randomisierte Studie, die in der Öffentlichkeit oft auf Unverständnis oder Misstrauen stößt.

Wir möchten allen danken, die ihren Beitrag zu dem Ratgeber geleistet haben, allen voran den Autoren und Kollegen, die wieder ihre Zeit geopfert und ihr Wissen in eigenen Kapiteln oder im beratenden Gespräch mit uns geteilt haben. Wir verabschieden uns von Herrn Werner Zuckschwerdt, der uns 2003 zur Herausgabe dieses Ratgebers ermuntert und seitdem zur Seite gestanden hat, jetzt aber in den verdienten Ruhestand getreten ist. Wir danken ihm für 15 Jahre vertrauensvolle Zusammenarbeit und die exzellente verlegerische Betreuung, die er und sein Team, darunter vor allem Frau Dr. Glöggler, uns haben angedeihen lassen. Die jetzige vierte Auflage ist bereits seinem Nachfolger, Herrn Dr. Jörg Meidenbauer zu verdanken.

Die Herausgeber

Inhalt

Behandlung des lokal begrenzten Prostatakarzinoms

Prostatakrebs im fortgeschrittenen Stadium

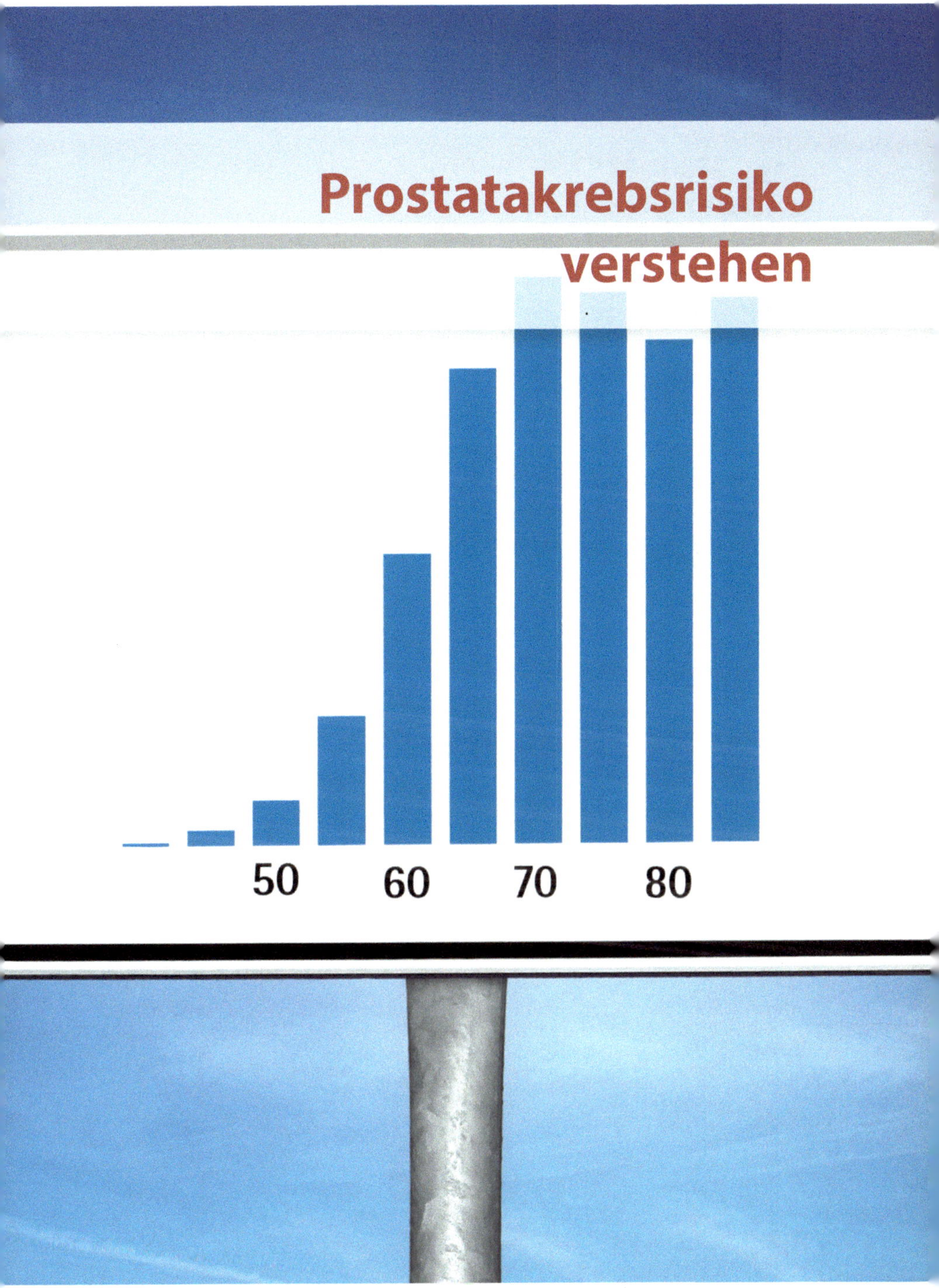
Prostatakrebsrisiko
verstehen
50
60
70
80

Anatomie des Harntraktes und der Geschlechtsorgane

Lothar Weißbach

Über die Prostata (Vorsteherdrüse) ist den meisten Betroffenen nicht allzu viel bekannt. Folgende Fragen sind zu beantworten: Wie sieht sie aus? Aus welcher Art von Gewebe ist sie aufgebaut? Welche Aufgaben hat sie zu erfüllen? Die Antworten auf diese Fragen sollen das Verstehen der nachfolgenden Kapitel erleichtern.

Eine Besonderheit der Prostata ist, dass in ihr zwei wichtige Leitungssysteme des männlichen Organismus zusammengeführt werden: die Harnwege und die Geschlechtswege. Beide zusammen bilden das „Urogenitalsystem" (Abbildung 1). In ihrer Funktion und Struktur sind sie jedoch ganz unterschiedlich. Für das Verständnis ihrer möglichen Erkrankungen ist es wichtig zu wissen, welche Flüssigkeiten und Sekrete in ihnen entstehen und wie diese weitergeleitet werden. Dies fällt leicht, weil es in diesem „Wegenetz" nur „Einbahnstraßen" gibt, mit speziellen „Schranken", die einen geordneten Fluss der Sekrete gewährleisten. Von der Prostata aus führt ein gemeinsamer Leitungsweg, die Harnröhre, zu einem gemeinsamen Organ, dem Penis. Betrachten wir also zunächst Anatomie und Funktion des Harntraktes und des männlichen Fortpflanzungsapparates und anschließend der Prostata.

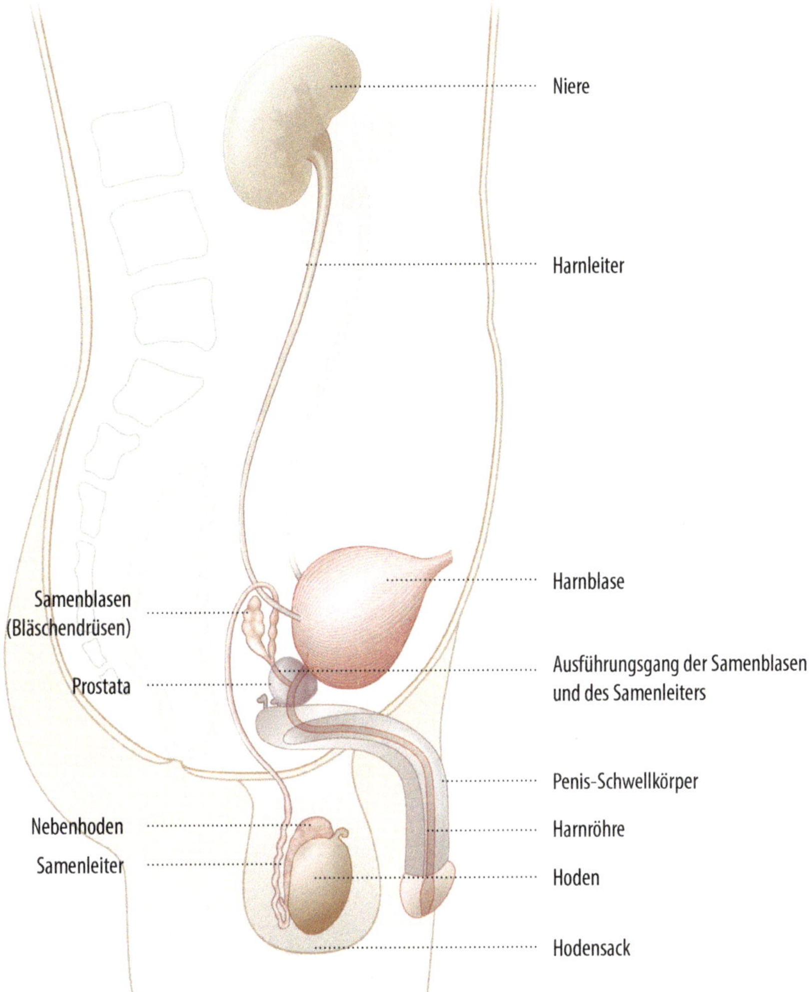

Abbildung 1. Das männliche Urogenitalsystem – ein komplexes Leitungssystem für Harn- und Samenflüssgkeit.

Organe der Harnproduktion und des Harntransports

Nieren

Der Harn (Urin) wird in den Nieren gebildet. Dies sind höchst kompliziert aufgebaute, faustgroße Organe, die im hinteren Bauchraum neben der Wirbelsäule liegen und durch die unteren Rippen und das umgebende Fettgewebe geschützt sind. Ihre vielfältigen Aufgaben gehören zu den lebensnotwendigen (vitalen) Funktionen unseres Körpers. Gewissermaßen als „Kläranlage“ unseres Körpers filtern sie Salze, nicht verwertbare Stoffwechselprodukte und schädliche (harnpflichtige) Stoffe aus dem Blut und scheiden sie mit dem überflüssigen Wasser als Urin aus. Das Filtersystem der Niere bereitet die für den Körper verwertbaren Stoffe wieder auf und führt sie in den Blutkreislauf zurück – ein organisches „Recycling“!

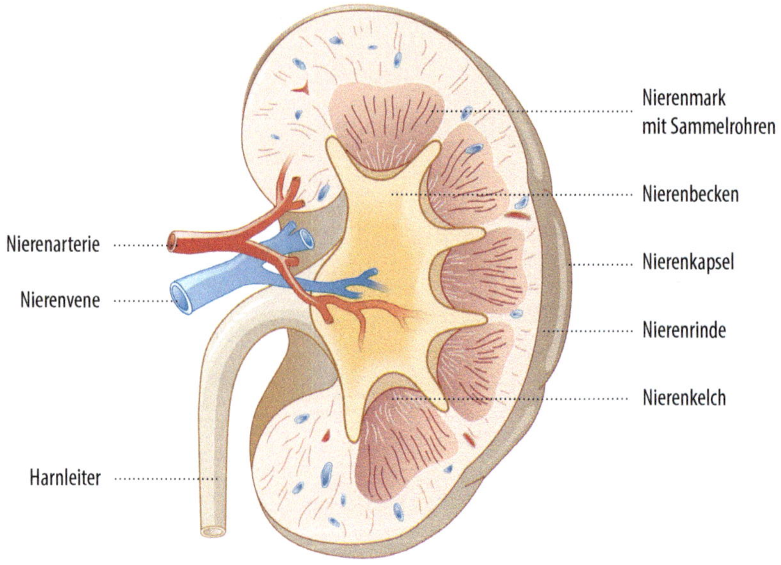

Abbildung 2. Aufbau der Nieren. Die Nieren filtern das Blut. Dazu haben sie unterschiedliche Strukturen für Blutzufluss und -abfluss sowie für die Harnbereitung und -ableitung.

Der im Nierenmark gebildete Harn läuft durch sogenannte Sammelrohre über die Nierenkelche in das Nierenbecken (Abbildung 2). Von dort aus fließt der Urin, befördert von rhythmischen, quasi „melkenden“ Kontraktionen, mit einer Geschwindigkeit von durchschnittlich 6 ml/min durch den etwa 30 cm langen Harnleiter in die Harnblase. Eine „Schranke“ am Blaseneingang verhindert den Rücklauf des Harns. Versagt diese Schranke, kommt es zu einem Rückfluss von Urin (Reflux).

Harnblase

Die Harnblase ist ein Sammelbecken. Sie kann im Normalfall bis zu 500 ml Urin aufnehmen, bis wir sie schließlich willentlich, d. h. wenn wir das Bedürfnis verspüren, entleeren. Hierfür sorgt ein dichtes Netz aus Schichten und Bündeln von Muskelfasern, das vor der Entleerung

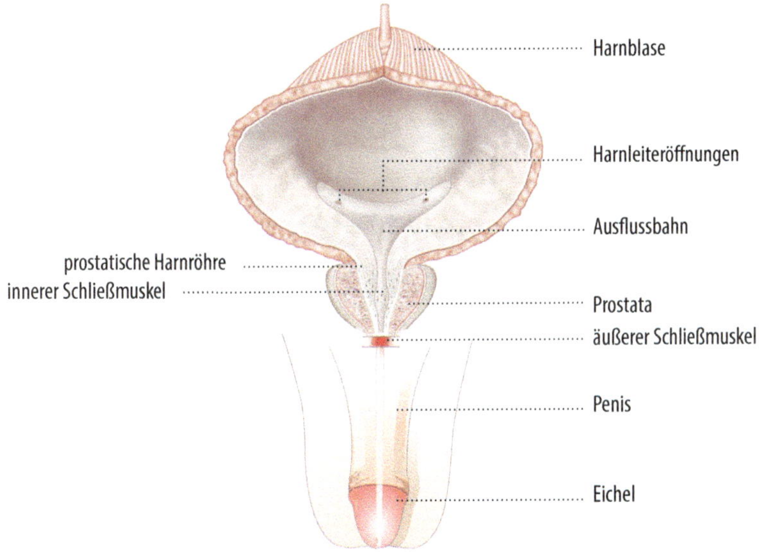

Abbildung 3. Die geöffnete Blase gibt die Sicht frei auf die Harnleitermündungen und die Ausflussbahn des Urins in die prostatische Harnröhre, bevor er über die äußere Harnröhrenöffnung austritt.

Druck aufbaut und sich zur Entleerung zusammenzieht. Am Blasenausgang, dem sogenannten Blasenhals, sitzt der innere unwillkürliche Schließmuskel. Er hat für den Harntransport keine Bedeutung, verschließt aber bei der Ejakulation die Harnröhre zur Blase, sodass die Samenflüssigkeit nach vorn – antegrad – in den Penis entleert wird.

Harnröhre (Urethra)

Aus der Blase kommend fließt der Urin in seine „Zielgerade“, die etwa 20 cm lange Harnröhre. Sie durchzieht zunächst die Prostata – im Normalfall eine Teilstrecke von zirka 2,5 cm. Man bezeichnet dies als den „prostatischen“, d. h. die Prostata durchquerenden Teil der Harnröhre (Abbildung 3). Hier münden die Leitungswege der für die Fortpflanzung wichtigen Sekrete in die Harnröhre. An ihrem Austrittsort aus der Prostata wird die Harnröhre vom äußeren Schließmuskel umfasst. Im Gegensatz zum inneren Schließmuskel unterliegt er unserem Willen, d. h. mit ihm können wir den Harn zurückhalten; er garantiert, dass der Urin während der Sammelphase nicht austritt (Kontinenz). Versagt seine Funktion, sprechen wir von einer Harninkontinenz. Das letzte Teilstück der Harnröhre verläuft an der Unterseite des Penis; an dessen Spitze, der sogenannten Eichel, tritt der Harn über die äußere Harnröhrenöffnung aus.

Die männliche Harnröhre hat einen Durchmesser von etwa 9 mm; dies reicht aus, um dem Urologen als „Tunnel“ für verschiedene Sicht- und Arbeitsinstrumente (z. B. Katheter oder Endoskope) Zugang zu den Organen des Harntraktes zu gewähren. So ist es z. B. möglich, einen Stein in der Niere oder im Harnleiter mit einem durch die Harnröhre eingeführten Instrument zu sehen und zu entfernen.

Männliche Fortpflanzungsorgane

Hoden und Nebenhoden

Die wichtigsten Fortpflanzungsorgane des Mannes sind die beiden Hoden. Sie befinden sich im Hodensack – und sind somit aus dem Inneren des Körpers ausgelagert, sodass die darin gebildeten Samenzellen bei kühleren Außentemperaturen ausreifen können. Jeder Hoden hängt an einem Samenstrang (so wie eine Taschenuhr an ihrer Kette), in dem die zu- und abführenden Blutgefäße sowie der Samenleiter verlaufen. Die Hoden bestehen aus zwei unterschiedlichen Gewebearten:

- Zwischenzellen (sogenannte Leydigzellen), die das männliche Hormon Testosteron bilden. Auf dem Blutweg erreicht und beeinflusst dieses Hormon die Geschlechtsorgane (Prostata, Samenblasen, Penis); darüber hinaus ist es für die männliche Behaarung verantwortlich und verändert in der Pubertät die Stimmlage.
- Einer Vielzahl von Röhrchen (Tubuli), die in Läppchen angeordnet sind; darin werden die Samenzellen oder Spermien gebildet. Diese sammeln sich zunächst – wie im Mündungsdelta eines Flusses – im Nebenhodenkopf.

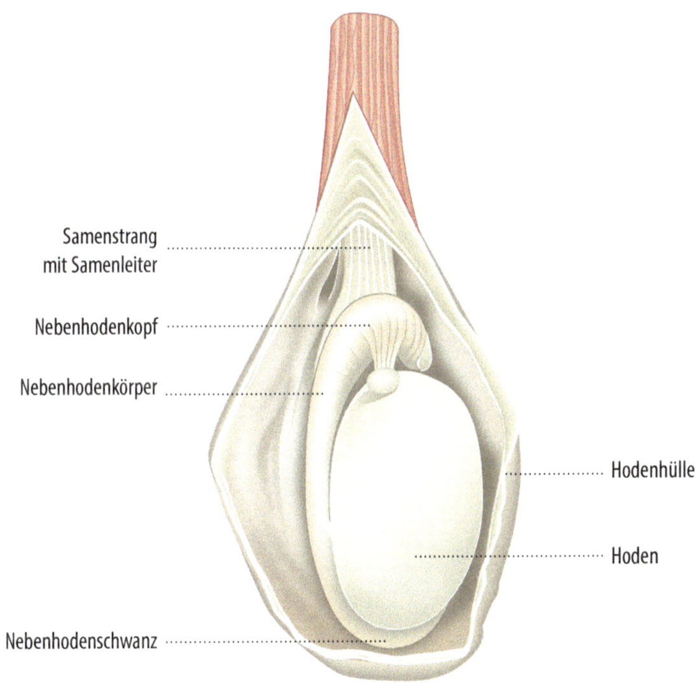

Abbildung 4. Die geöffneten Hodenhüllen lassen den Hoden, den sich daran anschmiegenden Nebenhoden und den Samenleiter erkennen.

Die Nebenhoden sind zierliche, nur etwa 4 cm lange Organe, die sich kappenförmig an die Hoden anschmiegen (Abbildung 4). In jedem von ihnen knäuelt sich ein 5–6 m langer Nebenhodengang. Hier reifen die Samenzellen endgültig heran und werden bis zum Orgasmus gespeichert. Die Nebenhoden enden jeweils im sogenannten Nebenhodenschwanz, der auf der Rückseite des Nebenhodenkörpers nach oben zieht und in den Samenleiter übergeht.

Samenleiter und Samenblasen

Die Samenleiter sind derbe, etwa 45 cm lange muskulöse Schläuche. Man kann sie an ihrem Austritt aus dem Hodensack wie Federkiele gut tasten. Sie ziehen in die Leistengegend hinauf und laufen durch den Leistenkanal und das kleine Becken von oben auf die Prostata zu.

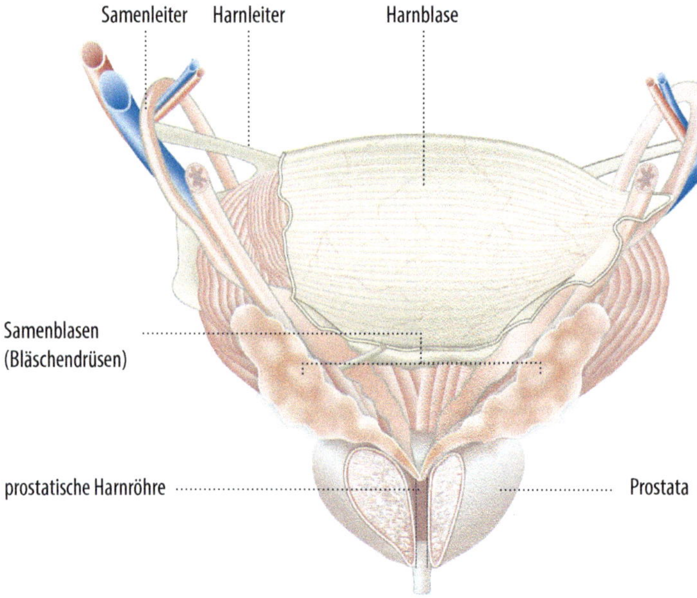

Abbildung 5. Auf der Rückseite der Harnblase sind die symmetrisch angeordneten Samenblasen zu sehen, die auf der Prostata sitzen.

Auf der Prostata sitzen außen, wie aufgestellte Flügel, die Samenblasen (auch Bläschendrüsen genannt). Die Samenleiter treffen in der hinteren Harnröhre auf die Ausführungsgänge dieser Samenblasen und bilden gemeinsam mit ihnen die sogenannten Spritzkanälchen. Diese münden im Inneren der Prostata in den von der Harnblase kommenden prostatischen Abschnitt der Harnröhre (Abbildung 5). Die Samenblasen bilden ein alkalisches Sekret, das dem Sperma beigemischt wird. Es enthält vor allem Fruchtzucker (Fruktose), der für das Sperma und die Funktion der Spermien (Samenzellen) als Energiequelle wichtig ist.

Penis

Er ist für seine Doppelfunktion – Geschlechtsverkehr und Harnausscheidung – ideal konstruiert. Das herausragende Merkmal sind die beiden zylindrischen Penisschwellkörper (Corpora cavernosa), die sich bei der Erektion – Schwämmen vergleichbar – prall mit Blut füllen können und dem Penis dadurch Steifheit verleihen. Die Erektion ist ein fein abgestimmtes Zusammenspiel zwischen der Blutzufuhr über die Arterien und einem gedrosselten Blutabfluss über die Venen. Ein dritter Schwellkörper (Harnröhrenschwellkörper, Corpus spongiosum) nimmt an dem von Nerven gesteuerten Ablauf der Erektion nur wenig teil; er dient dem Schutz der Harnröhre, an deren Ende er sich zur Eichel vergrößert.

Wie funktioniert das Ganze?

Beim Samenerguss (Ejakulation) werden die Spermien mit kräftigen Muskelkontraktionen aus dem Nebenhodenschwanz heraus in die Samenleiter gepumpt. Beim Eintritt in die Harnröhre vermischen sie sich mit dem Sekret der Samenblasen und dem Prostatasekret und werden beim Orgasmus als Samenflüssigkeit (Ejakulat) durch die Harnröhre nach außen geschleudert. Der oben erwähnte innere Schließmuskel, der unterhalb des Blasenausganges liegt, hat dabei die Funktion eines „Rückschlagventils“: Während des Orgasmus verhindert er den Rücklauf der Samenflüssigkeit in die Harnblase.

Die Prostata

Aufbau und Funktion

Die Prostata ist eine Drüse. Sie hat bei jüngeren Erwachsenen die Größe und Form einer Kastanie. Es besteht ein deutlicher Zusammenhang zwischen dem Wachstum der Prostata und der geschlechtlichen Entwicklung des Jungen: Im Verlauf der Pubertät bis zum 20. Lebensjahr erreicht die Prostata ein Volumen von 20 ml. Danach bleibt ihre Größe für lange Zeit konstant. Verborgen in der Tiefe des kleinen Beckens steht sie (von der Harnröhre aus betrachtet) vor der Harnblase (daher der Name Vorsteherdrüse).

Eine derbe Außenhülle, die sogenannte Prostatakapsel, umschließt das „Stroma“ (Stützgewebe) aus Muskel- und Bindegewebe, in das 30–40 Drüsen eingebettet sind. Beim jungen Mann ist das Stroma durch eine vom Darm aus gut tastbare Furche (Sulcus) in einen rechten und linken Seitenlappen unterteilt; im Alter kann sich unter hormonellen Einflüssen zusätzlich ein Mittellappen entwickeln. Im Ultraschallbild erkennt man im Querschnitt vier asymmetrisch angeordnete Zonen aus verschiedenartigen Gewebetypen (Abbildung 6). Es sind:

- die vordere (anteriore) Zone,
- die zentrale Zone,
- die Übergangszone (Transitionalzone), die die Harnröhre umschließt,
- die äußere (periphere) Zone; sie liegt der Vorderwand des Darmes an.

Drei Viertel aller Drüsenläppchen befinden sich in der äußeren Zone, die übrigen in der Übergangszone. Sie produzieren das für die Fortpflanzung wichtige Prostatasekret. Bei der Ejakulation gelangt es durch viele Ausführungsgänge in die (prostatische) Harnröhre, wo es sich mit der Samenflüssigkeit vermischt und als Ejakulat durch den Penis ausgestoßen wird.

Ein wichtiger Bestandteil des Prostatasekrets ist das „PSA“ (prostataspezifisches Antigen) – ein für die Erkennung des Prostatakrebses be-

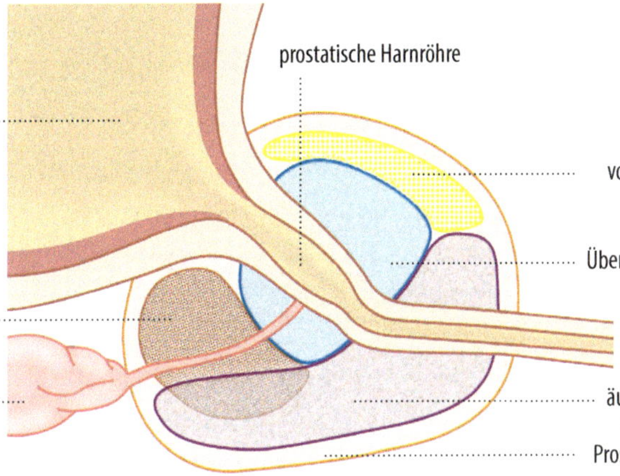

Abbildung 6. Ein Querschnitt durch die Prostata (in liegender Position) lässt die um die Harnröhre liegenden Zonen erkennen.

deutungsvolles, jedoch nicht krebsspezifisches Enzym. Da es auch in die Blutbahn abgegeben wird, kann es dort mit dem PSA-Test nachgewiesen werden. Bei Prostatakrebs sowie bei einer Vergrößerung oder Entzündung der Prostata wird vermehrt PSA gebildet, sodass der „PSA-Wert" im Blut ansteigt.

Erkrankungen der Prostata

Bei jungen Männern bis zum 40. Lebensjahr ist die Prostataentzündung (Prostatitis) die häufigste Erkrankung. Gut- und bösartige Veränderungen (z. B. Vergrößerung und Krebs) spielen in dieser Altersgruppe noch keine Rolle.

Ab dem 50. Lebensjahr beginnt die Prostata bei etwa der Hälfte der Männer zu wachsen. Grund dafür ist eine allmähliche hormonelle Umstellung, die in diesem Alter häufig beginnt. Überschreitet das Größenwachstum das normale Maß, spricht man von der „benignen Prostatahyperplasie" (kurz BPH oder BPE (englisch für benign prostatic enlargement), auch als Prostata-Adenom bezeichnet). Es handelt sich dabei um eine gutartige Erkrankung, d. h. sie hat nichts mit Krebs zu tun. Mit ihr kann die Prostata bis auf das Zehnfache ihrer ursprünglichen Größe anwachsen und ein Volumen von 200 ml (so viel wie ein kleines Bier oder ein Glas Wein!) und mehr erreichen.

Die BPH entsteht in der Übergangszone; in ihrem Verlauf wächst sie nach außen und drückt die äußere Zone wie die Schale einer Apfelsine an den Rand. Da die derbe Prostatakapsel nur wenig räumlichen Spielraum bei einer Vergrößerung der Prostata zulässt, kann es zu einer Einengung der durch die Mitte der Prostata ziehenden Harnröhre kommen. Dies kann zu Blasenentleerungsstörungen führen, z. B. häufigem Harndrang, schwachem Harnstrahl und Nachtröpfeln. Je nachdem, in welche Richtung sich die Prostata ausdehnt (zum Darm oder zur Blase hin), können die Symptome unterschiedlich sein. Dank moderner medikamentöser Behandlungsmöglichkeiten müssen heute deutlich weniger als die Hälfte der Männer mit einer BPH operiert werden. Ist aber eine Operation erforderlich, wird das Prostatagewebe (sowie auch der Teil der Harnröhre, der die Prostata durchzieht) aus der Kapsel herausgeschält. Es bleibt eine Wundhöhle, die im Verlauf der Heilung schrumpft und sich zu einer funktionsfähigen Harnröhre umbildet.

Neben der gutartigen Vergrößerung der Prostata und ihren Folgen haben wir es beim Prostatakarzinom mit einer Erkrankung des meist älteren Mannes zu tun. Der Ort in der Prostata, an dem der Krebs am häufigsten auftritt, ist die der Darmwand anliegende äußere Zone, und dort vorzugsweise die nahe der Kapsel gelegenen Gewebeanteile.

Kurz gesagt …

Die Harnwege: Die Nieren filtern aus dem Blut Abfallprodukte des Stoffwechsels, Schadstoffe und Salze und scheiden diese zusammen mit überschüssigem Wasser als Harn (Urin) aus. Durch den Harnleiter gelangt der Harn von der Niere in die Blase, wo er gesammelt wird. Ein Schließmuskel am Blasenausgang verhindert, dass der Harn unwillkürlich ausläuft. Am Blasenausgang beginnt die Harnröhre, durch die der Harn nach außen transportiert wird. Sie durchzieht zunächst die Prostata und läuft dann in den Penis.

Die Geschlechtswege: Die männlichen Samen (Spermien) werden in den Hoden produziert und in den Nebenhoden gespeichert. Beim Orgasmus werden sie durch den Samenleiter in den prostatischen Teil der Harnröhre transportiert. In dieses zirka 2,5 cm lange Teilstück münden auch die Ausführungsgänge der Samenblasen und der Prostata, deren Sekrete sich mit den Samen vermischen. Die Samenblasen sitzen auf der Prostata.

Die Prostata besteht vorwiegend aus Drüsen und wird von der Prostatakapsel umschlossen; ihr Aufbau gliedert sich in vier Zonen. Hier wird ein Sekret produziert, das beim Orgasmus durch zahlreiche Ausführungsgänge in die Harnröhre gelangt. Das im Inneren der Prostata entstehende Gemisch aus Spermien und den Sekreten der Samenblasen und der Prostata ist die Samenflüssigkeit (das Ejakulat), die bei der Ejakulation ausgestoßen wird. Ein wichtiger Bestandteil des Prostatasekrets ist das prostataspezifische Antigen (PSA). Seine Menge kann im Blut durch den PSA-Test leicht gemessen werden.

Erkrankungen der Prostata: Sie sind abhängig vom Alter des Mannes. In jungen Jahren steht die Prostataentzündung im Vordergrund, beim älteren Mann sind eine gutartige Vergrößerung und das Prostatakarzinom häufig.

Wie hoch ist das Risiko, an Prostatakrebs zu erkranken?

Edith A. Boedefeld

Daten und Fakten aus der Epidemiologie

Das Prostatakarzinom (PCa) ist mit Abstand der häufigste Krebs bei Männern. In der aktuellen deutschen Krebsstatistik liegt es mit 23,0 % aller diagnostizierten männlichen Tumorerkrankungen auf Platz 1, noch vor Lungenkrebs (13,9 %) und Darmkrebs (13,3 %)[1]. Im Jahre 2018 erkranken in Deutschland 60 700 Männer an Prostatakrebs (zum Vergleich: Lungenkrebs 34 560,Darmkrebs 33 120 (jeweils nur Männer)). Die Verteilung der häufigsten Tumorlokalisationen ist in Abbildung 7 dargestellt.

Anders sieht es aus, wenn man die Zahl der Todesfälle als Folge der Krebserkrankung betrachtet. Im Jahr 2018 sterben in Deutschland 13 704 Männer an Prostatakrebs. Das entspricht 11,4 % aller Krebstodesfälle. Die Prostatakrebs-Sterblichkeit nimmt damit Platz 2 ein, hinter Lungenkrebs mit 24,9 % und vor Darmkrebs mit 10,8 % krebsspezifischen Todesfällen (Abbildung 8).

Das Prostatakarzinom ist ein typischer Alterskrebs. In der Altersgruppe 60-64 Jahre erhielten knapp über 300 je 100.000 Männer die Diagnose Prostatakrebs, bei den 70-74-Jährigen waren es etwa doppelt so viele und bei den über 85-Jährigen fast 700 je 100.000. (Abbildung 9).

Aus Obduktionsbefunden von Verstorbenen weiß man, dass viele Männer ein sogenanntes latentes (schlafendes) Prostatakarzinom haben. Nach Schätzungen vor allem aus den USA geht man davon aus, dass durchschnittlich etwa jeder dritte Mann betroffen ist. Auch hier

1 Alle Zahlen in diesem Kapitel aus Krebs in Deutschland für 2013/2014, Robert Koch-Institut, 2017.

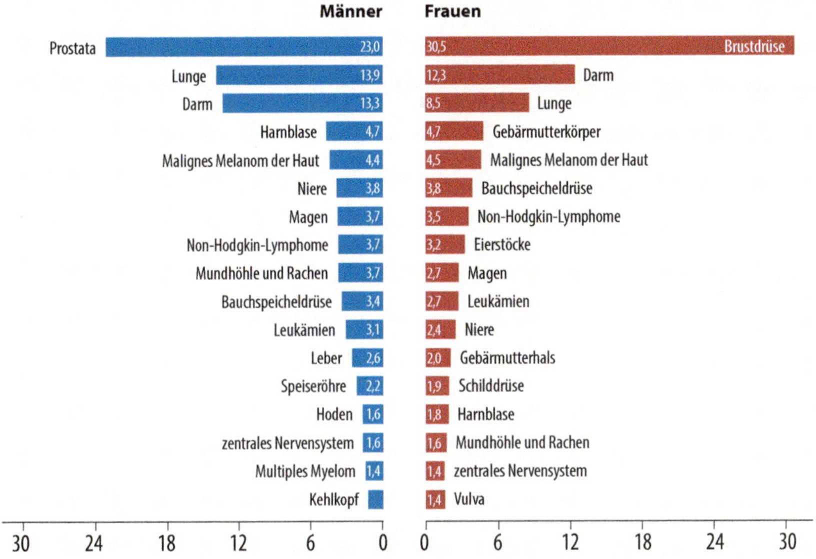

Abbildung 7. Häufigste Krebsneuerkrankungen 2014 in Prozent

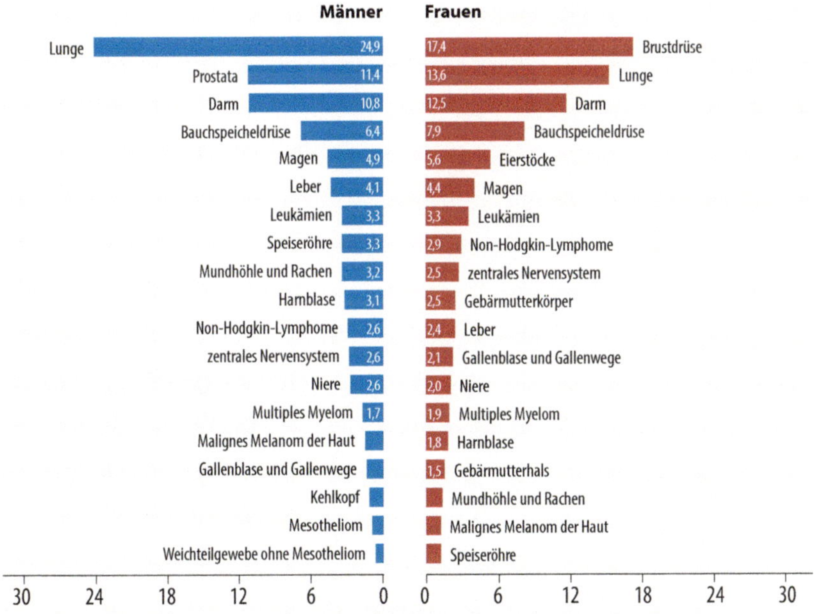

Abbildung 8. Häufigste Krebstodesfälle 2014 in Prozent

gibt es deutliche Altersunterschiede: Einer von zehn Männern im Alter von 50 Jahren, aber 7 von 10 im Alter von 70+ dürften Träger eines unerkannten Prostatakarzinoms sein. Dieser latente Krebs ist weder lebensbedrohlich, noch macht er irgendwelche Beschwerden. Aber bei der Früherkennung mittels PSA-Test kann er als „Krebs" erkannt werden, den Diagnose-Empfänger verunsichern und die Statistik in die Höhe treiben (eine „Überdiagnose"; dazu mehr im Kapitel „Keine einfache Entscheidung: Früherkennung von Prostatakrebs").

Um verschiedene Krankheiten bezüglich ihrer Häufigkeit und Sterblichkeit im zeitlichen Verlauf oder nach Regionen vergleichen zu können, benötigt die Statistik Maßzahlen, die international gelten. Die wichtigsten sind Inzidenz, Mortalität und Prävalenz sowie die relative 5- bzw. 10-Jahres-Überlebensrate. Um sie auch über die Landesgrenzen hinweg vergleichbar zu machen, wird eine europaweit einheitliche Altersstruktur zugrunde gelegt; die Raten werden im Allgemeinen entsprechend „altersstandardisiert" angegeben (und so auch in den folgenden Abschnitten).

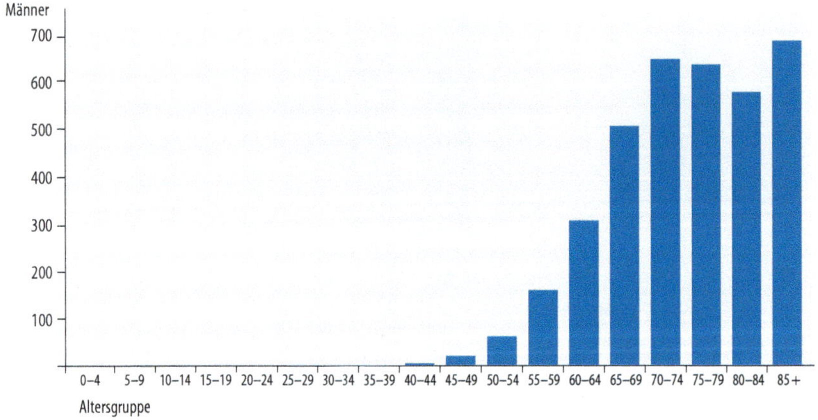

Abbildung 9. Altersspezifische Erkrankungsraten Prostatakrebs je 100 000 Männer in den Jahren 2013 bis 2014

Inzidenz

Die Inzidenz bezeichnet die Anzahl neu aufgetretener Fälle einer Erkrankung (Neuerkrankungen) in einem Jahr und wird als Rate, d.h. pro 100 000 Personen der Gesamtbevölkerung oder einer bestimmten Bevölkerungsgruppe berechnet. Die hier angegebenen statistischen Zahlen beziehen sich stets auf die Bevölkerungsgruppe „Männer".

Bis vor wenigen Jahren musste man damit rechnen, dass der Prostatakrebs von Jahr zu Jahr häufiger auftreten würde. 2008 gab es 63 440 Fälle, 2010 waren es 65 830; für 2014 rechnete man mit etwa 70 100. Tatsächlich lag die Zahl der Neuerkrankungen im Jahr 2014 bei 57 370. Die Inzidenz des Prostatakarzinoms in Deutschland hatte sich seit 2008 kaum verändert, sie lag bei rund 111, d.h. Jahr für Jahr wurden 111 von jeweils 100 000 Männern (0,11 %) in Deutschland mit der Diagnose Prostatakrebs konfrontiert. Laut der Prognose für 2014 würde sie auf dem gleichen Niveau bleiben. Der Blick auf den zeitlichen Verlauf zeigt, dass die Inzidenz jedoch geringer wird. 2013 lag sie bei 99, 2014 bei 92,7 und die Prognose für 2018 liegt ebenfalls bei 92,7 von 100.000 oder 0,93 %.

Mortalität

Die Mortalität oder Sterblichkeit entspricht der jährlichen Anzahl von Sterbefällen pro Todesursache. Sie wird als Rate pro 100 000 Personen der Bevölkerung bzw. Bevölkerungsgruppe angegeben.

Der Begriff Letalität gibt dagegen das Verhältnis der Todesfälle zur Anzahl der spezifisch Erkrankten an und kann in Promille oder Prozent angegeben werden.

Die Mortalität nimmt in Deutschland seit Mitte der 1990er-Jahre geringfügig aber stetig ab, von 20,8 im Jahr 2008 auf 19,7 im Jahr 2014. Die Prognose für 2018 lautet auf 19,4. Entscheidend dafür sind zwei Entwicklungen:

- die PSA-gestützte Früherkennung, durch die immer häufiger wenig bösartige, keinesfalls tödliche Formen entdeckt werden
- moderne Hormon- und Chemotherapien, die eine Lebensverlängerung sogar im fortgeschrittenen Stadium möglich machen.

Prostatakrebs ist also nicht mehr die tödliche Erkrankung, die er einmal war, im Gegenteil, er zählt heute zu einer der am besten heilbaren Tumorerkrankungen.

5-Jahres-Prävalenz

Prävalenz ist die Maßzahl für die Verbreitung einer Krankheit (Krankenstand) in einer Bevölkerung oder Bevölkerungsgruppe. Sie wird angegeben als absolute Zahl der zu einem bestimmten Zeitpunkt (z. B. Jahresbeginn) erkrankten Personen. Die 5-Jahres-Prävalenz beziffert die Anzahl von Personen, die innerhalb von 5 Jahren nach Diagnose mit der Krankheit leben. Bei Erkrankungen mit geringer krankheitsspezifischer Mortalität, zu denen der Prostatakrebs glücklicherweise gehört, wird häufig auch die 10-Jahres-Prävalenz angegeben (Anzahl von Personen, die innerhalb von 10 Jahren nach Diagnose noch leben).

Sie steigt kontinuierlich an, im Verlauf der letzten 10 Jahre um rund 23 %. Im Jahr 2014 lebten in Deutschland 271 800 Männer mit einem Prostatakarzinom, 2004 lag die 5-Jahres-Prävalenz noch bei 222 300. Der Grund für diese starke Zunahme liegt nur zum Teil in den dank besserer Behandlungsmöglichkeiten gestiegenen Überlebenschancen. Im Wesentlichen ist der Anstieg auf die vermehrte und frühe Entdeckung vieler Tumoren sowie die Überalterung unserer Gesellschaft zurückzuführen. Auch Männer mit einem beschwerdefreien (latenten) Prostatakarzinom werden in der Statistik als Krebskranke geführt, obwohl sie streng genommen nicht „krank" sind.

Relative Überlebensrate

Die relative Überlebensrate gibt an, wie viele Personen innerhalb eines bestimmten Zeitraums nicht an der diagnostizierten Krankheit sterben. Üblicherweise wird bei Krebserkrankungen die 5-Jahres-Überlebensrate in Prozent angegeben. Für das Prostatakarzinom ist jedoch die 10-Jahres-Rate sinnvoller, weil es sich um einen langsam wachsenden Tumor handelt.

Seit den 1980er-Jahren ist die relative Überlebensrate für das Prostatakarzinom bemerkenswert angestiegen und beträgt nach 15 Jahren ohne Operation oder Bestrahlung bei mittlerer Differenzierung des Tumors 90,6 % und bei schlechter Differenzierung 78,5 %. Die mittlere relative 5-Jahres-Überlebensrate beträgt 91 %, die für 2018 prognostizierte relative 10-Jahres-Überlebensrate liegt bei 90 %.

Dies ist, ebenso wie die höhere Prävalenz, auf die Früherkennung auch des latenten Krebses zurückzuführen. Bei Männern in höherem Alter spielt dieser Krebs für die Lebenserwartung keine Rolle, andere Erkrankungen stehen im Vordergrund. Sie sterben mit, nicht an diesem Krebs.

Individuelle Risikofaktoren

Das latente, beschwerdefreie Prostatakarzinom ist im Alter so häufig, dass man es fast als Normalfall bezeichnen könnte. Im Prostatagewebe können sich vereinzelte Krebszellen oder kleinste Anhäufungen davon befinden, die nur mikroskopisch nachweisbar sind, keinerlei Krankheitssymptome verursachen und sich über viele Jahre langsam oder gar nicht weiter entwickeln. Umgangssprachlich nennt man das einen schlafenden oder „Haustier"-Krebs. Erst wenn die Zellen sich vermehren, werden Unterschiede deutlich, die im Grad der Bösartigkeit liegen können bzw. in der Tendenz, sich vom „lokal begrenzten" über das „lokal fortgeschrittene" zum Stadium der „Ausbreitung" (Metastasenbildung, z. B. in den Knochen) zu entwickeln. Offenbar gibt es individuelle Risikofaktoren, die diese Entwicklung begünstigen. Damit sind zum einen nicht beeinflussbare Faktoren gemeint, wie das Lebensalter und die genetische Disposition. Andere, mögliche Faktoren, die mit dem Lebensstil zusammenhängen, sind dagegen sehr wohl veränderbar wie z. B. Ernährung und/oder Bewegungsmangel.

Tabelle 1. Individuelle Risikofaktoren.

Erwiesene Faktoren	Mögliche Faktoren
Alter	Hormonstatus
familiäre Belastung	Adipositas
Ethnie (u. a. Afroamerikaner)	Vasektomie
	Ernährungsfehler
	Bewegungsmangel

Die S3-Leitlinie zum Prostatakarzinom nennt nur zwei Risikofaktoren, die durch hinreichende Evidenz erwiesen sind, allen voran das Alter sowie die familiäre Häufung Als „möglich" werden Risikofaktoren bezeichnet, für die es zwar Hinweise gibt, die aber entweder klinisch nicht relevant oder nicht durch methodisch einwandfreie randomisierte Studien belegt sind.

Das Alter: Es ist der Risikofaktor schlechthin. Prostatakrebs kommt bei Männern unter 40 Jahren praktisch nicht vor. Erst ab einem Alter von 50 Jahren wird die Diagnose häufiger gestellt; neun von zehn Männer sind zum Zeitpunkt der Diagnose über 60 Jahre alt. Das Lebenszeitrisiko, an Prostatakrebs zu erkranken, liegt bei 11,9 %, betrifft also einen von acht Männern; einer von 31 (3,3 %) wird daran sterben Das altersabhängige Risiko, innerhalb der nächsten zehn Jahre an Prostatakrebs zu erkranken bzw. zu sterben, ist in Tabelle 2 sowie in Abbildung 10 dargestellt.

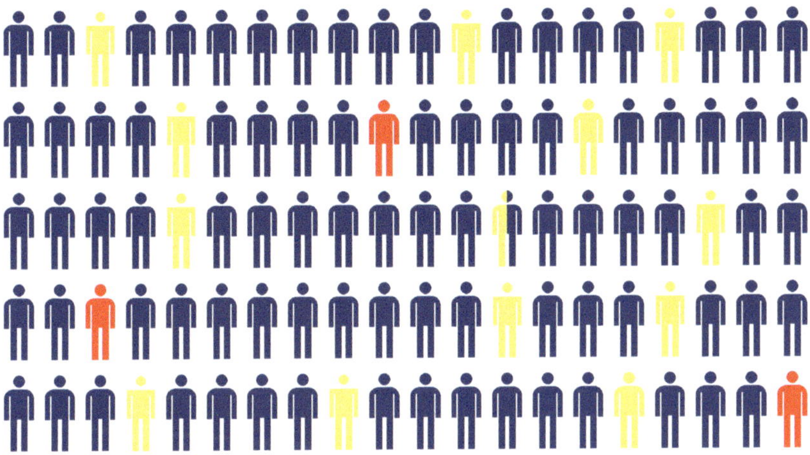

Abbildung 10. Lebenszeit-Erkrankungs- und -Sterberisiko. (blau: gesund; gelb: an Prostatakrebs (PCa) erkrankt; rot: Tod durch Prostatakrebs).

Familiäre oder andere genetische Belastung: Nachgewiesen ist das familiäre Risiko, das auf einer genetischen Disposition beruht. Diese kann, muss aber nicht zur Krebserkrankung führen. In belasteten Familien tritt Prostatakrebs häufiger und dann sehr oft schon in jüngeren Jahren auf. Nicht vollständig aufgeklärt ist, um welche vererbbaren Genveränderungen es sich im Einzelnen handelt. Sicher scheint zu sein, dass Mutationen der BRCA-Gene, die bei Frauen u.a. zu Brustkrebs führen

Tabelle 2. Das 10-Jahres-Prostatakrebs-Erkrankungsrisiko und -Sterberisiko.

Alter	Erkrankungsrisiko		Sterberisiko	
	Einer von ... Männern	%	Einer von ... Männern	%
35	1/4300		1/120 000	
45	1/230	0,40	1/4800	
55	1/43	2,3	1/570	0,2
65	1/18	5,4	1/150	0,7
75	1/19	5,4	1/52	1,9
Lebenszeit	1/8	11,9	1/31	3,3

können, auch bei der Entstehung des Prostatakarzinoms ursächlich beteiligt sind. Der Anteil der familiär bedingten Prostatakrebserkrankungen ist allerdings nicht sehr hoch: Er beträgt in Deutschland etwa 10 %. Ein genetisch bedingtes, höheres Erkrankungsrisiko haben auch Männer afrikanischer Herkunft (u.a. Afroamerikaner).

Tabelle 3. Familiäres Risiko.

Risiko erhöht um Faktor	Verwandtschaftsgrad des/der prostatakrebserkrankten Verwandten
3,5	zwei Verwandte 1. Grades*
2,9–3,3	Bruder
2,1–2,4	Vater
1,9	Verwandte 2. Grades**
Andere Merkmale, die das familiäre Risiko erhöhen: Brustkrebs oder Ovarialkarzinom bei weiblichen Verwandten ersten und zweiten Grades. Erkrankungsalter des/der Verwandten unter 60 Jahren zunehmende Zahl von erkrankten Verwandten steigende genetische Übereinstimmung zum Betroffenen	

* Verwandte 1. Grades: Vater, Bruder
** Verwandte 2. Grades: Großvater, Onkel, Vetter, Neffe

Abhängig vom Verwandtschaftsgrad, der Anzahl und vom Erkrankungsalter der betroffenen Verwandten kann das Risiko um das bis zu 3,5-Fache steigen.

Empfehlung

Gibt oder gab es in der Familie Prostatakrebs oder, bei weiblichen Angehörigen, Brustkrebs oder Ovarialkarzinom, ist das Risiko von Männern, an Prostatakrebs zu erkranken, erhöht. Auf jeden Fall sollte das Vorhandensein dieser Risiken dem Arzt mitgeteilt und im Alter von 45-50 Jahren ein PSA-Test gemacht werden. Dieser dient als „Basis-Wert", der für die Beurteilung späterer Messungen wichtig ist. Männer mit einer solchen Belastung oder einem ethnisch bedingten Risiko sollten die Angebote zur Früherkennung wahrnehmen.

Andere mögliche Risikofaktoren (mit unzureichender Evidenz oder fehlende Relevanz)

Hormonstatus: Es gibt Hinweise darauf, dass ein zu hoher Testosteronspiegel ein möglicher Risikofaktor ist. Testosteron gehört zu den männlichen Geschlechtshormonen (Androgenen). Es wird in den Hoden produziert und gelangt von dort in die Prostata. Unter anderem regt es die Zellteilung im Prostatagewebe an; ist es im Überschuss vorhanden, kann das Krebswachstum stimuliert werden. Dafür spricht, dass Männer, die vor dem 40. Lebensjahr kastriert wurden und demzufolge kein Testosteron produzieren, sehr selten an einem Prostatakarzinom erkranken. Das Gleiche gilt für Männer mit einer Unterfunktion der Hirnanhangsdrüse (Hypophyse), die im Zusammenspiel mit dem im Zwischenhirn liegenden Hypothalamus u. a. die Testosteronproduktion in den Keimdrüsen reguliert.

Ernährung: Während bei Chinesen und Japanern, die in ihrem Heimatland leben, die Prostatakrebs-Inzidenz mit 1,8/100 000 bzw. 5,1/100 000 sehr niedrig ist, steigt sie nach Übersiedelung in die USA rasch auf 25,1/100 000 bzw. 31,2/100 000 an. Schon in der zweiten Generation der Einwanderer ist sie gleich hoch wie bei gebürtigen Amerikanern. Der Grund für diese dramatische Zunahme dürfte nach den Ergebnissen einiger großer Studien vor allem darin legen, dass sich die Einwanderer, die in ihrer Heimat eine vegetarische Kost bevorzugten, meist sehr rasch an eine Ernährung gewöhnen, die reich an Fleisch und tierischem Fett ist. Man könnte von einem zweifachen Ernährungsfehler sprechen: Zum einen der Verzicht auf Nahrungsmittel, die einen vorbeugenden Effekt haben können, und zum anderen der steigende Konsum von Nahrungs- und Genussmitteln, die Gesundheitsrisiken darstellen und, im Übermaß konsumiert, ausgesprochen gesundheitsschädlich sind.

Laut einer kleineren kanadischen Studie erkrankten die Patienten mit dem höchsten Konsum an gesättigten Fettsäuren mehr als doppelt so häufig an einem Prostatakrebs im fortgeschrittenen Stadium wie die Patienten mit dem niedrigsten Fettkonsum. In einer Übersicht aller

Studien zur Beziehung zwischen Nahrungsfett und Prostatakarzinom kommt das National Cancer Institute (NCI, USA) zu dem Schluss, dass ein signifikanter Zusammenhang besteht zwischen gewohnheitsmäßig hohem Konsum von tierischem Fett und der Wahrscheinlichkeit, an Prostatakrebs zu erkranken.

Den Ergebnissen einer neueren großen Krebspräventionsstudie zufolge erhöht auch die Einnahme von Vitamin E als Nahrungsergänzungsmittel das Risiko, an Prostatakrebs zu erkranken.

Bewegungsmangel: Der Zusammenhang zwischen der Prostatakrebserkrankung und dem Ausmaß an körperlicher Aktivität ist Gegenstand einiger umfangreicher amerikanischer Untersuchungen, unter anderem der „Health Professionals Follow-up"-Studie, einer Langzeitstudie mit über 50 000 im Gesundheitswesen tätigen Männern, die seit 1986 läuft. Danach soll bei Männern über 65 Jahren das Risiko, ein fortgeschrittenes Prostatakarzinom zu entwickeln, mit höherer Intensität der körperlichen Aktivität sinken; die Prostatakarzinom-Mortalität soll sogar um bis zu 10 % reduziert sein. Ursächlich dafür kann eine günstige Beeinflussung des Immunsystems sein, die die Speicherung von abdominalem Fett verhindert. Auch ein direkter Einfluss auf den Hormonstatus durch eine Absenkung des Testosteronspiegels wird diskutiert.

Vasektomie – ein Risikofaktor? Besonders in der amerikanischen Presse gab es Anfang der 1990er-Jahre Veröffentlichungen, die einen Zusammenhang zwischen der Vasektomie, d. h. der operativen Unterbindung der Samenleiter, und einem erhöhten Prostatakrebsrisiko behaupteten und damit Millionen von Männern verunsicherten. Die daraufhin vom National Institute of Health (NIH), USA, veranlassten umfangreichen Untersuchungen konnten diesen Verdacht jedoch nicht bestätigen. Seitdem gilt auch bei uns: „Die Sterilisation, also die Durchtrennung der Samenstränge (Vasektomie), stellt nach neuesten Erkenntnissen keinen Risikofaktor dar." (Deutsche Krebsgesellschaft 2009)

Nun zeigen neue Daten einer US-amerikanischen Beobachtungsstudie, dass die Vasektomie statistisch gesehen ein um rund 20 % erhöhtes relatives Risiko für ein fortgeschrittenes (tödliches) Prostatakarzinom mit sich bringt.

Bei diesem auf den ersten Blick alarmierenden Ergebnis lohnt es, genau hinzusehen. Die „relative Risikoerhöhung“ ist eine Angstmacher-Vokabel. Die Vasektomie und ihr vermeintlicher Einfluss auf die Entstehung des tödlichen Prostatakrebses eignet sich gut als Beispiel. Wie hoch ist das Risiko tatsächlich? Dazu das Ergebnis einer Langzeitstudie: Knapp 50 000 Männer im Alter zwischen 40 und 75 Jahren (darunter rund 12 300 mit Vasektomie) wurden bis zu 24 Jahren beobachtet. Innerhalb dieser Zeitspanne verstarben insgesamt 811 Männer an Prostatakrebs. Das Sterberisiko in dieser Studie betrug also rund 1,6 %. Ein um 20 % erhöhtes relatives Risiko für die Gruppe der vasektomierten Männer bedeutet hier: ihr Risiko, innerhalb von 24 Jahren an Prostatakrebs zu streben, lag bei (1,6 + 0,32) = 1,9 %. Die Autoren dieser Studie sind in ihrer abschließenden Aussage entsprechend zurückhaltend. Sieschreiben: „Unsere Daten unterstützen die Hypothese, dass die Vasektomie mit einer bescheiden erhöhten Inzidenz des tödlich verlaufenden Prostatakarzinoms assoziiert ist.“

Andere Faktoren, die eine Rolle spielen könnten (fehlende Evidenz)

Regionale Einflüsse: Nach Studienergebnissen zur unterschiedlichen Häufigkeit von Prostatakrebs in verschiedenen Regionen dieser Welt scheint es solche Einflüsse zu geben. So zeigt die Inzidenz des Prostatakarzinoms global betrachtet ein signifikantes Ost-West-Gefälle zugunsten des asiatischen Raumes. Auf die Rolle, die die Ernährung in diesem Zusammenhang spielt, wurde bereits hingewiesen. Innerhalb Europas verringert sich die Inzidenz von Norden nach Süden. Hier fragen wir nicht nach den kulturellen und sozioökonomischen Unterschieden, sondern nach geografisch, insbesondere klimatisch bedingten Einflüssen. So haben Wissenschaftler in den USA den Zusammenhang zwischen Prostatakrebs und der Intensität und Dauer der natürlichen ultravioletten (Sonnen-) Einstrahlung untersucht. Anlass zu dieser Studie war die Überlegung, dass ein Mangel an Vitamin D (das durch Einwirkung von UV-Strahlung im Körper gebildet wird) das Risiko erhöhen könnte. Tatsächlich ist sowohl die relative Häufigkeit als auch die Mortalität von Prostatakrebs in den skandinavischen

Ländern am höchsten (Spitzenreiter ist Schweden), in Südeuropa am niedrigsten. Ein direkter Zusammenhang mit Vitamin D wurde allerdings nicht nachgewiesen. Für Deutschland spielen diese Betrachtungen wegen der geringen Nord-Süd-Ausdehnung keine Rolle.

Berufliche Risiken: Konkrete Informationen zu diesem Thema sind rar. Manche Erhebungen scheinen zu belegen, dass Männer in metallverarbeitenden Berufen ein höheres Prostatakrebsrisiko haben könnten. Es ist unklar, ob dieses bis jetzt nicht erwiesene Risiko, sofern es tatsächlich bestehen sollte, beruflich bedingt ist oder auf einer zufälligen Häufung anderer Faktoren beruht. Man vermutet, dass Männer, die lange Zeit hohen Mengen von Kadmium ausgesetzt sind, beispielsweise Schweißer und Arbeiter in Galvanisierbetrieben, ein beruflich bedingtes, geringfügig erhöhtes Risiko haben. Systematische Untersuchungen zur Klärung dieser Fragen liegen nicht vor.

Die Frage, „Gibt es berufliche Risiken?“, kann also nur mit „soweit bis jetzt bekannt - nein“, beantwortet werden.

Was kommt noch infrage? Auf der Suche nach möglichen Ursachen und Auslösern für das Prostatakarzinom wurden im Laufe der Zeit noch eine Reihe anderer potenzieller Risikofaktoren in Betracht gezogen und untersucht, darunter das Sexualverhalten, Viren, soziale und ökonomische Bedingungen und nicht zuletzt die gutartige Prostatahyperplasie (BPH). In keinem Fall wurden jedoch stichhaltige Beweise für eine ursächliche Beziehung zwischen diesen Einflussgrößen und der Erkrankung gefunden.

Kurz gesagt …

Prostatakrebs ist ein typischer Alterskrebs. Die jährliche Inzidenz beträgt 92,7 pro 100000 Männer (alle Altersgruppen zusammen). Die Mortalität nimmt seit Jahren geringfügig ab, 2014 lag sie bei 19,7 pro

100 000 Männer der Bevölkerung. Die Wahrscheinlichkeit, an Prostatakrebs zu erkranken, steigt mit zunehmendem Alter stark an. Während Männer unter 45 Jahren praktisch nicht betroffen sind, ist die Inzidenz in den Altersgruppen der über 70-Jährigen zwischen 650 und 700 pro 100 000. Das Risiko, im Laufe des ganzen Lebens (im Durchschnitt aller Altersgruppen) mit der Diagnose konfrontiert zu werden, liegt in Deutschland bei rund 12 %. Viele Männer haben ein sogenanntes latentes Prostatakarzinom, das sich nicht zur gefährlichen Krankheit entwickelt.

Eindeutig nachgewiesene Risikofaktoren sind das Alter, eine familiäre Häufung von Prostatakrebs, Brustkrebs oder Ovarialkarzinom sowie afrikanische bzw. afroamerikanische Herkunft.

Literatur

Robert Koch-Institut und Zentrum für Krebsregisterdaten GEKID (2013). Krebs in Deutschland für2013/2014, 11. Ausgabe.

Interdisziplinäre Leitlinie der Qualität S3 zur Früherkennung, Diagnose und Therapie der verschiedenen Stadien des Prostatakarzinoms Version 5.0 – April 2018 AWMF-Registernummer: 043/022OL https://www.leitlinienprogramm-onkologie.de/leitlinien/prostatakarzinom/

Prävention: Gedämpfte Erwartungen

Edith A. Boedefeld

„Präventionsmaßnahmen dienen dazu, in der Gegenwart etwas zu unternehmen, um unangenehme oder unerwünschte Zustände in der Zukunft zu vermeiden“ (Hurrelmann, 2014). Bezogen auf den Gesundheitssektor heißt das: das Auftreten von Krankheiten zu vermeiden.

Ein gedanklich anderer Ansatz liegt dem Begriff der Gesundheitsförderung zugrunde. Ihr Motto lautet: „Positives stärken“ (nicht: „Negatives beseitigen“). Es gilt, die Gesundheit zu erhalten.

Prävention und Gesundheitsförderung sind keine Gegensätze – sie ergänzen sich. Ausgehend von unterschiedlichen Konzepten haben sie ein gemeinsames Ziel: eine Erkrankung zu vermeiden oder ihren Eintritt zu verzögern, das Leiden daran zu mindern und die Belastungen für die Gemeinschaft (Versorgung, Pflege, Kosten) so gering wie möglich zu halten.

Im Folgenden beschäftigen wir uns mit den Möglichkeiten der Gesundheitserhaltung und der Primärprävention, soweit sie die Einzelperson betreffen. Aufgaben institutioneller (z. B. betrieblicher) oder öffentlicher Einrichtungen (des Gesundheitswesens) werden hier nicht erörtert.

Die Sekundärprävention ist Thema des nächsten Kapitels „Keine einfache Entscheidung: Früherkennung von Prostatakrebs“.

Primärprävention ist eine Strategie für gesunde Menschen. Sie soll das Auftreten bestimmter Krankheiten verhindern. Ihr Ziel ist es, mögliche Ursachen und bekannte Risikofaktoren für eine Erkrankung auszuschließen. **Sekundärprävention** dient der Früherkennung von Krankheiten und soll dazu beitragen, den Krankheitsprozess zu beherrschen, wenn nötig also rechtzeitig zu behandeln.

Primärprävention: Die Möglichkeiten sind begrenzt

Prävention als Vermeidungsstrategie bedeutet immer, dass gesunde Menschen vorsorglich bestimmte Maßnahmen treffen (zum Beispiel eine Impfung), ihre Verhaltensweisen oder Lebensgewohnheiten ändern oder Einschränkungen in Kauf nehmen, um nicht zu erkranken – obwohl die meisten nie von der Krankheit betroffen sein würden.

Um einer Erkrankung gezielt vorbeugen zu können, müsste man deren genaue Ursachen und Entstehungsweise kennen, was allzu häufig und speziell bei Krebs meist nicht der Fall ist. Nur für wenige Krebserkrankungen sind sie hinreichend erforscht – der ursächliche Zusammenhang von Tabakkonsum und Lungenkrebs ist ein Beispiel. Meist kennt man nur mehr oder weniger spezifische Risikofaktoren, die zum Entstehen der Krebserkrankung beitragen könnten. In der Krebsprävention geht es darum, diese nach Möglichkeit auszuschalten oder so weit wie möglich zu reduzieren.

Die Frage, ob und gegebenenfalls wann ein Prostatakrebs entsteht, und ob dieser sich zu einer behandlungsbedürftigen Krankheit entwickelt, kann im Einzelfall nicht beantwortet werden. Die statistisch ermittelten Wahrscheinlichkeiten beziehen sich stets auf Bevölkerungsgruppen. Eine individuelle, ursachenspezifische Vorbeugung – das Vermeiden – ist daher nicht möglich. Es kann nur darum gehen, die Gesundheit ganz allgemein zu fördern.

Erhaltung der Gesundheit

Bemühungen, die eigene Gesundheit zu erhalten, sind eine durchaus individuelle Angelegenheit. Angesichts der Tatsache, dass der mit Abstand größte – und unvermeidbare – Risikofaktor für die Entwicklung eines Prostatakrebses das Alter ist und vermeidbare Ursachen nicht bekannt sind, kommt es in erster Linie auf (Lebens-)Zeitgewinn an; also darauf, so lange wie möglich gesund zu bleiben und das gewohnte Maß an Lebensqualität so weit wie möglich beizubehalten. Das Ziel, die Gesundheit zu fördern, erfordert persönliche Anstrengung, aber auch Augenmaß.

Nicht alles, was das Leben angenehm macht, ist schädlich; nicht jeder Laborwert, der etwas außerhalb der Norm liegt, signalisiert schon eine Bedrohung. Man muss sich nicht ständig selbst überwachen, man muss auch nicht unbedingt das tun oder lassen, was einem von Verfechtern (oder sollte man sagen Verkäufern?) diverser Präventionsprogramme empfohlen, nicht selten auch aufgedrängt wird. Was also kann vorbeugend – gesundheitserhaltend – getan werden? Die aktuelle S3-Leitlinie Prostatakarzinom empfiehlt: „Männer sollen über eine gesunde Lebensweise beraten werden" und weist u. a. auf die Bedeutung der Ernährung und der körperlichen Bewegung hin.

Achten Sie auf eine gesunde Ernährung

In den Anfangsjahren des 21. Jahrhunderts glaubte man aufgrund von Langzeitbeobachtungen, dass bestimmte Mikronährstoffe das Risiko einer Prostatakrebserkrankung vermindern könnten. Das besondere Augenmerk galt dem Vitamin E und dem Spurenelement Selen, denen eine präventive Wirksamkeit zugeschrieben wurde. Auch in der ersten und zweiten Auflage dieses Ratgebers wurden beide noch empfohlen. Inzwischen wissen wir es besser.

Umfangreiche kontrollierte Studien, die die vermutete Wirkung bestätigen sollten, endeten mit einer Enttäuschung. Die Stoffe erwiesen sich nicht nur als unwirksam; die mehrjährige Einnahme von Vitamin E als Nahrungsergänzungsmittel führte sogar zu einer höheren Rate von Prostatakrebserkrankungen. Eine Wirksamkeit von Selen konnte nicht bewiesen werden. Das Gleiche gilt für eine Reihe anderer Mikronährstoffe, die als „Antioxidanzien" die Krebsentstehung verhindern sollten.

Heute geht man davon aus, dass eine ausgewogene Ernährung alles bietet, was zur Förderung der körperlichen Gesundheit und zur Unterstützung des Immunsystems benötigt wird.

Gesunde brauchen keinen Diätplan zur Vorbeugung. Essen Sie, was Ihnen schmeckt und bekommt, aber behalten Sie im Auge, dass die Ernährung ausgewogen sein sollte. Das heißt: Von dem Einen nicht zu viel, von dem Anderen nicht zu wenig.

Ihre Nahrung sollte reich sein an verschiedenen Obst- und Gemüsesorten und Vollkornprodukte enthalten. Schränken Sie Ihren Fleischkonsum – vor allem von rotem Fleisch – ein, oder verzichten Sie ganz darauf. Bei Männern, die häufig scharf angebratenes oder gegrilltes Fleisch aßen, ist eine höhere Inzidenz beobachtet worden. Der ursächliche Zusammenhang zwischen Fleischverzehr und Prostatakrebs ist zwar nicht eindeutig geklärt, der Wissensstand reicht jedoch aus, um Vorsicht zu empfehlen. Reduzieren Sie den Verbrauch an tierischem Fett, bevorzugen Sie pflanzliche Öle. Genauere Erkenntnisse über den Einfluss verschiedener Arten von Fettsäuren auf die Entstehung des Prostatakrebses fehlen aber noch. Seien Sie sparsam im Verbrauch von Zucker, vermeiden Sie Übergewicht. Der Genuss von zu viel fettreicher Milch oder Milchprodukten ist in manchen Kreisen unter Verdacht geraten, die Entwicklung von Prostatakrebs zu fördern – hierfür gibt es keine Beweise.

Körperliche Aktivität

Viel Bewegung (Sport) gilt als die präventive Maßnahme schlechthin. Sie stärkt die Widerstandskraft, dient dem allgemeinen Wohlbefinden und mindert das Risiko für eine Vielzahl von Erkrankungen, zum Beispiel des Herz-Kreislauf-Systems, des Stoffwechsels (u. a. Diabetes), des Bewegungsapparates (u. a. Knochen und Gelenke), des Hormonhaushalts und auch einiger Krebserkrankungen (z. B. Brustkrebs, Darmkrebs). Seit Anfang der 1990er-Jahre ist Bewegungsmangel von der WHO offiziell als Risikofaktor anerkannt.

Eine Studie aus Taiwan kommt zu dem Schluss, dass ein Mindestmaß an körperlicher Aktivität von 15 Minuten täglich die Lebenserwartung um drei Jahre erhöht, sogar bei bestehendem kardiovaskulärem Risiko. Wird die Aktivität erhöht, verbessert sich auch die Lebenserwartung.

Die Leitlinie empfiehlt 45 bis 60 Minuten, mindestens aber 30 Minuten mäßige bis starke körperliche Betätigung neben den normalen täglichen Tätigkeiten an mindestens fünf Tagen in der Woche.

Einen Nachweis, dass das Risiko einer Prostatakrebserkrankung durch (mehr oder weniger intensive) körperliche Aktivität gesenkt wird, gibt es jedoch nicht. Das ist die übereinstimmende Aussage zahlreicher großer Beobachtungsstudien. Eine Metaanalyse kam 2011 zu dem Ergebnis, dass es „Hinweise auf einen - wenn auch geringen - präventiven Effekt körperlicher Aktivität auf das Prostatakrebsrisiko zu geben scheint." Als Schlussfolgerung wird körperliche Aktivität empfohlen, „um die allgemeine Gesundheit zu verbessern und das Prostatakrebsrisiko möglicherweise zu senken".

Chemoprävention

Bis vor einigen Jahren wurde die so genannte Chemoprävention propagiert, die das Risiko einer Prostatakrebserkrankung medikamentös reduzieren könne. Die Erwartungen haben sich nicht erfüllt, die unerwünschten Nebenwirkungen waren beträchtlich.

Das Arzneimittel Finasterid wird zur spezifischen Prävention einer Prostatakrebserkrankung angeboten, ohne aber dafür zugelassen zu sein. Chemisch gesehen handelt es sich um ein synthetisches Steroid (5-alpha-Reduktase-Hemmer) zur Behandlung der benignen Prostatahyperplasie (BPH) und des hormonell bedingen Haarausfalls. Die Krebs-präventive Wirkung wird mit dem Ergebnis einer Studie belegt, in deren Verlauf rund 18 % der Männer, die sieben Jahre lang täglich Finasterid eingenommen hatten, an Prostatakrebs erkrankten, während es in der Kontrollgruppe (die kein Finasterid erhielt) rund 24 % waren. Das entsprach einer relativen Risikominderung von 25 %. Beachten sie die „relative Risikominderung". Das klingt nach viel. Im konkreten Fall bedeutet es, dass das Risiko, im Laufe des Lebens an Prostatakrebs zu erkranken, in dieser Studie von rund 12 % um ein Viertel auf 9 % sank.

Dazu das Deutsche Ärzteblatt vom 15. August 2013: „Die Studie hatte allerdings einen Haken. Die präventive Wirkung war auf Low-Grade-Tumoren beschränkt, die ein langsames Wachstum haben und häufig die Lebenszeit nicht verkürzen. Aggressive High-Grade-Tumoren (Gleason score 7 bis 10) wurden dagegen im Finasterid-Arm häufiger gesehen als unter Placebo (6,4 versus 5,1 Prozent), ein Umstand der die US-Arzneibehörden FDA 2011 zu einem Warnhinweis veranlasste".

Eine große US-amerikanische Präventionsstudie mit 18-jähriger Nachbeobachtung (Prostate Cancer Prevention Trial, PCPT) konnte nachweisen, dass Finasterid die Prostatakrebs-bedingte Mortalität nicht senkt. Ähnliches gilt für Dutasterid (ebenfalls ein 5-α-Reduktasehemmer), das in einer vierjährigen Studie geprüft und seit 2010 ebenfalls zur Chemoprävention des Prostatakrebses angeboten wird.

Beide Medikamente beinträchtigen die Sexualfunktion (erektile Dysfunktion, Verlust der Libido, geringes Ejakulatvolumen) und können eine Gynäkomastie hervorrufen.

Die Leitlinie gibt keine Empfehlung zur medikamentösen Prävention, sondern sagt: „In Abwägung von Nutzen und Risiken ist ... für eine mögliche präventive Gabe zu bedenken, dass es sich bei den potenziellen Anwendern um gesunde und beschwerdefreie Männer handelt". Finasterid und Dutasterid sind zur Prävention des Prostatakarzinoms in Deutschland und in den USA nicht zugelassen. Die Krankenkassen übernehmen die Kosten nicht.

Kurz gesagt ...

Eine gezielte Prävention, um das Auftreten von Prostatakrebs ganz zu verhindern, gibt es bis jetzt nicht, wohl aber kann eine gesunde Lebensweise viel dazu beitragen, den möglicherweise unvermeidbaren Eintritt der Erkrankung hinauszuzögern. Dazu gehört eine ausgewogene Ernährung mit viel Obst, Gemüse und Vollkornprodukten, aber wenig tierischem Fett und rotem Fleisch. Ebenso wichtig ist ausreichende körperliche Aktivität (Sport). Die Chemoprävention hält nicht, was sie verspricht.

Literatur

Hurrelmann K, Klotz T, Haisch J (Hrsg) (2014) Lehrbuch Prävention und Gesundheitsförderung. Hans Huber, Bern

Interdisziplinäre Leitlinie der Qualität S3 zur Früherkennung, Diagnose und Therapie der verschiedenen Stadien des Prostatakarzinoms Langversion 5.0 April 2018 AWMF-Register-Nummer 043/022OL. https://www.leitlinienprogramm-onkologie.de/leitlinien/prostatakarzinom/

Keine einfache Entscheidung: Früherkennung von Prostatakrebs

Corinna Schaefer

In den letzten Jahren diskutieren Experten die Früherkennung von Prostatakrebs zunehmend kritisch. Die einen warnen davor, die anderen raten dazu. Alle stützen sich bei ihren Empfehlungen auf dieselben Studien. Wie ist das möglich?

Der PSA-Test macht deutlich, was für nahezu alle Krebsfrüherkennungsuntersuchungen gilt: Nutzen und Schaden liegen dicht beieinander. Und deshalb muss, wer sich für oder gegen Früherkennung entscheidet, immer zwei Übel gegeneinander abwägen. Das Dilemma besteht kurz gesagt darin: Der PSA-Test kann vermutlich einige Todesfälle durch Prostatakrebs verhindern. Gleichzeitig werden in Folge des Tests viele Tumoren entdeckt und behandelt, die ohne den Test niemals aufgefallen wären. Diese sogenannten „Überdiagnosen“ sind erheblich häufiger als verhinderte Todesfälle. Die Folgen der Behandlung können bei Prostatakrebs erheblich sein: Viele Männer werden impotent, einige inkontinent. Wer sich bewusst für oder gegen Früherkennung von Prostatakrebs entscheidet, hat also die Wahl: Die (geringere) Chance, einen Tod durch Prostatakrebs zu vermeiden, gegen das (häufigere) Risiko, eine unnötige Krebsdiagnose zu erhalten und infolge der Behandlung erhebliche Langzeitfolgen zu erleiden. Wer diese Wahl nicht spontan, also aus dem Bauch, treffen will, dem helfen möglicherweise die genauen Fakten.

Unnötige Krebsdiagnosen – wie kann das sein?

„Krebs“ setzen die meisten Menschen mit einer tödlichen Bedrohung gleich. Dieses Verständnis ist etwa 150 Jahre alt. Damals hat der berühmte Pathologe Rudolf Virchow Krebs beschrieben und definiert.

Zu dieser Zeit gab es keine Möglichkeit, Frühformen von Krebs zu erkennen: Er wurde erst bemerkt, wenn er so weit fortgeschritten war, dass er Beschwerden verursachte und zum Tode führte. Heute können wir Krebs viel früher erkennen, weil wir bessere Möglichkeiten dazu haben. Und erstaunlicherweise entdecken wir viel mehr Tumoren früher. Heute wissen wir auch etwas mehr über Krebs: Wir wissen, dass sich Tumoren wieder zurückbilden können, weil das Immunsystem sie erfolgreich bekämpft. Wir wissen, dass nicht alle Tumoren in andere Organe streuen und damit die Lebensfunktionen bedrohen. Wir wissen aber immer noch zu wenig, um sicher unterscheiden zu können, welche früh erkannten Tumoren gefährlich werden und welche nicht. Deshalb gibt es bei allen Krebsarten, die man früh erkennen kann, sogenannte Überdiagnosen: Das sind Tumoren, die wir nur finden, weil wir sehr früh nach ihnen gesucht haben. Ohne Früherkennungstests hätten die Betroffenen nie von ihrem Krebs erfahren und sich gesund gefühlt. Heute lehrt uns die Erfahrung: Krebs ist nicht immer tödlich, er fiele manchmal gar nicht auf, wenn man nicht gezielt danach suchte.

Speziell bei Prostatakrebs kommt erschwerend hinzu: Er wächst oft langsam und tritt vor allem bei älteren Männern auf – das durchschnittliche Erkrankungsalter liegt bei 72. Selbst wenn der Krebs irgendwann tödlich wäre: Viele Männer werden an einer anderen Ursache sterben, bevor der Krebs Beschwerden verursacht und die Lebensqualität beeinträchtigt.

Welche Untersuchungen gibt es?

Einige Untersuchungen zur Früherkennung auf Prostatakrebs werden seit Längerem angewandt: Die Tastuntersuchung (digitale rektale Untersuchung) und der PSA-Test. Die digitale rektale Untersuchung wird für Männer ab 45 von der gesetzlichen Krankenversicherung bezahlt. Der Arzt tastet mit dem Finger vom Enddarm die Prostata ab. Die Untersuchung ist komplikationslos, wird aber häufig als unangenehm empfunden. Die Daten zur Tastuntersuchung sind schlecht. Ob sie Todesfälle durch Prostatakrebs verhindern kann, ist unklar. Zudem wird nur etwa jeder vierte Tumor wirklich erkannt. Als alleinige Untersuchung zur Früherkennung wird sie von Experten nicht empfohlen.

Der PSA-Test ist ein Bluttest. Dabei wird das sogenannte prostataspezifische Antigen bestimmt. Das ist ein besonderes Eiweiß, das besonders häufig von Prostatakrebszellen hergestellt wird. Aber auch andere Vorgänge im Körper, zum Beispiel Entzündungen, können Grund für einen hohen PSA-Spiegel in Blut sein. Zeigt ein PSA-Test einen auffälligen Wert, so wird in der anschließenden Gewebeprobe bei etwa jedem vierten Mann Krebs gefunden. Drei von vier Werten sind erhöht, ohne dass Krebs die Ursache ist. Deshalb führt der Test häufig zunächst zu beunruhigenden Ergebnissen, die sich im Nachhinein als harmlos herausstellen. Die Datenlage zum PSA-Test ist widersprüchlich. Daneben werden einige neuere Verfahren angeboten (zum Beispiel der PCA3-Test oder andere molekulare Tests). Diese Verfahren sind nicht gut genug untersucht. Sie werden von den Experten nicht empfohlen.

PSA-Test: Was wir über Nutzen und Risiken wissen

Anders als viele andere Untersuchungen zur Krebsfrüherkennung ist der PSA-Test in mehreren großen und aussagekräftigen Studien untersucht worden. Die beiden größten Studien dazu stammen aus den USA und aus Europa. Die europäische Studie konnte zeigen, dass der PSA-Test die Sterblichkeit an Prostatakrebs geringfügig senkt. Die amerikanische Studie zeigt das Gegenteil. Große Analysen (sogenannte Metaanalysen) aller vorhandenen Studien kommen zu dem Schluss, dass der Test die Krebssterblichkeit vermutlich nicht senkt. Deshalb raten viele vom PSA-Test ab. Andererseits ist bei genauem Hinsehen vor allem die amerikanische Studie fehleranfällig. Sehr wahrscheinlich ist ihr Ergebnis deshalb nicht besonders zuverlässig. Deshalb soll im Folgenden anhand der europäischen Studie dargestellt werden, welche Chancen und welche Risiken der PSA-Test möglicherweise birgt.

Tabelle 4. Nutzen und Schaden des PSA-Tests.

Ergebnisse der Europäischen Studie (ERSPC) pro 10 000 getestete Männer	
Vor dem Tod durch Prostatakrebs bewahrt	12 Männer
Trotz Test an Prostatakrebs gestorben	40 Männer
Unnötige Krebsdiagnose/-behandlung	340 Männer
Länger gelebt	unklar

In dieser Studie wurden 160 000 Männer zufällig auf zwei Gruppen verteilt. Die eine Gruppe wurde alle drei Jahre zu einem PSA-Test eingeladen, die andere nicht. (In der amerikanischen Studie mit fast 80 000 Teilnehmern hatte in der Vergleichsgruppe ohne Test mehr als die Hälfte der Männer trotzdem einen PSA-Test machen lassen. Deshalb ist ein Effekt möglicherweise übersehen worden). Nach 13 Jahren wurden beide Gruppen der europäischen Studie miteinander verglichen. Rechnet man die Ergebnisse auf 10 000 Männer, so zeigt sich:

Von 10 000 Männern, die über 13 Jahre mindestens zwei PSA-Tests machen ließen, waren 49 Männer an Prostatakrebs gestorben. In der Gruppe ohne Test waren es 61. Das heißt, bei 12 von 10 000 Männern wurde der Krebs durch den Test so früh entdeckt und behandelt, dass er nicht zum Tode geführt hat. Dafür wurde in der Testgruppe bei 340 von 10 000 Männern zusätzlich Prostatakrebs entdeckt, der in der Vergleichsgruppe ohne Test nicht auffällig geworden war. Um einen Todesfall zu verhindern, wurde also bei etwa 30 Männern Prostatakrebs unnötig festgestellt und behandelt. Infolge der unnötigen Behandlungen waren 120 von 10 000 Männern impotent geworden und 40 von 10 000 Männern inkontinent. 40 von 10 000 Männern sind trotz PSA-Test an Prostatakrebs gestorben. Sie haben durch den Test Jahre früher von einer unheilbaren, tödlichen Krankheit erfahren und länger damit und mit der Angst leben müssen. Zudem waren in beiden Gruppen nach 13 Jahren insgesamt gleich viele Männer gestorben, wenn man alle Todesursachen zusammen betrachtet. Dies kann aber Zufall sein.

Der PSA-Test kann wahrscheinlich einige Todesfälle durch Prostatakrebs verhindern, das Leben verlängert er nicht. Mit Sicherheit aber führt der Test zu vielen unnötigen Diagnosen und Behandlungen.

Was schwerer wiegt, der verhinderte Krebstod oder die unnötige Krebsdiagnose, das kann nur jeder Mann für sich entscheiden. Richtig oder falsch gibt es da nicht. Deshalb: Lassen Sie sich nicht drängen und überreden – weder zu einem Test noch zum Verzicht darauf. Und nehmen Sie sich Zeit für die Entscheidung, sie drängt nicht.

Was Sie bei der Entscheidung außerdem bedenken können

- Nicht jeder Prostatakrebs muss behandelt werden. Die „aktive Überwachung“ wird für Männer empfohlen, die Prostatakrebs in einem frühen, unbedenklichen Stadium haben. Eine Behandlung (Operation oder Bestrahlung) ist so lange nicht notwendig, wie der Krebs nicht fortschreitet. Vielen Männern bleiben eine Behandlung und deren Folgen so erspart, oft über Jahre, manchmal für immer. Dennoch bleiben diese Männer Krebspatienten mit einer beängstigenden Krankheit, von der sie ohne Früherkennung nie erfahren hätten.
- Prostatakrebs wächst in der Regel langsam. Vor allem ältere Männer profitieren daher nicht mehr von einer Behandlung – und deshalb auch nicht von der Früherkennung. Internationale Experten empfehlen, bei Männern über 70 keine PSA-Tests mehr durchzuführen.

Was die Kasse zahlt

Seit 1971 sind die Krankenkassen in Deutschland durch Gesetz (§ 25 SGB V) verpflichtet, Untersuchungen zur Früherkennung verschiedener Erkrankungen, darunter auch Prostatakrebs, anzubieten. Im Rahmen des sogenannten gesetzlichen Früherkennungsprogramms können Männer ab 45 einmal im Jahr eine Untersuchung in Anspruch nehmen, die das Abtasten der äußeren Geschlechtsorgane sowie die Tastuntersuchung (digitale rektale Untersuchung, siehe oben) der Prostata umfasst. Der Nutzen der Tastuntersuchung ist unklar und nicht durch aussagekräftige Studien belegt. Die Teilnahme ist freiwillig, ein gezieltes Einladungsverfahren gibt es nicht. Manche Kassen allerdings schreiben versicherte Männer an, um sie auf das Angebot aufmerksam zu machen.

Der PSA-Test gehört nicht zum Leistungsumfang der gesetzlichen Krankenkassen. Urologen oder Hausärzte bieten ihn als sogenannte „Individuelle Gesundheitsleistung“ (IGeL) an. Anders als für die Tastuntersuchung ist der PSA-Test durchaus geeignet, einen Prostatakrebs im Frühstadium zu entdecken, allerdings um den Preis vieler Überdiagnosen. Der Test und eine anschließende Befundbesprechung kosten etwa 40 Euro. Die aktuelle Leitlinie empfiehlt, Männer ab 45 ausführlich über Nutzen und Schaden des Tests aufzuklären.

Um „Vorsorge" handelt es sich bei beiden Untersuchungen nicht, denn sie können nicht verhindern, dass Krebs entsteht. Möglicherweise können sie dazu beitragen, dass er manchmal früher erkannt und dadurch rechtzeitig behandelt wird. Gezielte „Vorsorge" gegen Prostatakrebs lässt sich nicht betreiben. Es gibt keine Diäten oder andere Wundermittel, die Krebs verhindern. Aus Beobachtungsstudien geht aber hervor, dass Männer, die sich viel bewegen und gesund ernähren, etwas seltener an Prostatakrebs erkranken. Ob eine Änderung des Lebensstils Krebs verhindern kann, ist jedoch ungeklärt.

Kurz gesagt …

Nutzen und Schaden liegen bei Krebsfrüherkennungsuntersuchungen nah beieinander. Wahrscheinlich kann der PSA-Test einige Todesfälle durch Prostatakrebs verhindern. Andererseits wird durch den Test häufig harmloser Prostatakrebs entdeckt, der ohne Früherkennung zeitlebens unerkannt geblieben wäre und keine Beschwerden bereitet hätte. Dadurch erhalten betroffene Männer eine unnötige Behandlung, die zu Impotenz oder Inkontinenz führen kann. Doch nicht jeder Tumor muss auch behandelt werden: Wer den Wunsch nach Früherkennung hegt, sollte sich mit dem Konzept der „aktiven Überwachung" vertraut machen. Damit lassen sich zumindest die Folgen der Behandlung vermeiden. Dennoch werden betroffene Männer unnötig zu Krebspatienten – mit allen damit verbundenen Ängsten und Nöten.

Die gesetzliche Krankenversicherung zahlt ab 45 jährlich eine Tastuntersuchung der Prostata, deren Nutzen bislang nicht durch gute Studien belegt ist. Die Kosten für den PSA-Test übernehmen die Kassen nicht.

Diagnostik des Prostatakrebses

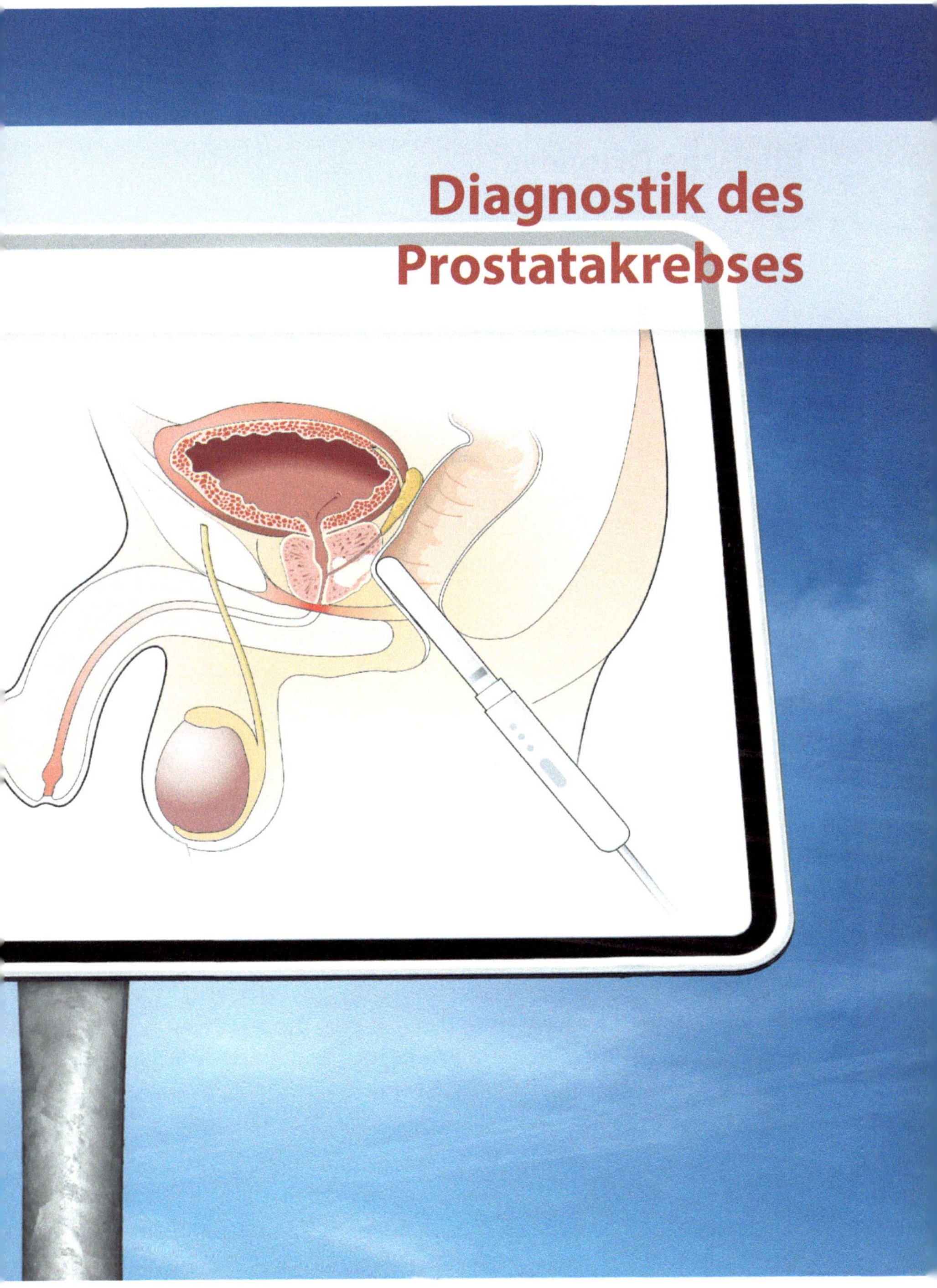

Klinische Diagnose

Lothar Weißbach

Die Heilungschancen von Prostatakrebs sind ausgezeichnet, solange dieser noch auf die Prostata begrenzt und gut differenziert ist. Im Gegensatz dazu sind die Aussichten, fortgeschrittene Tumoren heilen zu können, trotz beträchtlicher Entwicklungen in der Therapie auch heute noch gering. Immer häufiger gelingt es aber, dank neuer Medikamente, die Erkrankung in ein chronisches Stadium zu überführen. Alle Bemühungen, die Anzahl der Todesfälle (Mortalität) und die Nebenwirkungen der Behandlung zu reduzieren, ruhen daher auf zwei Säulen: Der möglichst frühen Diagnose von behandlungspflichtigen Tumoren (mittleres und hohes Risiko) und der dem jeweiligen Krankheitsstadium angemessenen Therapie.

Welche Beschwerden verursacht der Prostatakrebs?

Im Frühstadium

Es gibt keine eindeutigen frühen Krankheitszeichen, bei denen der Arzt sagt: „Aha! Das kann nur Prostatakrebs sein", denn dieser Krebs ist über viele Jahre seiner Entwicklung ein „stiller Begleiter" und von dem Betroffenen nicht wahrnehmbar. Da das Tumorwachstum in der äußeren (peripheren) Zone der Prostata beginnt – also weit entfernt von der Harnröhre, der Alarmzone für verschiedene Harnwegserkrankungen – hat der Betroffene lange Zeit keine Beschwerden. Erst die seltene Ausbreitung dorthin oder in angrenzende Organe und schließlich – im fortgeschrittenen Stadium – die Streuung in Schmerzregionen (insbesondere in die Knochen) lösen Krankheitszeichen aus. Doch selbst Symptome, wie sie im späteren Verlauf der Erkrankung auftreten, sind kein 100%iges Indiz für Prostatakrebs: Sie können auch Folgeerscheinungen anderer Erkrankungen sein.

Im fortgeschrittenen Stadium

Alle durch eine fortgeschrittene Krebserkrankung der Prostata verursachten Beschwerden können auch auf andere Ursachen zurückgeführt werden. Die häufigsten Symptome sind:

- Erschwertes, dringliches oder häufiges Urinieren sowie ein unterbrochener oder schwacher Harnstrahl mit verzögertem Startbeginn und Nachträufeln. Diese Beschwerden, die ab dem 60. Lebensjahr häufig sind, können Folgen eines fortgeschrittenen Krebses, aber auch - mit größerer Wahrscheinlichkeit - durch eine gutartige Vergrößerung (BPH) oder Entzündung der Prostata verursacht sein.
- Blut im Urin oder im Ejakulat. Dies tritt auf, wenn der Krebs in umgebende Blutgefäße eingedrungen ist, kann aber auch von einer Infektion oder einer BPH herrühren.
- Schmerzen im Rücken, im Becken, in den Hüften oder in den Oberschenkeln. Die Ursache hierfür können Metastasen in den Knochen sein. Es kann sich aber auch um altersbedingte Verschleißerscheinungen der Gelenke und gelenknahen Regionen handeln.

Früherkennung

Die Früherkennung hat das Ziel, einen Tumor so früh zu erkennen, dass er noch geheilt werden kann. Sinnvoll ist sie jedoch nur dann, wenn dadurch ein Gewinn an Lebensjahren oder Lebensqualität erreicht wird.

Das einfache Motto „Früh erkannt – Gefahr gebannt“ trifft nicht immer zu, weil es ungefährliche Tumoren gibt und solche, die aggressiv sind und bereits gestreut haben, bevor sie entdeckt werden. Diese hochgefährlichen Formen des Prostatakrebses sind – und das ist die gute Botschaft – selten. Früherkennung erfüllt ihren Zweck also nur für solche Prostatakarzinome, die zwar das Potenzial der Streuung haben, jedoch noch nicht gestreut haben. Das dürfte auf ein Drittel der Tumoren zutreffen.

Diagnostische Verfahren

Digitale rektale Untersuchung (DRU)

Die digitale rektale Untersuchung (DRU) ist eine erste Untersuchung, die einen Verdacht auf Prostatakrebs begründen kann. Dabei wird die Vorsteherdrüse vom Darm aus mit dem Zeigefinger getastet. Diese Untersuchung kann von jedem Urologen, auch von Allgemeinärzten, Internisten und anderen vorgenommen werden. Sie ist mit einer geringen Belästigung für den Patienten verbunden. Er steht dabei am Untersuchungstisch und beugt sich nach vorn („Bück-Dich-Untersuchung"), kniet oder befindet sich in Seitenlage. Der Arzt führt den behandschuhten Finger in den After ein und tastet die unmittelbar der Vorderwand des Darms anliegende äußere Zone der Prostata ab (Abbildung 11). Der Vorgang ist unangenehm, aber nicht schmerzhaft. Der tastende Finger informiert über:

- die Größe
- die Abgrenzbarkeit
- den Zustand der Furche zwischen beiden Lappen (vorhanden oder nicht vorhanden)
- die Oberfläche (glatt, ein Knoten oder höckerig)
- die Konsistenz (normal, weich oder verhärtet)
- die Verschieblichkeit der Rektumschleimhaut
- einen Druckschmerz
- einen eventuell vom Darm ausgehenden Tumor

Da kleine Tumoren nicht zu tasten sind, dient diese Untersuchung nicht der Früherkennung. Trotzdem wurde sie 1971 ohne Nutzennachweis als Kassenleistung eingeführt, weil sie einfach durchzuführen ist. Höchstens jeder dritte Tumor kann damit erkannt werden. Erschwerend kommt hinzu, dass nicht jede ertastete Veränderung ein Tumor ist. Etwa ein Viertel der auffälligen Tastbefunde erweist sich nach weiterer Abklärung bzw. unter Beobachtung als harmlos.

Ob ein Prostatakrebs zu ertasten ist, hängt von seiner Lage und vor allem von seiner Größe ab. Am häufigsten ist die äußere Zone betroffen. Das Wachstum wird durch die Geschwindigkeit bestimmt, mit

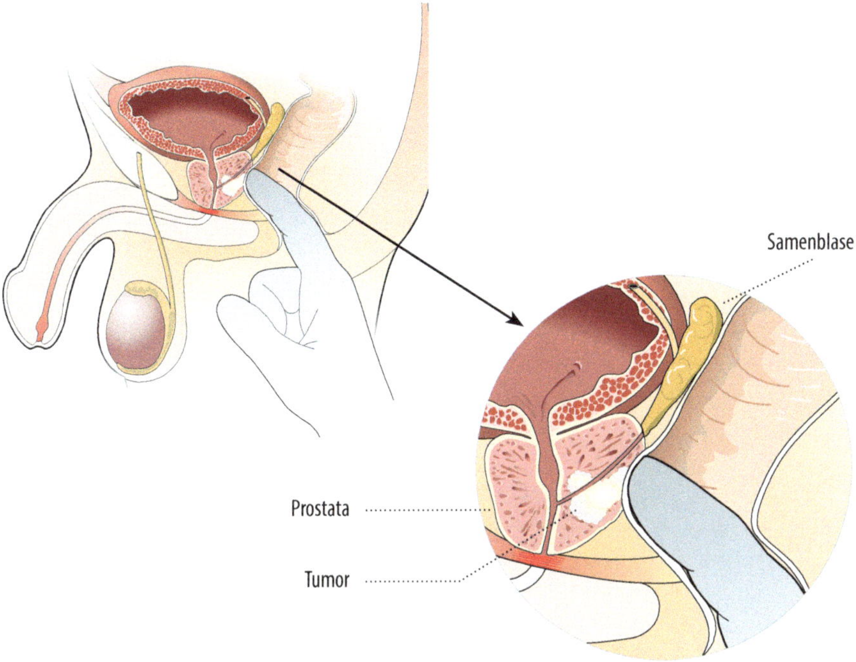

Abbildung 11. Die digitale rektale Untersuchung (DRU).

der sich die einzelnen Zellen durch Teilung verdoppeln. Am Anfang, wenn erst wenige Zellen vorhanden sind, geht es nur langsam voran; mit zunehmender Zellzahl nimmt die Größe (das Volumen) rascher zu. Ein tastbarer Tumor ist etwa 1 cm^3 groß und hat über eine Milliarde Zellen, die sich im Laufe von etwa 30 Zellteilungen gebildet haben. Bei einem langsam wachsenden Tumor wie dem Prostatakrebs dauert es Jahre, bis aus einer Tumorzelle ein Zellhaufen dieser Größe entstanden ist. Deshalb kann die alleinige digitale rektale Untersuchung oft den Tumor nicht früh genug erkennen.

PSA-Test – die bessere Methode

Wie kein anderer biochemischer Marker hat PSA die Diagnose und die Verlaufskontrolle der Prostatakrebserkrankung revolutioniert. Seit Ende der 1980er-Jahre wird er auch zur Früherkennung eingesetzt. Gegenwärtig werden schätzungsweise 90 % aller Prostatakrebserkrankungen durch den PSA-Test entdeckt.

Das prostataspezifische Antigen (ein Enzym) wird nur in der Prostata gebildet und ist als physiologisches Sekretionsprodukt der prostatischen Ausführungsgänge dem Ejakulat beigemengt. Genau genommen ist PSA also ein Organmarker (kein Tumormarker!), der auch bei gutartigen Erkrankungen oder anderen funktionellen Störungen der Vorsteherdrüse ansteigen kann. Im Krebsgewebe (auch in Metastasen) ist es jedoch zehnmal höher konzentriert als im gutartigen Gewebe. Dringt der Tumor in das Prostatagewebe ein, wird PSA nicht nur mit der Samenflüssigkeit ausgeschieden, sondern gelangt auch in den Blutstrom. So ist zu erklären, dass PSA im Blut auf das Vorhandensein und das Wachstum eines Krebses hinweisen kann. PSA ist also in vielen Fällen der Träger der Krebsbotschaft.

Für den Test entnimmt der Arzt aus der Armvene eine kleine Menge Blut zur weiteren Untersuchung im Labor. Die Höhe der PSA-Konzentration wird in Nanogramm pro Milliliter Blut (ng/ml) angegeben.

Ein erhöhter PSA-Wert deutet auf eine Veränderung der Vorsteherdrüse hin. Eine mögliche, aber nicht die häufigste Ursache hierfür ist eine Krebserkrankung. Um eine Aussage darüber zu machen, ob ein Tumor vorliegt oder nicht, reicht die einmalige Messung nicht aus. Viel wichtiger ist der zeitliche Verlauf, der am besten in einem sogenannten „PSA-Kalender" (Niederschrift aller bekannten PSA-Werte) dokumentiert wird. Ein sprunghafter Anstieg spricht eher für eine Entzündung, der allmähliche Anstieg kann dagegen auf einen Krebs hindeuten. Ein erstmals gemessener Wert von weniger als 2 ng/ml ist unbedenklich, sodass ein Wiederholungstest erst nach 2 Jahren empfohlen wird. Hat ein Mann im Alter von 70 Jahren oder darüber einen Wert von höchstens 1 ng/ml, wird er im Verlauf seines Lebens keinen bedrohlichen Prostatakrebs entwickeln. Werte zwischen 2 und 4 ng/ml sind nach der aktuellen ärztlichen Leitlinie kontrollbedürftig.

Je nach Höhe des PSA-Wertes bei der ersten Messung und unter Berücksichtigung der normalen, d.h. altersbedingten PSA-Anstiegsgeschwindigkeit (mehr dazu siehe weiter unten) kann Männern ab dem 45. Lebensjahr empfohlen werden, den Test in folgenden zeitlichen Abständen zu wiederholen:

- PSA < 1 ng/ml: Untersuchung alle vier Jahre
- PSA 1–2 ng/ml: Untersuchung alle zwei Jahre
- PSA > 2 ng/ml: Untersuchung jährlich

Für Männer mit einem individuell erhöhten Risiko einer Prostatakrebserkrankung – in erster Linie bei einer familiären oder anderen genetischen Disposition (siehe Kapitel „Wie hoch ist das Risiko, an Prostatakrebs zu erkranken?") – ist es empfehlenswert, die erste PSA-Bestimmung bereits mit 40 Jahren durchführen zu lassen.

Männern über 70 Jahren mit einem PSA-Wert < 1 ng/ml wird eine weitere PSA-gestützte Früherkennung nicht empfohlen.

Ein auffälliger Befund sollte mit der Entnahme einer Gewebeprobe (Biopsie) abgeklärt werden (mehr dazu siehe unten), wenn

- im ersten Test der gemessene Wert bei 4–10 ng/ml lag und durch eine zweite Messung bestätigt wurde
- der PSA-Wert rasch ansteigt
- der Tastbefund auf einen Tumor hindeutet.

Nur bei einem von vier Männern mit einem PSA-Wert von 4–10 ng/ml wird tatsächlich Krebs in der Gewebeprobe nachgewiesen. Bei Werten über 10 ng/ml wird bei jedem zweiten Mann ein Tumor gefunden (Tabelle 5).

Tabelle 5. Häufigkeit einer Prostatakrebsdiagnose in Abhängigkeit vom PSA-Wert.

PSA-Wert (ng/ml)	Häufigkeit Prostatakrebs (%)
2–4	10 %
4–10	25 %
über 10	50–60 %

Der positive Vorhersagewert des PSA-Tests, d. h. die Wahrscheinlichkeit in Prozent, dass ein Tumor vorliegt, steigt mit der Höhe des gemessenen Wertes.

Wenn auch der PSA-Verlauf viel wichtiger ist als ein einzelner Wert, so gilt doch ein PSA-Wert von 4,0 ng/ml als Schwellenwert, ab dem weitere, regelmäßige Kontrollen erfolgen sollten. Eine Absenkung auf 3 ng/ml würde zu sehr viel mehr Biopsien führen, ohne dass sich die Zahl der heilbaren Tumoren erhöhte.

PSA-Anstiegsgeschwindigkeit: Die Geschwindigkeit, mit der der PSA-Wert von Jahr zu Jahr ansteigt, kann auf eine Tumorentwicklung hinweisen. Sind nämlich Krebszellen vorhanden, verdoppeln sich diese schneller als die Zellen einer gutartig vergrößerten Prostata, und so steigen die PSA-Werte entsprechend rasch an. Aus regelmäßigen Blutuntersuchungen wissen wir, dass sich der jährliche (altersbedingte) Anstieg zwischen 0,35 und 0,75 ng/ml pro Jahr bewegen darf. Eine höhere PSA-Anstiegsgeschwindigkeit kann daher als Hinweis auf einen rasch wachsenden, d. h. aggressiven Tumor dienen.

PSA-Quotient: PSA wird im Blut rasch an Eiweißmoleküle gebunden. Das noch nicht gebundene („freie") und das gebundene PSA lassen sich getrennt nachweisen. Bei Prostatakrebs ist der Anteil an gebundenem PSA größer als z. B. bei der gutartigen Vergrößerung der Prostata. Das Verhältnis (der Quotient) von freiem PSA (fPSA) zu Gesamt-PSA (tPSA) beträgt normalerweise 0,20. Liegt der Wert deutlich darunter, kann er auf Prostatakrebs hinweisen. Aus der Höhe und der Anstiegsgeschwindigkeit des PSA-Wertes sowie dem Differenzierungsgrad und der Ausdehnung des Primärtumors können wir in den meisten Fällen ableiten, ob der Tumor klinisch relevant wird oder unauffällig bleibt. Die Leitlinie empfiehlt ein individuelles – d. h. auf die Situation des einzelnen Patienten bezogenes - Vorgehen.

Urinmarker PCA3

In den letzten Jahren wurde der Urinmarker PCA3 als neuer Hoffnungsträger gesehen. Für diesen molekulargenetischen Test wird Urin nach rektaler dreifacher Abtastung jedes Seitenlappens gewonnen, sogenannter Exprimat-Urin. Ein Wert („Score") von > 35 gilt als positiv.

Der Vorteil dieses Markers: Das Ergebnis wird nicht von der Prostatagröße, einer eventuell vorliegenden Entzündung oder von der Einnahme bestimmter Medikamente beeinflusst. Der Nachteil dieses Markers: Er erweist sich als nicht ausreichend empfindlich. 2012 wurde der PCA3-Test von der zuständigen amerikanischen Behörde (FDA) als „Zusatzparameter für die Indikation zur Wiederholungsbiopsie" bei Männern ab einem Alter von 50 Jahren zugelassen, in Deutschland dagegen nicht. Er kostet hier ca. 300 Euro, die vom Patienten zu zahlen sind. Es gibt nur ein einziges Labor, das ihn ausführt.

Weiterführende Diagnostik bei Verdacht auf Prostatakrebs

Transrektaler Ultraschall (TRUS)

Wie geht es weiter bei auffälligen Befunden in der Früherkennung? Ein erhöhter PSA-Wert bedeutet nicht zwangsläufig ein Krebswachstum. In einem Viertel der Fälle wird in der anschließenden Gewebeprobe kein Tumor festgestellt. Deshalb versucht man mithilfe nicht-invasiver weiterführender Untersuchungen den Krebsverdacht vor Durchführung einer Biopsie zu erhärten.

Die Darstellung der Prostata im Ultraschallbild (Sonografie) ist eine Methode, die in der Urologie seit mehr als 40 Jahren zum Nachweis von anatomischen und funktionellen Organveränderungen genutzt wird (siehe Kapitel „Bildgebende Verfahren"). Sie ist mit keiner Strahlenbelastung verbunden und schmerzlos, wenn man vom Einführen der Schallsonde in den Enddarm absieht. Das Ergebnis der Untersuchung, d.h. die Beurteilung des Schallbildes, hängt stark von der Erfahrung des Untersuchers ab.

Der transrektale Ultraschall (TRUS) kann die Anatomie der Prostata darstellen und das Prostatavolumen abschätzen; ein nicht tastbarer Tumor kann aber nur dann identifiziert werden, wenn sich seine Gewebedichte von der des normalen Prostatagewebes unterscheidet (siehe Kapitel Bildgebende Verfahren, Abbildung 20). Das ist bei etwa einem Drittel aller kleinen Tumoren nicht der Fall. Aus diesem Grund eignet sich der TRUS nicht zur Früherkennung eines Prostatakarzinoms.

Der TRUS hat die von Ärzten (und insbesondere von Ultraschallspezialisten) für die Erkennung von Prostatakarzinomen gehegten Erwartungen nicht erfüllt; daran haben auch neue Entwicklungen nichts geändert. Als sogenannte Ultraschallderivate werden die kontrastverstärkte Ultraschalluntersuchung, die Ultraschall-Elastografie, die 3-D-Sonografie, der Farbdoppler sowie der computergestützte Ultraschall (auch Histoscanning genannt) angeboten (siehe Kapitel „Bildgebende Verfahren"). Diese sollen gemäß der Leitlinie nicht zur Primärdiagnostik eingesetzt werden, weil sie den erklärten Zweck, einen Tumor mit größerer Verlässlichkeit zu erkennen, nicht erfüllen. Leider lassen sich manche Patienten von den illusionären Vorstellungen, mit der diese Methoden propagiert werden, blenden und verlangen danach.

Der TRUS hat seinen festen Platz bei der Abklärung auffälliger PSA-Werte bzw. Tastbefunde. Er kann zum Beispiel von Nutzen sein, wenn bei einem (nachgewiesenen) Tumor zu klären ist, ob dieser bereits größere Teile der die Prostata umhüllenden Kapsel durchbrochen hat.

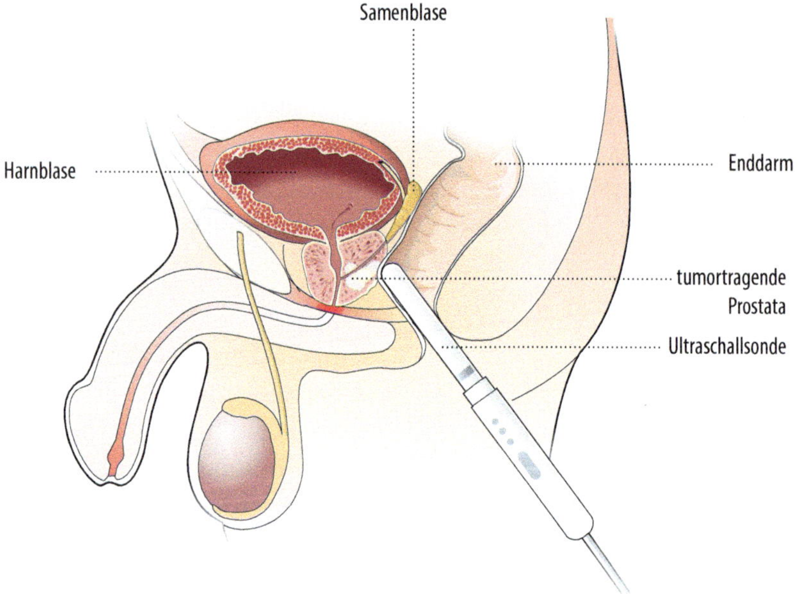

Abbildung 12. Untersuchung der tumortragenden Prostata mit einer im Enddarm liegenden Ultraschallsonde (TRUS).

Als sehr nützlich erweist er sich auch bei der Durchführung der ultraschallgesteuerten Prostatabiopsie (mehr dazu siehe unten).

Andere bildgebende Verfahren sind aus verschiedenen Gründen für den Nachweis eines Prostatakarzinoms im Rahmen der Früherkennung nicht geeignet.

Magnetresonanztomografie (MRT)

Diese Untersuchung (oft auch Kernspintomografie genannt) macht aktuell bei der Prostatakrebsdiagnostik von sich reden (siehe Kapitel „Bildgebende Verfahren"). Dabei wird mit sehr starken Magnetwechselfeldern gearbeitet. Das zu Schwingungen angeregte Körpergewebe induziert elektrische Signale, die von einem Computer erfasst, verarbeitet und sichtbar gemacht werden. Unterschiedliches Gewebe verhält sich auch im Magnetfeld unterschiedlich, sodass sich einzelne Organe und Gewebestrukturen voneinander abgrenzen lassen – auch Krebsherde werden so erkannt. Darauf gründet sich die Hoffnung, mit ausreichender Sicherheit vor allem aggressive Tumoren im MRT-Bild identifizieren zu können. Sollte sich diese Hoffnung in weiteren Studien als verlässliche Tatsache erweisen, hätte das eine bedeutende Konsequenz: Eine Prostata mit unauffälligem MRT-Bild bräuchte auch bei erhöhten PSA-Werten nicht mehr wie bisher biopsiert werden. Das beträfe insbesondere Männer mit Gleason 6-Tumor, da dieser nicht aggressiv und nicht behandlungsbedürftig ist.

Die Untersuchung dauert 30 Minuten. Es sollte kein Metall im oder am Körper getragen werden, wie z. B. Herzschrittmacher, künstliche Gelenke.

Die Empfehlung aus der S3-Leitlinie 2018[1] zur Diagnose des Primärtumors geht auf Qualität und Indikation (s.u.) der MRT ein:

- Eine MRT der Prostata soll multiparametrisch entsprechend den aktuellen Qualitätsstandards durchgeführt werden (4.13).

1 Interdisziplinäre Leitlinie der Qualität S3 zur Früherkennung, Diagnose und Therapie der verschiedenen Stadien des Prostatakarzinoms, Version April 2018, AWMF-Registernummer: 043/022OL https://www.leitlinienprogramm-onkologie.de/leitlinien/prostatakarzinom/

Weitere Empfehlungen beziehen sich auf den Einsatz der MRT im Zusammenhang mit der Biopsie und werden in diesem Abschnitt behandelt.

Gentest

Viele Männer fragen nach zusätzlichen diagnostischen Möglichkeiten und wollen vor allem wissen, ob sie ohne Biopsie auskommen können, oder, wenn diese durchgeführt wurde, ob man mithilfe eines Gentests das Risiko genauer einschätzen kann. Bisher gibt es keine Möglichkeit, einen Prostatakrebs mittels Bildgebung oder Bluttest alleine sicher nachzuweisen. Deshalb ist eine Probenentnahme (Biopsie) aus der Prostata bei dem Verdacht auf ein Prostatakarzinom unabdingbar. Es gibt einige kommerzielle Tests, die das genetische Profil von Tumorgewebe untersuchen. Sie kommen also zum Einsatz, wenn eine Biopsie durchgeführt wurde. Da noch wenig Erfahrung besteht, beeinflussen diese Tests die Therapieentscheidungen in der Regel nicht.

Biopsie

Wann und wozu ist eine Biopsie notwendig? Weder der PSA-Test noch der rektale Tastbefund sichern die Tumordiagnose. Es gilt also nachzuweisen, ob ein Tumor tatsächlich vorhanden ist – und falls ja, wie aggressiv und wie ausgedehnt er ist. Dies geschieht mithilfe der Biopsie, d. h. mit der Entnahme winziger Gewebeproben aus der Prostata und deren mikroskopischer (feingeweblicher histologischer) Untersuchung durch den Pathologen. Diese ist für die Therapieentscheidung von größter Bedeutung. Als Leitsatz gilt: „Ein Prostatakrebs sollte erst dann behandelt werden, wenn er histologisch nachgewiesen ist."

Die Biopsie ist deshalb so wichtig, weil die Drüsenverbände Aufschluss über die Aggressivität des Tumors des Tumors geben; das Maß dafür ist der sogenannte „Gleason-Score" (mehr dazu siehe unten); zusätzlich kann die Ausdehnung (Größe und Lage) des Tumors in der Prostata erfasst werden. Das Risiko einer Metastasierung lässt sich dann mithilfe dieser Befunde abschätzen. Erst wenn diese Ergebnisse vorliegen, kann der Arzt über entscheiden, ob und wie behandelt werden soll.

Wie wird die Biopsie der Prostata durchgeführt? Eine dünne Nadel – sie ist innen hohl, um eine winzige Menge des Prostatagewebes aufnehmen zu können – wird in die Prostata eingestochen, um an vorher festgelegten Stellen kleinste Proben zu entnehmen (Abbildung 13). Vorbei sind die Zeiten, in denen der Arzt die Biopsie der Prostata „blind", d.h. nur vom tastenden Finger dirigiert, ausführen musste. Heute wird der Eingriff „unter Sicht", d.h. mithilfe von TRUS/MRT gesteuert und kontrolliert. So kann die Biopsienadel sicher an die gewünschte Stelle geführt werden. Man benützt eine sogenannte Biopsiepistole, um blitzschnell in die Prostata einzustechen und kleine Gewebezylinder auszustanzen – daher der Begriff Stanzbiopsie. Mithilfe einer örtlichen Betäubung (Lokalanästhesie) der Prostata wird der unangenehme Vorgang der Biopsie leichter erträglich. Bei Männern mit hoher Schmerzempfindlichkeit kann die Biopsie auch in einer „Sedoanalgesie" durchgeführt werden, bei der mittels einer intravenösen Injektion das Schmerzempfinden und das Bewusstsein für wenige Minuten ausgeschaltet werden.

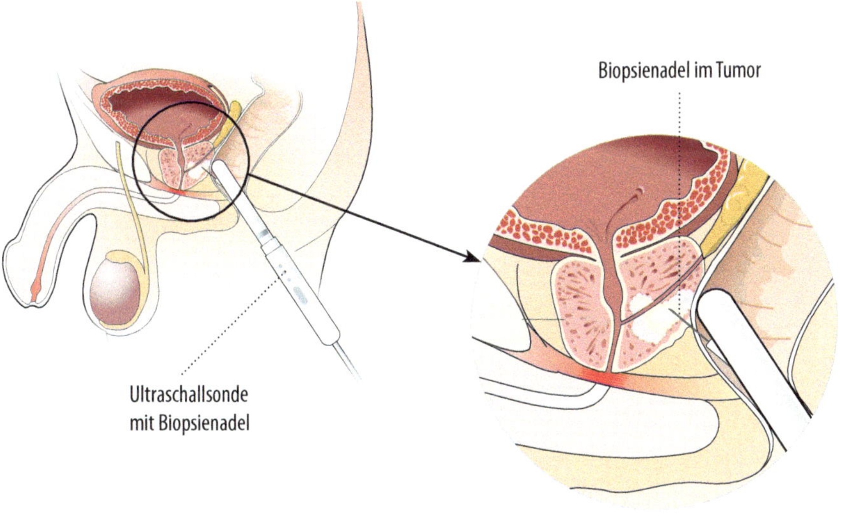

Abbildung 13. Ultraschallgesteuerte Prostatabiopsie. Schallsonde im Enddarm. Die Nadel erreicht nur die der Darmwand zugewandte Zone.

Ultraschall, Biopsiepistole, dünne Nadeln und lokale Anästhesie haben die Biopsie zu einer diagnostischen Maßnahme gemacht, bei der so viele Gewebeproben entnommen werden können, wie – je nach Größe der Prostata – notwendig sind. Mit der Biopsienadel wird die der Darmwand zugewandte äußere Zone der Prostata erreicht. Lokalisierte Tumoren finden sich am häufigsten hier; die schwer erreichbare vordere Zone ist nur selten betroffen. Die Trefferquote ist dank der neuen Technik weitaus höher als noch vor einigen Jahren.

In der Regel werden zwölf Proben nach einem vorgegebenen Raster entnommen, sodass man quasi eine „Landkarte" der Tumorausdehnung in der Prostata erhält. Auf diese Weise wird der Tumor mit ausreichender Wahrscheinlichkeit gefunden.

Die Entdeckungsrate liegt bei etwa 41 %; das entspricht der oben bereits erwähnten Tatsache, dass mehr als die Hälfte der Männer mit erhöhtem PSA keinen Prostatakrebs haben. Bei negativer Biopsie sollte der weitere Verlauf abgewartet und die Biopsie nach ca. drei Monaten wiederholt werden – mit dem Wissen, dass nicht jeder Tumor auf Anhieb getroffen wird.

Die sogenannte Saturationsbiopsie, bei der 30 und mehr Stanzzylinder entnommen werden, ist abzulehnen. Sie ist eine Unart, die für den Patienten nicht ungefährlich ist und den Pathologen mit unnötiger Arbeit überhäuft.

Die S3-Leitlinie gibt für den zunehmenden Einsatz der MRT bei der Biopsie mehrere Empfehlungen, so auch zur Erstbiopsie:

- Die in der Prostata-MRT beschriebenen Karzinom-suspekten Herde sollen gezielt biopsiert werden (Empfehlung 4.14).

Da die MRT in bis zu 20% der Fälle einen klinisch relevanten Tumor nicht erkennt,

- sollte zusätzlich zur MRT-gezielten Biopsie gleichzeitig eine systematische Biopsie erfolgen (Empfehlung 4.14)

- Eine MRT kann nach geltenden Qualitätsstandards in der Primärdiagnostik eingesetzt werden. Sie ist jedoch nicht Teil der Routinediagnostik." (Empfehlung 4.16)
- Nach negativer systematischer Biopsie sollte bei fortbestehendem Karzinom-Verdacht eine Bildgebung mittels MRT, den geltenden Qualitätsstandards entsprechend, erfolgen (Empfehlung 4.17).

Unerwünschte Nebenwirkungen der Biopsie. Auch wenn Komplikationen selten vorkommen, so besteht doch ein Infektionsrisiko, vor allem wenn die Biopsie durch den Enddarm erfolgt. Durch diesen „transrektalen" Eingriff können Darmbakterien in die Prostata und von dort vermehrt in die Blutbahn gelangen. Routinemäßig wird deshalb vorher ein Antibiotikum verabreicht. Leider werden aber die eingeschleppten Darmbakterien - wie viele andere Bakterien auch - zunehmend resistent gegen Antibiotika, sodass das am Tag der Biopsie gegebene Antibiotikum, üblicherweise ein Gyrasehemmer, unwirksam sein kann. Deshalb nehmen viele Urologen vorsorglich mindestens 24 Stunden vor dem Eingriff einen Abstrich aus dem Rektum, um die Resistenzlage der Keime zu prüfen. Die Häufigkeit der fieberhaften Ausbreitung von Bakterien in der Prostata (akute Prostatitis) oder in die Blutbahn (Sepsis) wird mit über 4 % angegeben. In solchen Fällen muss unverzüglich eine stationäre Behandlung mit intravenöser Gabe von Antibiotika eingeleitet werden. Aufgrund dieses Infektionsrisikos und wegen der besseren Erreichbarkeit der vorderen Drüsenanteile erwägt man nun andere Zugangswege unter Umgehung des Darms (transperineale Biopsie). Dieser Weg über den Damm ist mit einem geringeren Infektionsrisiko belastet und gilt als der Weg der Zukunft. Er erfordert jedoch ein Umdenken und eine erweiterte Geräteausstattung des Urologen.

Können bei der Biopsie Tumorzellen „verschleppt" werden? Das wurde bisher nicht bewiesen und wird vor allem von jenen Ärzten behauptet, die grundsätzlich jeden Eingriff ablehnen und dafür plädieren, den „Haustierkrebs" nicht zu stören. Die heutigen Spezialnadeln sind so dünn und werden so gezielt geführt, dass nur eine winzige Gewebemenge ausgestanzt und komplett im Hohlraum der Nadel aufgenommen wird. Sollte dennoch eine einzelne Tumorzelle verschleppt werden, ist es höchst unwahrscheinlich, dass sie in ihrer neuen Umgebung „aufgeht“ und sich vermehrt.

Harmlose Nebenwirkungen. Gelegentlich werden unmittelbar nach einer Biopsie Blutbeimengungen im Urin oder im Ejakulat, seltener ein Blutaustritt aus dem Darm beobachtet. Das ist kein Grund, sich zu beunruhigen oder zu ängstigen. Schwerwiegende Folgen sind selten zu befürchten. In der Regel verschwindet die Rotfärbung des Urins innerhalb weniger Tage von selbst, eine Behandlung ist nicht erforderlich. Ein blutiges Ejakulat kann demgegenüber mehrere Wochen lang beobachtet werden. Doch auch hier ist keine Behandlung nötig. Zu einem Blutaustritt aus dem Darm kommt es dann, wenn Hämorrhoiden verletzt werden. In Ausnahmefällen müssen solche Blutungen z. B. durch eine Tamponade gestillt werden.

Gelingt der Tumornachweis? Nicht jeder Krebs kann durch Biopsie nachgewiesen werden! Trotz Steuerung mit Ultraschall (und MRT), verbesserter Instrumente und verfeinerter systematischer Entnahmetechnik gibt die Biopsie nicht immer eine richtige bzw. eindeutige Antwort. In manchen Fällen wird der Tumor nicht getroffen. Zuweilen verfehlt die Nadel trotz der ausgeklügelten Entnahmetechnik den Tumor. Das kann passieren, wenn dieser nicht zu sehen ist, wenn es sich um einen kleinen Tumor in einer großen Prostata handelt oder wenn er an einer schwer zugänglichen Stelle (im vorderen Anteil der Prostata) liegt. Der Vergleich mit der Suche nach der Nadel im Heuhaufen ist angebracht. In bis zu 20 % der Fälle gelingt es trotz hochgradigen Tumorverdachts nicht, einen vorhandenen Krebs durch die erste Biopsie nachzuweisen; man spricht dann von einem „falsch negativen“ Ergebnis. In diesem Fall wird dann bei fortbestehendem Krebsverdacht die Biopsie wiederholt. Eile ist nicht geboten! Oft genügt es, den weiteren Verlauf abzuwarten und PSA zu kontrollieren.

Positive Biopsie. Eine Biopsie ist „positiv“, wenn der Pathologe bei der mikroskopischen Gewebeuntersuchung den vermuteten Krebs tatsächlich nachweist. Ist durch die Untersuchung des entnommenen

Gewebes keine eindeutige Diagnose bzw. Zuordnung des Malignitätsgrades möglich oder bestehen daran Zweifel, so ist es ratsam, sich um eine zweite Meinung bei einem Spezialisten, bei einem Uro-Pathologen, zu bemühen.

Gleason-Wert (Gleason-Score)

Ein positiver Biopsiebefund allein reicht nicht aus, um das weitere Vorgehen festzulegen. Entscheidend ist die Frage, wie bösartig der Krebs ist. Diese Frage kann der Pathologe anhand mehrerer Gewebeschnitte von der entnommenen Probe beantworten. Er erkennt, welche „Figur" der Krebs macht. Im Zweifelsfall wird er den Rat eines spezialisierten Kollegen einholen, denn die korrekte Beurteilung des Tumorgewebes beeinflusst die Therapieentscheidung erheblich.

1966 entwickelte der amerikanische Pathologe Donald F. Gleason ein nach ihm benanntes Grading-Schema, das auf Veränderungen der Gewebestruktur (der sogenannten Gewebe-Architektur) bei den ver-

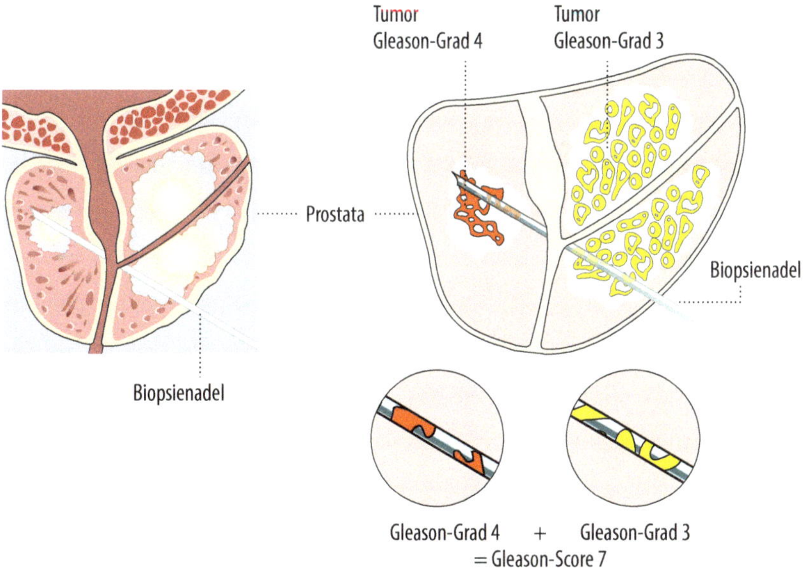

Abbildung 14. Beispiel für die Risikoabschätzung mithilfe des Gleason-Scores.

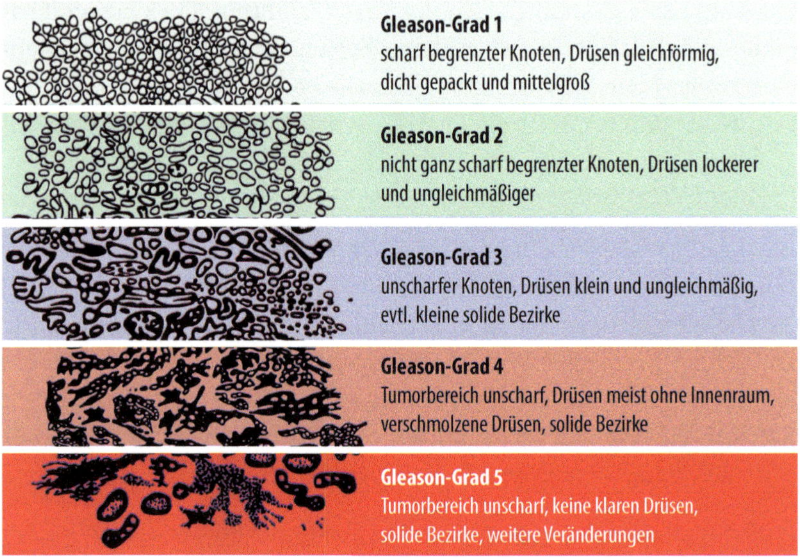

Abbildung 15. Wachstumsmuster des Prostatakarzinoms (Adenokarzinom) nach dem modifizierten Gleason-Grading von 2005 (nach Wikipedia).

schiedenen Tumorformen beruht und mit dem Grad der Bösartigkeit des Tumors korreliert. Fünf „Grade" (Muster 1 bis 5) beschreiben die Entwicklung von einer anfänglichen Ordnung hin zum morphologischen Chaos (siehe Abbildung 15). Grad 1 bezeichnet die am besten differenzierten Tumoren, deren Architektur dem normalen Gewebe ähnlich ist; Grad 5 steht für die am schlechtesten differenzierten, die so genannten entdifferenzierten Tumoren, bei denen das Drüsenarrangement weitgehend aufgelöst ist.

Der Gleason-Score hilft bei der Beurteilung der Aggressivität eines Prostatakrebses und spielt deshalb für Diagnostik und Therapie eine wichtige Rolle. Er wird stets aus der Summe zweier Gradeinteilungen gebildet und zwar wie folgt: Grad des am häufigsten vorkommenden („Haupt"-)Wachstumsmusters + Grad des am zweithäufigsten vorkommenden („Neben"-)Musters = Score. Je höher der Gleason-Score, desto schneller wachsend und aggressiver ist der Tumor; der Score 6 (3 + 3) bedeutet ein niedriges Risiko, alle Werte darüber signalisieren höheres bis hohes Risiko.

Die in Abbildung 15, Grad 1 abgebildeten Drüsen sind ein wohlgeordneter und kompakter Zellverband aus gleichförmigen, gut gegeneinander abgegrenzten Strukturen, die aufgelockert sein können (Grad 2). Es handelt sich um Normalbefunde. Bei Grad 3 sind die Drüsen ungleichmäßig und werden als Krebs angesehen, obwohl sie keine Neigung haben, in Blut- oder Lymphgefäße vorzudringen und zu streuen. Mit zunehmender „Entdifferenzierung" lockert sich der Zellverband auf und die Regelmäßigkeit geht nach und nach verloren. Grad 4 und 5 zeigen schließlich eine chaotisch anmutende Ansammlung von Formationen unterschiedlichster Form; der Tumor ist sehr schlecht differenziert und entzieht sich den natürlichen Kontrollmechanismen des Körpers. Das Ausmaß dieser Zellveränderungen, d. h. der Grad der Differenzierung, bestimmt, wie aggressiv ein Tumor ist – ob es sich also um einen „Haustier-" (Gleason 3) oder einen „Raubtierkrebs" (Gleason 4 und 5) handelt. Der Malignitätsgrad (Grad der Bösartigkeit; Klassifikation nach der International Society of Uropathology (ISUP) 2015) und das damit verbundene Progressionsrisiko sind in Tabelle 6 wiedergegeben. Entsprechend dieser Zuordnung spricht die WHO nur noch von Grad I bis V.

Tabelle 6. Wahrscheinlichkeit eines biochemischen Rezidivs (BCR) in Abhängigkeit vom Malignitätsgrad.

Wachstumsmuster	Gleason-Score	Malignitätsgrad	BCR (%)
3 + 3	6	1	4
4 + 4	7 a	2	12
2 + 3	7 b	3	37
4 + 4	8	4	52
5 + 5; 4 + 4; 5 + 4	10–9	5	74

Gut differenzierte, d. h. nicht aggressive Karzinome (Gleason-Grad 3 + 3) breiten sich nur langsam in der Prostata aus. Sie sind in erster Linie nur zu überwachen. Wird doch operiert, so ist keine Lymphknotenentfernung (Lymphadenektomie) erforderlich; wird bestrahlt, brauchen sie keine zusätzliche Hormonbehandlung. Die Therapie ist – falls überhaupt notwendig – in diesen Fällen immer erfolgreich, der Krebs gilt als heilbar.

Der aggressive Krebstyp (z. B. Gleason-Grad 4 + 5) wächst dagegen sehr rasch und dringt in die benachbarten Gewebe (Prostatakapsel, Samenblasen) vor. Durch das Eindringen in die Umgebung (infiltrierendes Wachstum) entsteht ein lokaler „Brandherd", der sich mit herkömmlichen Maßnahmen – Operation oder Bestrahlung – nur schwer „löschen" lässt. Zudem infiltrieren diese Tumoren sehr bald auch die Lymph- und Blutgefäße, sodass Krebszellen ausgeschwemmt werden, d. h. sie breiten sich zunächst in Lymphknoten bzw. Knochen aus, „streuen" also in entfernte Körperregionen und bilden Metastasen. Gelingt es nicht, den Krebs radikal zu vernichten, können auch lokale Rezidive auftreten, d. h. ein erneutes Krebswachstum am Ort des Ersttumors. Kurz gesagt: Dieser aggressive Krebs respektiert keine Organgrenzen. Zum Zeitpunkt der Diagnose oder Behandlung kann er schon gestreut haben, ohne dass dafür der Nachweis gelingt. Bei Patienten mit einem lokalen Rezidiv oder vorhandener Aussaat steigt der PSA-Wert nach der Intervention wieder an.

TNM-Klassifikation und Stadieneinteilung

Der diagnostische Weg beginnt mit der PSA-Messung im Blut und dem rektalen Abtasten der Prostata, setzt sich fort mit der Gewebeentnahme und führt schließlich zum Urteil des Pathologen über den Grad der Aggressivität. Im Anschluss daran gibt es eine gemeinsame „Lagebesprechung" von Patient und Urologe, an deren Ende ein „Lageplan" steht. Dabei wird die Frage, wie der Krebs zu behandeln ist, noch nicht gestellt, sondern zunächst wird geklärt, ob er überhaupt behandelt werden muss. Die oben genannten Befunde reichen aus, um mit ziemlicher Sicherheit vorherzusagen, ob der Tumor gefährlich werden kann oder nicht; sie liefern damit die wesentlichen Entscheidungshilfen für die weitere Vorgehensweise (siehe Kapitel „Therapieentscheidung"). Der Patient sollte diese Befunde schwarz auf weiß nach Hause tragen, um sie mit seinen Angehörigen oder in der Selbsthilfegruppe und auch mit anderen Ärzten (Zweitmeinung) zu besprechen.

In welchem Stadium der Krebserkrankung befinde ich mich?

„Das Ergebnis der feingeweblichen Untersuchung ist positiv, ich habe also Prostatakrebs. Was bedeutet das für mich? Welche Maßnahmen sind jetzt zu ergreifen? Kann ich geheilt werden? Kann alles so bleiben wie bisher, oder muss ich Einschränkungen in Kauf nehmen?" Das sind die Fragen und Probleme, die auf einen Mann einstürmen, wenn er die Diagnose „Prostatakrebs" erfährt. Als Erstes wird – vor allen anderen Fragen – zu klären sein, wie weit sich der Tumor bereits ausgebreitet hat. Grundlage der Stadienzuordnung ist die sogenannte TNM-Klassifikation.

TNM-Kategorien

Diese Klassifikation definiert die Kategorien, mit denen Primärtumor (T), Lymphknotenmetastasen (N) und Fernmetastasen (M) beschrieben werden.

Sie wird in regelmäßigen Abständen von der UICC (Union Internationale Contre le Cancer, französisch für „Internationale Union gegen den Krebs") überprüft und, wenn es aufgrund wissenschaftlicher Erkenntnisse erforderlich ist, neu festgelegt. Die neueste Überarbeitung der Klassifikation des Prostatakrebses stammt aus dem Jahr 2010.

Wie wird die Ausdehnung des Primärtumors erfasst?

T-Kategorie: Sie beschreibt die lokale Ausdehnung des Primärtumors (T) in der Prostata und reicht von T1 bis T4 (Tabelle 7 und Abbildung 16).

Der günstigste Fall liegt vor, wenn der Tumor nicht tastbar, d. h. zu klein ist, um vom Arzt bei der Tastuntersuchung gefühlt zu werden. Es ist ein Tumor der Kategorie 1. Wurde der Krebs durch Zufall bei einer transurethralen Resektion gefunden, richtet sich die Tumorkategorie nach der Menge von Krebszellen in dem entnommenen Prostatagewebe. Die transurethrale Resektion oder TUR ist ein operativer Eingriff, bei dem eine gutartig vergrößerte Prostata teilweise entfernt

Tabelle 7. Die T-Kategorien des Primärtumors.

T-Kategorie	Aussage
T1	Der Tumor ist nicht zu tasten und nicht sichtbar durch bildgebende Verfahren.
T1a	Der Tumor wurde zufällig in entferntem Gewebe gefunden und ist in weniger als 5 % des entfernten Gewebes nachweisbar.
T1b	Der Tumor wurde zufällig in entferntem Gewebe gefunden und ist in mehr als 5 % des entfernten Gewebes nachweisbar.
T1c	Der Tumor wurde durch eine Stanzbiopsie bei erhöhtem PSA nachgewiesen.
T2	Tumor ist auf die Prostata begrenzt.
T2a	Der Tumor nimmt weniger als die Hälfte eines Prostatalappens ein.
T2b	Der Tumor nimmt mehr als die Hälfte eines Prostatalappens ein.
T2c	Der Tumor ist in beide Prostatalappen eingewachsen.
T3	Der Tumor hat die Kapsel durchbrochen.
T3a	Der Tumor hat die Kapsel ein- oder beidseitig durchbrochen.
T3b	Der Tumor ist in die Samenblase eingewachsen.
T4	Der Tumor wächst in die umliegenden Organe (Blasenhals, Blasenschließmuskel, Enddarm, Beckenwand) ein.

wird. Das entnommene Prostatagewebe wird routinemäßig zur histologischen Untersuchung geschickt. Der Pathologe klassifiziert das entnommene Gewebe danach, wie viel Tumor im entfernten Gewebe vorhanden ist.

Größere Tumoren kann der tastende Finger des Arztes bei der rektalen Untersuchung entdecken. Knoten oder Verhärtungen in einem oder in beiden Lappen der Prostata, die zwar deren Oberfläche verändern, aber die Kapsel noch nicht durchbrochen haben, werden der Kategorie T2 zugeordnet. Neuerdings werden auch die Ergebnisse der Bildgebung zu Einteilung herangezogen. Je nach Größe und Ausdehnung des Knotens wird weiter unterteilt.

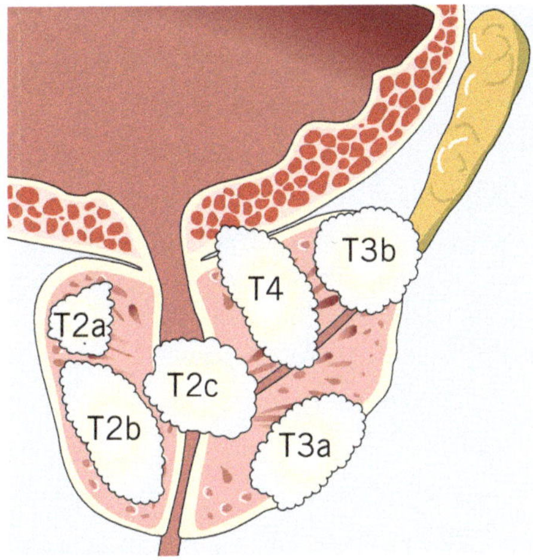

Abbildung 16. Die T-Kategorien des Primärtumors der Prostata.

In den Kategorie T3 und T4 hat der Krebs die Kapsel der Prostata durchbrochen (T3a) oder ist in benachbarte Organe eingewachsen (Tabelle 7).

Welche Untersuchungen eignen sich zur Bestimmung der T-Kategorie?

Die genaue Ausdehnung des Primärtumors wird erst durch die mikroskopische Untersuchung der operativ entfernten Prostata möglich (siehe Kapitel „Operation des Prostatakarzinoms"). Die durch den Pathologen festgestellte T-Kategorie wird dann mit pT angegeben, um sie von der klinisch ermittelten cT-Kategorie zu unterscheiden. Meistens ist der Tumor ausgedehnter als es der tastende Finger erfassen konnte. In der HAROW-Studie wurde die klinische T-Kategorie bei einem Viertel der Fälle vom Pathologen korrigiert.

Dass die Tastuntersuchung nur eine ungefähre Bestimmung der T-Kategorie erlaubt, ist leicht zu verstehen. Selbst dem geübten Arzt ist es nicht möglich, das Vorhandensein oder die tatsächliche Ausbreitung des Tumors von einem Lappen in den anderen bzw. bis zur Prostatakapsel oder darüber hinaus mit dem Finger festzustellen. Tastet der Urologe beispielsweise den Tumor in beiden Seitenlappen (Kategorie

T2c), dann findet der Pathologe mit dem Mikroskop häufig Krebszellen in der Kapsel und/oder den Samenblasen (pT3). Vorausgegangene Erkrankungen, Operationen und eine Tumorausbreitung in Areale, die dem Finger nicht zugänglich sind, schränken die Genauigkeit der Ergebnisse einer Tastuntersuchung zusätzlich ein. Mit folgenden Untersuchungen wird versucht, die T-Kategorie zu erfassen:

- klinisches Tasten
- bildgebende Verfahren
- Endoskopie, d.h. in besonderen Fällen der Organüberschreitung kann der Tumoreinbruch in die Harnröhre oder Blase sichtbar gemacht werden
- Biopsie
- biochemische Tests.

Die bildgebenden Verfahren sind schlechter als ihr Ruf, wenn es darum geht, die genaue Tumorausdehnung zu bestimmen. Einen Kapseldurchbruch, der nicht sehr ausgedehnt ist, und auch den Befall der Samenblasen können selbst erfahrene Ärzte nicht ausreichend sicher mithilfe des transrektalen Ultraschalls (TRUS) erkennen.

Dass die Computertomografie zur Festlegung der T-Kategorie ebenso wenig geeignet ist wie zur Erkennung des Prostatakrebses, haben verschiedene Ärzte unabhängig voneinander beschrieben.

Auch eine Kernspintomografie (Magnetresonanztomografie, MRT) empfiehlt die S3-Leitlinie nur unter bestimmten Bedingungen (s. o.).

Ob das MRT den Tumor einer T-Kategorie genau zuordnen kann, bleibt weiteren Untersuchungen vorbehalten. Wenn es jedoch um eine weit fortgeschrittene lokale Ausdehnung geht, dann ist diese Untersuchung gerechtfertigt.

Wie werden Lymphknotenmetastasen erfasst?

N-Kategorie: Sie gibt an, ob sich der Tumor bereits in die Lymphknoten (N steht für „nodes“, englisch für Knoten) im kleinen Becken ausgebreitet hat. Hat der Tumor die Prostatakapsel durchbrochen (Kategorie T3), dann sind die Lymphknoten die ersten Stationen der

Tumorausbreitung (Metastasierung), denn sie filtern die Zwischengewebsflüssigkeit, die aus der Prostata abfließt. In der TNM-Klassifikation unterscheidet man die Kategorien N0 („N-Null", gänzliches Fehlen von Metastasen) und N1 (Lymphknotenmetastasen in den Beckenlymphknoten) bzw. pN1 (das p steht für den histologischen Nachweis von Metastasen in den entnommenen Lymphknoten). Sind Lymphknoten außerhalb der unmittelbaren Abflusswege betroffen, wird von der M1a-Kategorie gesprochen.

Welche Untersuchungen kommen zum Nachweis von Lymphknotenmetastasen infrage?

Viele Patienten glauben, dass die Computertomografie (CT) bzw. die Magnetresonanztomografie (MRT) Gewissheit über mögliche Streuherde in die Lymphknoten geben können. Tatsächlich bilden diese Untersuchungen nur großvolumige Metastasen ab (Durchmesser größer als 2 cm). Kleinere Metastasen werden jedoch nicht gefunden, das Untersuchungsergebnis wäre in dem Fall falsch negativ. Außerdem werden nicht selten falsch positive Befunde erhoben – etwas erscheint als Metastase, ohne es zu sein. Aus gutem Grund werden CT und MRT deshalb in der S3-Leitlinie nur bei fortgeschrittenen bzw. aggressiven Tumoren empfohlen.

Die einzig zuverlässige Methode, den Krebsbefall von Lymphknoten festzustellen, ist deren operative Entnahme mit anschließender mikroskopischer Untersuchung. Besteht der Verdacht auf eine Metastasierung, werden zu Beginn der radikalen Prostatektomie auf der rechten und der linken Seite insgesamt ca. 12 bis 20 Lymphknoten entfernt. Dieses Vorgehen (die Lymphadenektomie, LND) ist nur bei einer höheren Wahrscheinlichkeit der Metastasierung gerechtfertigt. Ob die Entfernung positiver Lymphknoten heilsam ist, wird bezweifelt. Zumindest wird eine zusätzliche ergänzende Behandlung (Bestrahlung, Hormone) möglich. Bei gut differenzierten Tumoren ist die LND überflüssig, weil diese „Haustiere" nicht metastasieren. Sie verlängert unnötig die Operationsdauer und kann sogar zu einem unerwünschten Lymphfluss führen.

Arzt und Patient müssen sich bewusst sein, dass die LND „nur" eine diagnostische Maßnahme ist, um den Befall der Lymphknoten festzustellen und die pN-Kategorie festzulegen. Haben sich bereits Metastasen gebildet, verringert sich die Chance einer Heilung, es sei denn, die Ausbreitung des Tumors in die Lymphknoten ist sehr begrenzt.

Wie werden Fernmetastasen beschrieben und wie gefunden?

M-Kategorie: Sie gibt an (M steht für Metastasen), ob Tumorzellen auf dem Weg über das Blutgefäßsystem bereits andere Organe erreicht oder Lymphknoten außerhalb des direkten Abflussgebietes besetzt haben, d. h. ob Fernmetastasen bestehen. Die Kategorie M0 („M-Null") zeigt an, dass keine Metastasen weitab vom Primärtumor vorhanden sind; M1 bedeutet, dass es Metastasen in Organen oder entfernt liegenden Lymphknoten gibt. Beim Prostatakarzinom sind Metastasen vorwiegend im Knochen zu finden; nur in etwa 5 % der Fälle treten Lungenmetastasen auf.

Die notwendigen Untersuchungen: Um festzustellen, ob Fernmetastasen (M1) vorliegen, genügen für die Lymphknoten CT oder MRT des Beckens und die Knochenszintigrafie (siehe Kapitel „Bildgebende Verfahren"), da bei fast allen Patienten die Knochen – z. B. der Wirbelsäule, des Beckens u. a. – die am häufigsten auf den Blutweg betroffenen Organe sind. Bei dieser Untersuchung wird eine kleine Menge einer radioaktiven Substanz intravenös injiziert, die sich im Verlauf von zwei Stunden in den Knochen verteilt und nach und nach wieder ausgeschieden wird. Wird das Skelettsystem mit einer Kamera abgebildet, leuchten Regionen mit erhöhtem Stoffwechsel, in denen sich die Radioaktivität konzentriert (sogenannte „heiße Zonen"), schwarz oder rot auf, wie in Abbildung 17 dargestellt. Diese können – müssen aber nicht – Metastasen sein; auch Gelenke oder gelenknahe Regionen mit starkem Verschleiß, alte Knochenbrüche oder Entzündungen erscheinen als „heiße Zonen". Ein Szintigramm bildet also gewissermaßen den „Lebenslauf unserer Knochen" ab und gibt damit eine Fülle von Informationen, die nicht nur auf die Ausbreitung des Krebses hinweisen. Der szintigrafische Befund muss deshalb durch die Vorgeschichte des

Abbildung 17. Knochenszintigramm. Die schwarzen Flecken in den Rippen, der Wirbelsäule und dem Becken zeigen „heiße Zonen" (Metastasen) an.

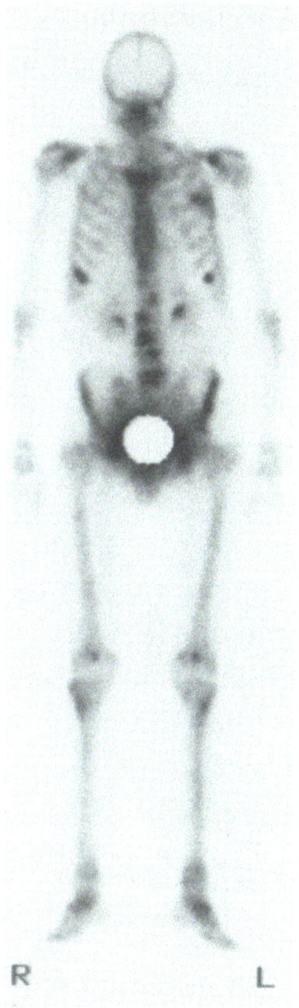

Patienten und durch die anschließende weiterführende Diagnostik (Röntgenaufnahme) abgeklärt werden.

Leider wird auch die Szintigrafie viel zu häufig angewendet. Erst bei PSA-Werten von deutlich über 10 ng/ml ist überhaupt mit Knochenmetastasen, d.h. mit einem positiven Befund zu rechnen.

Krankheitsstadium

Setzt man die drei Kategorien (T, N und M) zusammen (z.B. T2a N0 M0 oder pT4 pN1 M1), so beschreibt man damit das Krankheitsstadium. Grundsätzlich gilt: Je höher das Stadium, umso gefährlicher der Krebs. Bis jetzt wissen wir jedoch nicht, zu welchem Zeitpunkt der Krebs sein Verhalten ändert, die Prostatakapsel durchbricht und zu streuen beginnt. Aber selbst wenn sich ein Krebszellverband aus dem Primärtumor gelöst und an anderer Stelle des Körpers eingenistet hat (N1, M1), kann der Prostatakrebs noch monatelang oder sogar jahrelang unter Kontrolle gehalten, d.h. am weiteren Wachstum gehindert werden. Wenn auch in diesem Stadium eine Heilung nicht mehr möglich ist, so kann doch ein Leben mit dem Krebs weitgehend beschwerdefrei sein. Wir sprechen dann von einer Chronifizierung der Erkrankung (Siehe dazu Kapitel Watchful Waiting und Geriatrisches Assessment).

Abschätzung des individuellen Risikos

„Wie stehen meine Chancen?" werden Sie Ihren Arzt fragen und mit seiner Antwort eine Information darüber erwarten, wie lange Sie trotz der Krebsdiagnose noch möglichst unbeeinträchtigt leben können. Von einer „stummen" Progression sprechen wir, wenn der PSA-Wert nach einer Behandlung wieder ansteigt. Treten Tumorschmerzen z. B. in den Knochen auf, bedeutet das eine symptomatische Progression. Erst wenn diese Frage beantwortet ist, werden die Maßnahmen der Therapie und die sich ergebenden Einschränkungen der Lebensqualität zur Sprache kommen.

Der Arzt kennt neben Ihrem Alter und Ihrem Allgemeinzustand folgende Krebsdaten, um eine Antwort geben zu können:

- den PSA-Wert
- den Gleason-Score
- die T-Kategorie des Primärtumors

Mit diesen wenigen, aber wichtigen Daten kann er Ihr individuelles Risiko einer Progression, mit dem Sie bei Ihren weiteren Überlegungen rechnen müssen, ermitteln. An zahlreichen wissenschaftlichen Einrichtungen wird daran gearbeitet, auf der Grundlage von PSA-Wert, T-Kategorie und Biopsie-Ergebnis (Gleason-Score) das definitive Tumorstadium vorherzusagen.

Es gibt inzwischen mehr als 40 Tabellen, z. B. die Partin-Tabellen (mehr dazu siehe unten) und sogenannte „Nomogramme", d. h. grafische Darstellungen von Skalen zur Risikoermittlung, z. B. die Kattan-Nomogramme (mehr dazu siehe unten). Damit können Sie und Ihr Arzt Antworten auf unterschiedliche Fragen finden, z. B. auf die Fragen nach der Wahrscheinlichkeit von Tumorausdehnung, Krankheitsstadium oder Krankheitsverlauf. In Zukunft wird man aus einer Vielzahl medizinischer Daten durch computergestützte Risikoabschätzung, sogenannte neuronale Netzwerke, noch besser zwischen einem nur kontrollbedürftigen Krebs und einem behandlungsbedürftigen Krebs unterscheiden können.

Das individuelle Risiko Bereits die Ergebnisse der Biopsie erlauben eine qualitative Beurteilung des individuellen Risikos, wie die folgenden Beispiele verdeutlichen:

- Sind nur ein oder zwei von 12 entnommenen Gewebeproben positiv und sind die gefundenen Tumoranteile gut differenziert (Gleason-Score nicht über 6) und ist der PSA-Wert nur geringfügig erhöht, dann handelt es sich mit hoher Wahrscheinlichkeit um einen sogenannten „Haustierkrebs". In diesem Fall sind PSA-Kontrollen ausreichend (Aktive Überwachung). Wird aber eine Behandlung gewünscht, dann bieten sich die Seedimplantation oder eine fokale Behandlung an (siehe Kapitel „Formen der Strahlentherapie").
- Werden krebsbefallene Gewebeproben in nur einem der beiden Prostata-Seitenlappen nachgewiesen, dann kann bei einer Operation (radikale Prostatektomie) versucht werden, die Nervenbahnen der anderen Seite zu schonen, um so mit einer gewissen Wahrscheinlichkeit die Potenz zu erhalten.
- Sind einige Gewebeproben aus beiden Seitenlappen positiv, dann muss der Wunsch, die Nerven zu erhalten, hinter dem Bemühen, durch radikale Tumorbehandlung zu heilen, zurücktreten.
- Sind alle Gewebeproben positiv, dann weist dies auf eine erhebliche Ausdehnung des Tumors hin, der wahrscheinlich die Organgrenzen bereits überschritten hat. In diesem Fall müssen Beckenlymphknoten entnommen und feingeweblich untersucht werden, oder die Bestrahlung wird auf ein großes Beckenfeld ausgedehnt. Die Therapieentscheidung richtet sich nach dem Ergebnis dieser Untersuchung; eine Seedimplantation kommt nicht mehr in Betracht.

Als sehr brauchbar hat sich die schon 1998 von D'Amico vorgeschlagene Risikoklassifizierung für das lokal begrenzte Prostatakarzinom erwiesen, die allgemein angewandt wird. Sie bezieht die T-Kategorie der UICC ein und hat den Vorteil der einfachen Risikozuordnung.

Beim lokal begrenzten Prostatakarzinom unterscheidet D'Amico bezüglich der Gefahr einer Progression je nach T-Kategorie, PSA-Wert und Gleason-Score drei Risikogruppen (Tabelle 8).

Tabelle 8. Risikoklassifizierung des lokal begrenzten Prostatakarzinoms nach D'Amico.

Risikogruppen	Beschreibung
Niedriges Risiko	PSA ≤ 10 ng/ml und Gleason-Score 6 und cT-Kategorie < 2a
Intermediäres (mittleres) Risiko	PSA > 10–20 ng/ml oder Gleason-Score 7 oder cT-Kategorie 2b
Hohes Risiko	PSA > 20 ng/ml oder Gleason-Score ≥ 8 oder cT-Kategorie 2c

Partin-Tabellen: Risiko der Tumorausbreitung

Basierend auf der Auswertung der Befunde von mehr als 4000 Männern nach radikaler Prostatektomie entwickelten 2001 zwei Professoren der Johns Hopkins Universität in Baltimore, Alan W. Partin und Patrick C. Walsh, Tabellen, die eine Vorhersage des definitiven Tumorstadiums allein aufgrund der klinischen Untersuchungsergebnisse (das sind PSA-Wert, Tastbefund und Gleason-Score) erlauben. Damit wurde es möglich, die Therapie genau auf das im Einzelfall erreichte Stadium der Erkrankung abzustimmen. Der schwer zu beurteilende Gleason-Score 7 ist unterteilt in die Gruppen (3 + 4) und (4 + 3), angegeben ist jeweils der Grad der häufigsten und der zweithäufigsten Tumorzellen (mehr dazu siehe oben). Geben Sie sich also nicht mit einem Ergebnis „Gleason-Score 7" zufrieden, sondern fragen Sie nach beiden Werten.

Die PSA-Werte (in ng/ml) sind unterteilt und zusammengefasst in die fünf Gruppen:

- 0,0–2,5
- 2,6–4,0
- 4,1–6,0
- 6,1–10,0
- höher als 10

Für jede dieser PSA-Gruppen gibt es eine separate Tabelle (insgesamt also fünf Tabellen), in der die T-Kategorien (T1c, T2a, T2b, T2c) sowie die fünf Gruppen des Gleason-Scores (2–4; 5–6; 3 + 4 = 7; 4

+ 3 = 7; 8–10) einander zugeordnet sind. Als Beispiel ist die aktuelle Partin-Tabelle fur den PSA-Bereich 6,1–10 ng/ml wiedergegeben (Tabelle 9).

Die Prozentzahlen an den Schnittpunkten der Spalten und Zeilen zeigen die Wahrscheinlichkeit an, mit welcher anzunehmen ist, ob der Tumor auf das Organ begrenzt ist bzw. ob er die Kapsel bereits durchbrochen hat oder sogar schon in die Samenblasen oder in Lymphknoten eingedrungen ist. Die Partin-Tabellen hat jeder Urologe zur Hand und kann bei der Anwendung helfen.

Tabelle 9. Partin-Tabelle für PSA-Werte von 6,1 bis 10 ng/ml. Die Zahlen in den Spalten geben die Wahrscheinlichkeit in Prozent an, mit der das in Spalte 2 angegebene pathologische Stadium anzunehmen ist.

Klinisches Stadium	Pathologisches Stadium	Gleason-Score				
		2–4	5–6	3 + 4 = 7	4 + 3 = 7	8–10
T1c	organbeschränkt	87	75	54	43	37
	kapselüberschreitend	13	23	36	47	48
	Samenblasen +	–	2	8	8	13
	Lymphknoten +	–	0	2	2	3
T2a	organbeschränkt	76	58	35	25	21
	kapselüberschreitend	24	37	49	58	57
	Samenblasen +	–	4	13	11	17
	Lymphknoten +	–	1	3	5	5
T2b	organbeschränkt	69	49	26	19	15
	kapselüberschreitend	31	44	52	60	57
	Samenblasen +	–	5	16	13	19
	Lymphknoten +	–	2	6	8	8
T2c	organbeschränkt	67	46	24	16	13
	kapselüberschreitend	33	46	52	58	56
	Samenblasen +	–	5	13	11	16
	Lymphknoten +	–	3	10	13	13

Ein Beispiel zur Erläuterung der Tabelle: Das klinische Untersuchungsergebnis: rektale Untersuchung: kein Tumorverdacht; PSA 8,6 ng/ml; Biopsie: Gleason-Score 6. In diesem Fall handelt es sich also um einen „PSA-Krebs", die Tumorkategorie ist T1c.

In Tabelle 9 gehen Sie in der Spalte „Klinisches Stadium" nach unten zu T1c und von dort nach rechts zur Spalte „Gleason-Score 5–6". Darin ist die Wahrscheinlichkeit in Prozent angegeben, dass der Tumor sich in dem in Spalte 2 bezeichneten pathologischen Stadium befindet.

In diesem Beispiel heißt das: Der Tumor

- ist organbegrenzt – 75 % Wahrscheinlichkeit,
- hat die Kapsel durchbrochen – 23 % Wahrscheinlichkeit,
- hat die Samenblasen befallen – 2 % Wahrscheinlichkeit,
- hat die Lymphknoten befallen – 0 % Wahrscheinlichkeit.

Die Risikoabschätzung des Verlaufs: Kattan-Nomogramme

Die Arbeitsgruppe um Michael W. Kattan vom Memorial Sloan Kettering Cancer Center in New York hat mehrere Nomogramme – grafische Darstellungen von Skalen – entwickelt, mit deren Hilfe vorab (prätherapeutisch) abzuschätzen ist, wie hoch die Wahrscheinlichkeit einer fünf Jahre anhaltenden Progressionsfreiheit nach unterschiedlicher Behandlung sein wird. Weitere Nomogramme ermöglichen es, nach erfolgter Behandlung (posttherapeutisch) die Wahrscheinlichkeit einer Progressionsfreiheit abzuschätzen. Die Voraussagen fußen auf den Ergebnissen der Diagnostik und z. T. auf Angaben zur Vorbehandlung.

Diese Nomogramme ähneln einander stark; es ist wichtig, das richtige Nomogramm auszuwählen.

Ein Beispiel erläutert den Gebrauch des Kattan-Nomogramms: Wie wahrscheinlich ist es, dass nach perkutaner Strahlentherapie mindestens fünf Jahre lang kein Rezidiv auftritt (Abbildung 18)?

Die klinischen Befunde: PSA 9,5 ng/ml; T2b, Gleason-Score 8. Zusätzlich sind in diesem Nomogramm noch die geplante Strahlendosis (z. B.

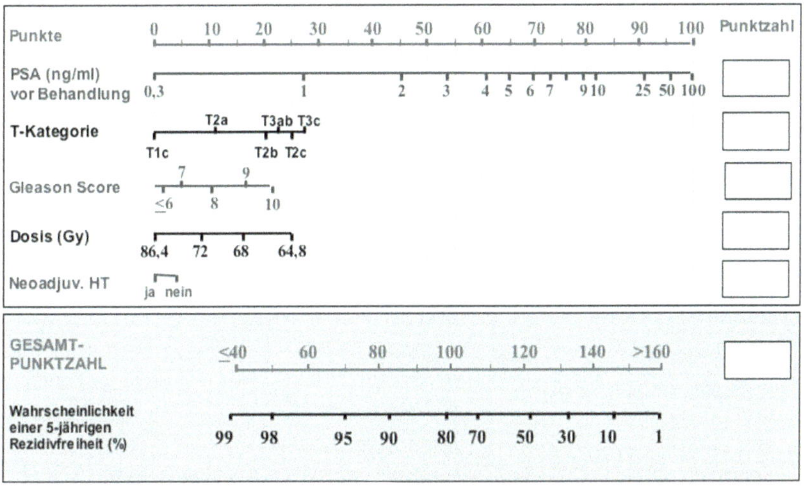

Abbildung 18. Kattan-Nomogramm zur Vorhersage eines fünfjährigen progressionsfreien Verlaufes nach dreidimensionaler konformaler Strahlentherapie.

75 Gy) und die vorausgehende (neoadjuvante) Hormonbehandlung mit „Ja" anzugeben. Sie finden für den PSA-Wert 9,5 ng/ml 81 Punkte; für T2b: 20 Punkte; für Gleason-Score 8: knapp 11 Punkte. Die Bestrahlungsdosis 75 Gy bringt 5 Punkte, die Hormonbehandlung 0 Punkte. Die Gesamtpunktzahl beläuft sich auf 117. Die Wahrscheinlichkeit, fünf Jahre lang rezidivfrei zu bleiben, beträgt in diesem Beispiel 60 %.

Inzwischen gibt es mehr als 40 sogenannte Nomogramme zur Risikoermittlung, mit deren Hilfe der Arzt Antworten auf unterschiedliche Fragen finden kann (Tumorausdehnung, Krankheitsstadium, Krankheitsverlauf). In Zukunft wird man aus einer Vielzahl medizinischer Daten durch computergestützte Risikoabschätzung, sogenannte neuronale Netze, noch besser zwischen nur kontrollbedürftigen Krebsbefunden und solchen, die einer Behandlung bedürfen, unterscheiden können.

Das Prostatakrebs-Kontinuum

Der Begriff Prostatakrebs-Kontinuum wurde geprägt, um dazustellen, dass Entwicklung und Verlauf einer Prostatakrebserkrankung als ein

Prozess gesehen werden müssen, der in den meisten Fällen langsam, aber stetig (kontinuierlich) abläuft. Das Prostatakarzinom entsteht nicht plötzlich, wie etwa eine Virusinfektion, sondern bildet sich - in kleinen Schritten - aus einer Krebszelle, die möglicherweise schon lange Zeit vorhanden, aber zunächst völlig inaktiv ist. Zu einem nicht bestimmbaren Zeitpunkt beginnt das Wachstum: Die erste Zelle teilt (verdoppelt) sich, aus einer werden zwei, aus zwei werden vier, die sich verdoppeln, und so geht es weiter. Wird der fortschreitende Prozess rechtzeitig erkannt, dann kann er in vielen Fällen unterbrochen werden. Heute weiß man, dass Prostatakarzinome unterschiedliche „Lebensläufe“ haben können.

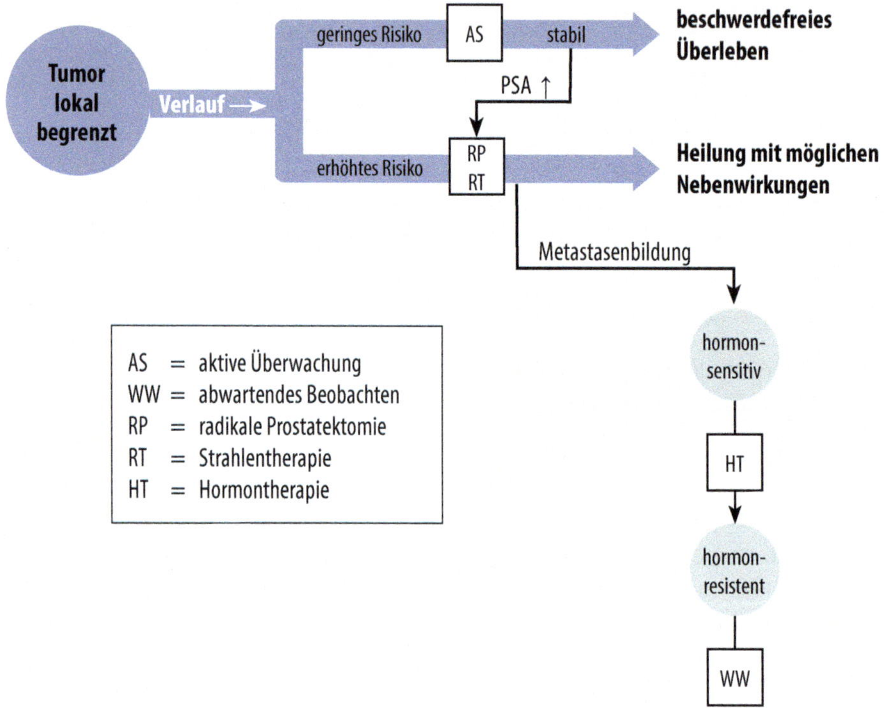

Abbildung 19. Unterschiedliche „Lebensläufe“ von Prostatakarzinomen und mögliche Interventionen.

Längst nicht alle entwickeln sich zu aggressiven Tumoren, viele bleiben auf Dauer unauffällig. Das bedeutet:

- Die Diagnose eines Prostatatumors ist nicht gleichbedeutend mit einem Todesurteil.
- Auch nach einer vermeintlichen Heilung des Primärtumors kommt es nicht selten zu einem erneuten Aufflackern der Erkrankung, zum Beispiel nach einer Operation durch verbliebene Tumorzellen, die außerhalb des Operationsgebietes lagen, oder nach Bestrahlungstherapie durch Reaktivierung von strahlungsgeschädigten, aber nicht vernichteten Tumorzellen. Dieses Fortschreiten der Tumorerkrankung gibt sich meist durch einen Wiederanstieg des PSA-Wertes zu erkennen. Am häufigsten tritt eine solche unerwünschte Progression im Verlauf der ersten drei Jahre nach Behandlung ein. In dieser Situation ist ein besonnenes Abwägen des neuerlichen Risikos und seiner möglichen Konsequenzen besser als blinder Aktionismus. Immerhin dauert es durchschnittlich acht Jahre, bis Metastasen nachweisbar werden bzw. zu Krankheitssymptomen (Beschwerden) führen.

Die einzelnen Stufen der Entwicklung des Prostatakarzinoms sowie mögliche diagnostische und therapeutische Maßnahmen sind in Abbildung 19 und auf der folgenden Seite nochmals dargestellt.

Was lernen wir aus diesem Kontinuum?

Der Prostatakrebs ist eine in der Regel langsam verlaufende Erkrankung. Lange Zeit ist er ein gemächlicher Begleiter, mit dem es sich – besonders im Alter – durchaus leben lässt. Ob und wann die Gefahr besteht, dass sich der Schwelbrand zu einem Flächenbrand oder sogar zu einem Feuersturm ausbreitet, hängt von verschiedenen Faktoren ab (u. a. vom PSA-Anfangswert, der PSA-Verdopplungszeit und dem Gleason-Score) und muss im Einzelfall mit dem Arzt analysiert und besprochen werden.

Prostatakrebs-Kontinuum

Entwicklungsschritte des Prostatakarzinoms und mögliche diagnostische oder therapeutische Maßnahmen:

1. PSA-Erhöhung durch andere Prostataerkrankungen. PSA ist ein Organmarker, kein Tumormarker.
2. Bei geringem Risiko und höherem Alter: Abwarten und Beobachten. Bei höherem Risiko: Operation oder Bestrahlung.
3. Nach kurativer Therapie kann es zu erneutem Anstieg von PSA kommen (PSA-Progression; lokales Rezidiv? Metastasen?).
4. Nach etwa acht Jahren lassen sich Metastasen mit bildgebenden Verfahren nachweisen oder verursachen klinische Symptome. Metastasen sprechen auf einen Hormonentzug an.
5. Nach circa zwei Jahren wird der Tumor hormonunempfindlich.
6. Im Rahmen der palliativ orientierten langfristigen Beobachtung (Watchful Waiting, WW) werden die Symptome des Tumors behandelt; auf Zweiterkrankungen (Herz-Kreislauf, Zweittumor) ist zu achten.

Kurz gesagt …

Früherkennung: Ein rechtzeitig erkannter Krebs ist heilbar, aber nicht jeder muss sofort behandelt werden. Das gilt speziell für Gleason-6-Tumoren, die in der Regel nicht metastasieren. Die digitale rektale Tastuntersuchung findet nur Tumoren, die größer als 1 cm im Durchmesser sind. Für das Wachstum des Krebses ist die individuell unterschiedliche Geschwindigkeit der Zellteilung entscheidend. Maß dafür ist die PSA-Verdoppelungszeit.

Diagnostik: Hat der PSA-Test einen Verdacht auf Prostatakrebs ergeben, ist zunächst zu überlegen, ob aufgrund des Alters und anderer Lebensumstände die definitive Diagnose notwendig ist. Diese beginnt mit einer Prostatabiopsie, um die Ausdehnung des Tumors in der Prostata und dessen Grad der Bösartigkeit festzustellen. Das Maß dafür ist der Gleason-Score. Tastbefund und Ultraschalluntersuchung der Prostata geben Aufschluss darüber, ob der Krebs die Prostatakapsel bereits durchbrochen hat.

Die Ausdehnung des Tumors wird nach der TNM-Klassifikation angegeben. T1 und T2 bezeichnen Tumoren, die noch in der Kapsel wachsen. Die Kategorien T3 oder T4 beschreiben Tumoren, die die Kapsel bereits durchbrochen haben. Lymphknotenmetastasen werden durch die N-Kategorie, Metastasen in entfernten Körperteilen oder Organen, zumeist in den Knochen, durch die M-Kategorie erfasst.

Lymphknotenmetastasen sind nur durch die operative Entnahme einiger Lymphknoten im Becken sicher festzustellen, Knochenmetastasen können in einem Szintigramm sichtbar gemacht werden.

Abschätzen des individuellen Risikos: Allgemein gebräuchlich ist die Einteilung nach D'Amico. Er beschreibt das Risiko, das beim lokal begrenzten Prostatakarzinom zu einer Progression führt, in Abhängigkeit vom PSA-Wert, dem Gleason-Score und der cT-Kategorie (Tabelle 9).

Eine Reihe von Tabellen und sogenannten Nomogrammen erlauben eine Abschätzung des tatsächlichen Tumorstadiums (Partin-Tabellen) bzw. der Progressionswahrscheinlichkeit (Kattan-Nomogramme).

1 Adaptiert von Wittekind, C. & Meyer, H-J. (2010). TNM: Klassifikation maligner Tumoren. Wiley-VCH Verlag, 7. Auflage

Bildgebende Verfahren

Thomas A. Vögeli

Wissenschaftliche Beurteilung der Bildgebung

Viele Leute glauben, dass es mit den modernen Verfahren der Bildgebung gelingt, absolute Gewissheit über das Vorliegen oder die Ausbreitung einer Krebserkrankung zu erhalten. Leider trifft das nicht zu. Es ist zum Teil außerordentlich schwierig, die Verlässlichkeit (Wertigkeit) einer Methode für eine bestimmte Frage festzustellen. In Bezug auf die bildgebenden Verfahren kann diese Beurteilung auf verschiedene Art und Weise vorgenommen werden:

Normalerweise lässt man die Bilder/Befunde von einem, besser noch von zwei Radiologen dokumentieren und überprüfen, ohne dass der eine den Befund des anderen Radiologen kennt. Erstaunlicherweise wird man schon hier Unterschiede in der Beurteilung finden, welche wissenschaftlich als „Interobserver"-Diskrepanz bezeichnet wird, was nichts anderes heißt, als dass zwei Ärzte zu einem Befund eine unterschiedliche Meinung haben.

Den sichersten Nachweis der Wertigkeit eines radiologischen Befundes liefern die Gewebeprobe und die abschließende Beurteilung durch den Pathologen. Während dies bei der Prostata nach einer radikalen Prostatektomie oder bei Lymphknoten nach einer Entfernung derselben durchaus möglich ist, gibt es für andere Situationen (z. B. bei Knochenmetastasen) nur den indirekten Nachweis. Doch selbst bei der Prostata ist das Nachweisverfahren dazu schon außerordentlich aufwendig. Der Pathologe muss sogenannte Großflächenschnitte durch die Prostata legen und dann aus diesen ein dreidimensionales Bild rekonstruieren. Damit lässt sich bei der Prostata dann allerdings eine sehr genaue räumliche Zuordnung darstellen, sodass die Treffsicherheit eines bildgebenden Verfahrens histologisch überprüft werden kann.

Grundsätzlich gilt, dass in manchen Fällen das bildgebende Verfahren einen Tumor nachzuweisen scheint, der sich dann am Präparat nicht bestätigen lässt. Diesen Befund nennt man in der Wissenschaft „**falsch positiv**“, während der fehlende Nachweis eines vorhandenen Krebsbefundes als „**falsch negativ**“ bezeichnet wird – beide Fehler sind zum Nachteil des Patienten: Bei „falsch positiv“ wird Krebs festgestellt, der gar nicht da ist, bei „falsch negativ“ wird Gesundheit attestiert, obwohl Krebs vorliegt.

Besonders schwierig ist die Treffsicherheit eines bildgebenden Verfahrens am Knochen zu eruieren, da man hier die fraglichen Veränderungen nur ausnahmsweise biopsieren und dann untersuchen kann. Insofern ist man auf indirekte Beweise wie z. B. die Veränderung einer Läsion in einem bestimmten Zeitraum ohne direkte Gewebeuntersuchung angewiesen. Dies macht die exakte Beurteilung von Methoden zum Nachweis von Knochenmetastasen problematisch.

Gleiches gilt für die Suche nach einem Rezidiv des Prostatakarzinoms nach Operation oder Bestrahlung. Meist ist der zunächst einzig vorliegende Befund ein Anstieg des PSA-Wertes. Wollte man die Wertigkeit eines bildgebenden Verfahrens nun exakt evaluieren, müsste man

- den gesamten Körper dem bildgebenden Verfahren aussetzen und
- von allen dann sichtbaren verdächtigen Läsionen eine Gewebeprobe nehmen und vom Pathologen untersuchen lassen.

Da dies meist nicht geht, sind Methoden zum Nachweis eines Rezidivs häufig schwierig einzuordnen.

Apparative Untersuchungsverfahren und ihre Technik

Ultraschall und transrektaler Ultraschall

Ultraschall ist der Schall mit Frequenzen oberhalb der Hörfrequenz des Menschen. Für Ultraschalluntersuchungen werden Frequenzen ab circa 16 kHz verwendet. In Gasen, Flüssigkeiten und festen Stoffen breitet sich Ultraschall sowohl in Längs- als auch in Querrichtung aus. An Hindernissen wird Ultraschall entsprechend der Materie des Hindernisses in unterschiedlichem Ausmaß reflektiert oder absorbiert und der Rücklauf der Wellen über einen Empfänger zu einem Bild verarbeitet.

Ultraschall ist sehr gut im Aufspüren von Flüssigkeiten und eignet sich daher z. B. zur Bestimmung der Blasenfüllung oder des Restharns nach dem Urinieren. Bei der Beurteilung der Gewebedichte ist die Fähigkeit des Ultraschalls zum Nachweis kleinerer Veränderungen jedoch limitiert.

Die Prostata lässt sich mit herkömmlichen Schallköpfen vom Abdomen, d. h. von der Bauchseite aus nicht beurteilen, sodass man hier den Weg über eine transrektale (durch den After) oder perineale, d. h. am Damm ansetzende Schallsonde benutzt.

Weil die Ultraschallwellen von unterschiedlich dichten Gewebearten unterschiedlich stark reflektiert bzw. absorbiert werden, erscheint auf dem Bildschirm ein Bild mit unterschiedlichen grauen und weißen Schattierungen, die vom Arzt interpretiert werden müssen und meist nur während der Untersuchung, d. h. am dynamischen Bild, beurteilt werden können. Die Ultraschalluntersuchung ist daher stark von der Erfahrung des Untersuchers abhängig. Für die Darstellung spielt die Dichte des Objektes eine wesentliche Rolle. Ist das Gewebe sehr dicht, reflektiert es den Ultraschall stark, d.h. es wird im Bild weiß dargestellt, während weniger dichte Areale schwarz erscheinen.

Während die Größenausdehnung und die Kontur der Prostata mit dem transrektalen Ultraschall sehr gut wiedergegeben werden können, sind die typischen Gewebeveränderungen eines Karzinoms nur schwer wahrzunehmen. Ein nicht tastbarer Tumor in der Prostata ist mit dem Ultraschall in Studien nur in bis zu einem Drittel der Fälle nachweisbar. Findet man einen Tumor, so ist dieser an einer unregelmäßigen Ausdehnung sowie einer zumeist echoarmen, d. h. dunklen, oder auch echoreichen (hellen) Darstellung zu erkennen. Aber es gibt auch echogleiche Tumoren, die nicht zu erkennen sind. Der transrektale Ultraschall ist daher keine geeignete Methode, Prostatakarzinome im Frühstadium zu erkennen (die gesetzlichen Krankenkassen übernehmen die Kosten dafür nicht).

Bei der Biopsie wird der transrektale Ultraschall lediglich dazu benützt, die Zielrichtung der Biopsie und die Prostata darzustellen und um möglichst nicht über den Rand hinaus zu stechen. Die Annahme, dass die transrektale Ultraschalltechnik bei der Biopsie genutzt wird, um das Karzinom zu treffen oder nachzuweisen, trifft nicht zu.

Histoscanning

Die Histoscanning-Technik ist ein modifiziertes Ultraschallverfahren zum Aufspüren von Karzinomen innerhalb der Prostata. Das normale Signal, welches über den transrektalen Ultraschallkopf aufgenommen wird, wird im Computer nach bestimmten Parametern im Hinblick auf eine Gewebeveränderung durchsucht und die so identifizierten Areale werden dann für den Untersucher farbig markiert. Zum Histoscanning liegt eine Reihe von Untersuchungen vor, die sehr unterschiedliche Ergebnisse zeigen. Sicher ist, dass Läsionen unter einem Volumen von 0,5 cm³ sehr schlecht entdeckt werden können.

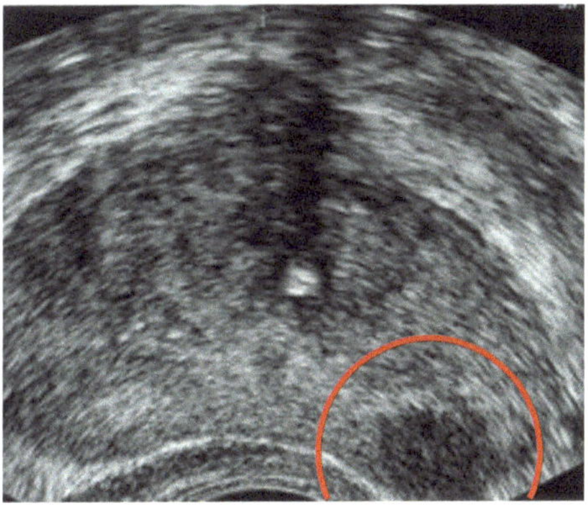

Abbildung 20. Bild einer transrektalen Ultraschalluntersuchung: Unscharf begrenzte echoarme Raumforderung, die einem kapselnahen Prostatakarzinom entspricht. Der weiße Knopf in der Mitte zeigt die echodichte Harnröhre in der Prostata.

Die Martini-Klinik in Hamburg publizierte im November 2013 eine Studie, in der bei 148 Patienten mit nachgewiesenem Prostatakarzinom das Histoscanning vor der radikalen Prostatektomie eingesetzt wurde, um das Volumen des Tumors zu bestimmen. Die dort gefundenen Untersuchungsergebnisse wurden dann mit den endgültigen Befunden am

Präparat überprüft. In dieser Arbeit konnte keine Übereinstimmung zwischen dem im Histoscanning gemessenen Volumen und dem Volumen im endgültigen Präparat gefunden werden. Insgesamt sind die Daten sehr verwirrend.

Histoscanning wird weder in der S3-Leitlinie für die Primärdiagnostik noch zur Biopsie eines Prostatakarzinoms empfohlen. Die Krankenkassen bezahlen dieses Verfahren nicht. Zurzeit wird eine multizentrische Studie durchgeführt (Picture-Studie), in der Histoscanning mit einer vom Damm aus durchgeführten ultraschallgesteuerten, ungezielten Mehrfachbiopsie und einer MRT-gestützten Biopsie verglichen wird. Die Ergebnisse dieser Studie liegen zwar für das MRT vor, Daten zu Histoscanning wurden bisher nicht publiziert.

Elastografie

Die Elastografie wurde in den 1990er-Jahren entwickelt. Sie nutzt die unterschiedliche Dichte und Elastizität von Normalgewebe und von durch Krebs verändertem Gewebe aus.

Bei dieser Untersuchung, die einer normalen Ultraschalluntersuchung über den Darm sehr ähnelt, übt der Untersucher in stufenweisen Abständen mit dem Schallkopf Druck auf das Organ aus. Die durch Dichteunterschiede entstehenden Verschiebungen zwischen den einzelnen Bildern werden von einem Computer ausgewertet und dann in unterschiedlichen Farben dargestellt. Initiale Studien zeigten, dass eine Biopsie, welche sich an der Elastografie orientiert, den Tumor öfter nachweist, als dies bei gewöhnlichem Ultraschall der Fall ist. Eine 2014 veröffentlichte, umfassende Zwischenanalyse zur Elastografie identifizierte sieben hochwertige Studien mit insgesamt 508 Patienten. In diesen Studien waren alle Ergebnisse mit den Befunden nach radikaler Prostatektomie überprüft worden. Die Autoren kommen zu dem Schluss, dass die Elastografie eine höhere Wahrscheinlichkeit hat, Prostatakarzinome zu entdecken als der konventionelle Ultraschall (TRUS); dies ist abhängig von der Größe des Tumorareals. Bei einer Größe von 5 mm wird nur jeder zehnte Tumor erkannt, während diese Rate bei einem Durchmesser von 20 mm auf fast Dreiviertel ansteigt.

Zusätzlich ist die Nachweisrate höher, wenn der Tumor in der äußeren Zone liegt verglichen mit der inneren Zone der Prostata.

Die Elastografie wird nicht von den Krankenkassen bezahlt und auch in der Leitlinie bisher nicht empfohlen.

Knochenszintigrafie

Die Skelettszintigrafie oder auch Knochenszintigrafie ist ein bildgebendes Verfahren, welches unter Einsatz von radioaktiven Stoffen dem Nachweis von Knochenanteilen dient, die einen erhöhten Stoffwechsel aufweisen.

Bereiche mit einem hohen Knochenstoffwechsel sind typischerweise Knochenmetastasen, können aber auch Heilungsprozesse nach Brüchen oder Entzündungen sein. Auch Abnutzungszonen der Knochen wie z. B. Arthrosen an den Gelenken gehen oft mit einer Umgebungsreaktion, die mit einem erhöhten Knochenstoffwechsel verbunden ist, einher.

In der Regel wird die Knochenszintigrafie heute mit markiertem Technetium durchgeführt. Hierzu wird zu Beginn der Untersuchung die leicht radioaktive Substanz als Bolus injiziert, dann werden in der Folge Aufnahmen des ganzen Körpers gemacht. Nach einer Wartezeit von zwei bis drei Stunden werden noch sogenannte Speicheraufnahmen angefertigt, meist in zwei Positionen, von vorne und von hinten. Die erste Phase, in der sich das Radiopharmakon an Strukturen des Knochens in Abhängigkeit von der lokalen Durchblutung anlagert, erlaubt eine Beurteilung der Knochendurchblutung. In den späten Phasen (sogenannte Speicheraufnahmen) wird der Knochenstoffwechsel selbst dargestellt, unabhängig von der lokalen Durchblutung.

Die Knochenszintigrafie ist eine weit verbreitete Untersuchungsmethode, um Knochenmetastasen zu suchen; die Radioaktivität der verwendeten Substanzen ist gering, sodass sie zu keiner Schädigung führt. Laut Leitlinien sollte eine Knochenszintigraphie nur bei einem PSA über 20 durchgeführt werden, da die Trefferquote ansonsten zu gering ist.

Computertomografie (CT)

Die Computertomografie ist ein rechnergestütztes bildgebendes Verfahren mit einer Strahlenbelastung, da es sich grundsätzlich um Röntgenstrahlen handelt, die lediglich digital weiterverarbeitet werden. Durch eine rotierende Kamera und einen ebenfalls rotierenden Aufnahmedetektor entstehen eine Vielzahl von Bildern, die aus verschiedenen Richtungen aufgenommen wurden, sogenannte Schnittbilder; diese werden dann in einem Computer wieder zu einem dreidimensionalen Bild zusammengesetzt. Alle heutigen CT-Geräte arbeiten in einem sogenannten Spiralmodus, bei dem ein Patient mit einer konstanten Geschwindigkeit entlang seiner Körperachse durch die Strahlenebene bewegt wird, während die Strahlenquellen mit einer konstanten Winkelgeschwindigkeit um ihn herum rotieren. Hierbei gibt es verschiedene Qualitätsmerkmale, die durch die Anzahl der verwendeten sogenannten Axialebenen wiedergegeben werden. Diese Axialebenen reichen von 2 bis 320 sogenannten Zeilen. Die Vorteile dieser sogenannten Mehrzeiler liegen in einer reduzierten Untersuchungszeit, einer Verringerung der Schichtdicke und der Möglichkeit, von Gebieten und Organen sogenannte Volumenbilder herzustellen.

Meistens unterteilt sich die CT-Untersuchung in eine Phase ohne Kontrastmittel (nativ) und in daran anschließende Phasen mit Kontrastmittel, wobei hier zwischen venösen und arteriellen Phasen unterschieden wird. Die Verwendung des Kontrastmittels macht eine Laborchemische Überprüfung der Schilddrüsen- und Nierenfunktion erforderlich.

Magnetresonanztomografie (MRT)

Die Magnetresonanztomografie oder Kernspintomografie ist ein bildgebendes Verfahren, welches wie das CT Schnittbilder des menschlichen Körpers erzeugt. Sie hat keinerlei Strahlenbelastung, weil mittels starker wechselnder Magnetfelder Wasserstoffkerne und Protonen im Körper resonant angeregt werden, wobei diese dann selber beginnen zu „strahlen“ bzw. ein Signal abzugeben. Diese Resonanz wird dann aufgenommen und bildtechnisch verarbeitet. Es gibt eine ganze Reihe von technischen Varianten der MRT-Untersuchungen, die hier nur aufgezählt werden sollen:

- Echtzeit-MRT
- Magnetresonanzangiografie
- funktionelle Magnetresonanztomografie
- Perfusionsmagnetresonanztomografie
- Diffusionsmagnetresonanztomografie (DW)
- dynamische kontrastmittelbasierte MRT (DCE)
- Magnetresonanzspektroskopie (MRS)

Üblicherweise werden Magnetresonanztomografen nach ihrer Magnetfeldstärke klassifiziert. Die heutigen Geräte haben eine Stärke von 1,5–3 Tesla. Es gibt allerdings einen Trend zu höheren Feldstärken, die tiefgekühlte supraleitende Magnete erfordern.

Die Untersuchungsdauer beträgt in der Regel 20–30 Minuten, es wird dabei ein spezielles MRT-Kontrastmittels (Gadolinium) verwendet. Voraussetzung für eine gute MRT-Bildgebung ist der ruhig liegende Patient. Bei einer Einschränkung der Nierenfunktion kann ein MRT nicht durchgeführt werden. Das Vorhandensein von magnetisch reagierenden Metallen im Körper z.B. Tätowierungen mit Metallbestandteilen lassen eine solche Untersuchung nicht zu, da es zu erheblichen Verletzungen kommen kann.

Positronenemissionstomografie (PET oder PET-CT)

Die PET-Untersuchung beruht darauf, dass sich an bestimmten Stellen im Körper gewisse Radionuklide stoffwechselbedingt anreichern und dort eine radioaktive Strahlung (Betazerfall) mithilfe einer Kamera sichtbar wird. Dies wird dann mit einem Schnittbildverfahren, meist einem CT, kombiniert, sodass eine genaue räumliche Zuordnung des strahlenden Bereiches möglich wird (Abbildung 21). Mit dieser sehr aufwendigen Methode können u. a. Lymphknotenmetastasen sichtbar gemacht werden. Die Spezifität ist jedoch gering, was bedeutet, das auch ganz andere Veränderungen sichtbar werden und fälschlich als Metastasen angesehen werden können. Wir haben also das Problem

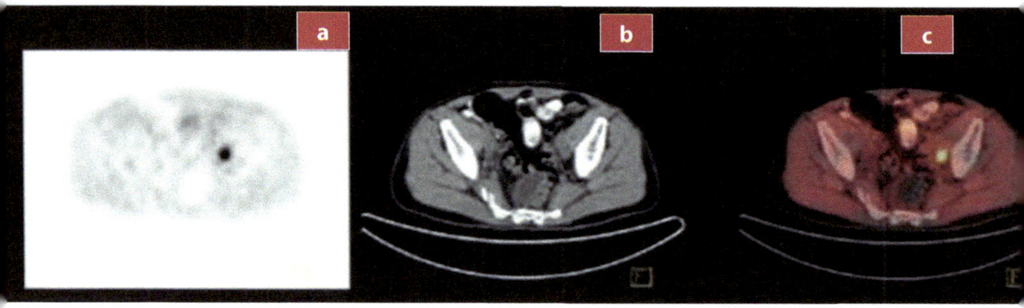

Abbildung 21. a) Befund nach Applikation des Tracers Cholin mit punktueller Anreicherung (Schwarzfärbung im Szintigramm). b) Becken-CT, Kontrastmittel in einigen Darmschlingen. Metastasen sind nicht zu erkennen. c) Nach Fusion von a) und b) Nachweis einer Aktivitätsanreicherung in einem Beckenlymphknoten.

Die Operation wies drei weitere Metastasen in den Lymphknoten des kleinen Beckens nach, die nicht zur Darstellung gelangen.

von „falsch positiven" oder „Über-Diagnosen", die womöglich zu unnötigen Behandlungen führen.

Dem Patienten wird zu Beginn der Untersuchung eine radioaktive Substanz (Radiopharmakon) durch Injektion verabreicht. Die auftretende Strahlung wird dann durch ringförmig um den Patienten angeordnete Detektoren wieder aufgefangen und auf den Bildern eines CT so fusioniert, dass sich eine räumliche Zuordnung treffen lässt. Es gibt eine ganze Reihe von Radionukliden, die in einer PET-Untersuchung Verwendung finden, das häufigste ist das Cholin oder das 18F-FDG, wobei Letzteres beim Prostatakarzinom eine schlechtere Empfindlichkeit aufweist. Daneben gibt es jedoch noch eine ganze Reihe anderer Nuklide. Die Strahlenexposition einer reinen PET-Untersuchung bei einem Cholin-PET liegt bei etwa 5–7 mSv (Millisievert), das entspricht der doppelten Jahresstrahlenexposition eines Schweizers.

Die neueste Entwicklung ist die Gallium-PET. Hier ist das Radionuklid an einen Antikörper gegen das auf Prostatakarzinomzellen befindliche Membranantigen gekoppelt und daher vom Stoffwechsel des Tumors unabhängig. Systematische wissenschaftliche Untersuchungen zur Exaktheit der Methode stehen gegenwärtig aber noch aus. Die benötigten

Radionuklide müssen „frisch“ hergestellt werden, da sie keine lange Halbwertszeit bis zum endgültigen Zerfall aufweisen. Meist sind die Strahler Produkte aus einem Atomreaktor, welcher anderen Zwecken dient.

Rechnet man dann noch die Strahlenbelastung durch das CT hinzu, dann wird klar, dass die Indikation zu dieser Untersuchung sehr gut begründet werden muss. Das PET gehört zu den teuersten bildgebenden Verfahren überhaupt. Die Krankenkassen übernehmen die Kosten in der Regel nicht.

Klinische Bedeutung der bildgebenden Verfahren

Lymphknotendiagnostik im kleinen Becken vor einer Therapie

In vielen Fällen kann es zum Zeitpunkt der Therapieentscheidung wichtig sein, über den Tumorbefall von Lymphknoten im kleinen Becken Bescheid zu wissen. Daher wurden CT, MRT und PET-CT auch im Hinblick auf ihre Wertigkeit bei der Lymphknotendiagnostik untersucht. Dies ist hierbei gut möglich, da durch eine anschließende Lymphknotenentfernung und Aufarbeitung der Präparate durch den Pathologen die Treffsicherheit der einzelnen Verfahren genau bestimmt werden kann. Die Empfindlichkeit aller drei Verfahren ist mit etwas über 50 % unzureichend, sodass auf die Untersuchung der Lymphknoten durch bildgebende Verfahren beim Prostatakarzinom kein Verlass ist. Dies gilt bisher auch für PET-CT, für die in der letzten Zeit bessere Ergebnisse versprochen, jedoch nicht bewiesen wurden.

Was sagen die Leitlinien zur Bildgebung vor einer geplanten Operation oder Bestrahlung?

Die zuletzt erstellten Leitlinien von 2018 differenzieren bei der Empfehlung für die Durchführung weiterer bildgebender Diagnostik beim lokal begrenzten Prostatakarzinom zwischen den Risikogruppen niedrig, mittel (intermediär) und hoch (Tabelle 10).

Tabelle 10. Risikogruppen des lokal begrenzten Prostatakarzinoms nach D'Amico.

Risiko	PSA (ng/ml)	und/oder	Gleason-Score	und/oder	cT*
Niedrig	≤ 10	und	≤ 6	und	≤ 2a
Mittel	>10–≤ 20	oder	7	oder	2b
Hoch	> 20	oder	≥ 8	oder	≥ 2c

*cT = klinische Tumorkategorie

Bei niedrigem sowie intermediärem Risiko empfiehlt die Leitlinie, auf bildgebende Verfahren zur Stadienfestlegung zu verzichten. Lediglich bei Patienten mit histologisch gesichertem Prostatakarzinom, einem PSA-Wert von über 10, einem Gleason-Score von ≥ 8 oder einer klinischen Tumorkategorie T3/4 soll eine Skelettszintigrafie durchgeführt werden. Gleiches gilt für MRT oder CT der Beckenorgane.

Prostatakarzinom und MRT

Wer über die Suchanfrage „Bildgebung beim Prostatakarzinom" im Internet recherchiert, trifft unweigerlich auf Werbetexte und Bilder, die den Einsatz der MRT beim Prostatakrebs anpreisen. Die in der Radiologie heute verwendeten Geräte haben sich in den letzten Jahren deutlich verbessert, sodass der früher geforderte Einsatz einer zusätzlichen Spule im After nicht nötig ist. Mit den geforderten Hochfeldtechniken von drei Tesla und den genannten verschiedenen Untersuchungsverfahren wie der dynamisch kontrastverstärkten MRT und der diffusionsgewichteten MRT sowie der Magnetresonanzspektroskopie wurden neue Möglichkeiten für die Karzinomdetektion untersucht. Die MRT findet Einsatz für drei wesentliche Gebiete beim Prostatakarzinom.

- Die Beurteilung der lokalen Situation vor einer Operation.
- Die MRT-gesteuerte oder zumindest -unterstützte Biopsie.
- Zur Beurteilung, ob überhaupt ein behandlungsbedürftiges Prostatakarzinom vorliegt oder nicht.

Obwohl sehr viel über die MRT und das Prostatakarzinom publiziert wurde (fast 4000 Einträge in der amerikanischen PubMed-Datei) ist der Stellenwert dieser Untersuchung bei vielen Fragestellungen bislang noch unklar.

Lokalisation und Ausdehnung des Karzinoms

In einer Arbeit, in der man die Lokalisation mithilfe der Multiparameter-MRT (mpMRT) mit den Befunden auf Großflächenschnitten verglich, wurden im Jahr 2012 das T2-gewichtete Bild, das dynamisch kontrastmittelverstärkte Bild sowie das diffusionsgewichtete MRT-Bild gegenübergestellt. Die Übereinstimmung betrug für T2 31 %, für das dynamische Kontrastmittel-MRT 27 % und für die diffusionsgewichtete MRT 44 %. Die meisten Fachleute sind heute der Meinung, dass die diffusionsgewichtete MRT zum Auffinden des Karzinoms besser geeignet ist als die anderen Techniken. Eine große Rolle für die Darstellung im multiparametrischen MRT scheint die Tumorlokalisation zu spielen.

In Studien, in denen der MRT-Befund mit dem histopathologischen Befund verglichen wurde, entdeckte die MRT 70 % der Tumoren in der Prostata. Die Entdeckungsrate ist im äußeren und inneren Teil der Prostata unterschiedlich, das ist so korrekt.

Da die Beurteilung durch unterschiedliche Untersucher bei einem diffusionsgewichteten Bild der MRT sehr verschieden sein kann, wurde auf europäischer Ebene ein System geschaffen, das eine schematisierte Beurteilung erlaubt (PI-RADS = Prostate Imaging-Reporting and Data System). Die Beurteilungsskala nach diesem System geht von eins bis fünf. Hierbei bedeutet eins „Tumor sehr unwahrscheinlich" bis fünf „Tumor sehr wahrscheinlich". An diesem Versuch einer Standardisierung kann man erkennen, wie unterschiedlich die Beurteilungen ausfallen können. Aber auch mit dieser Methode entdeckte die mpMRT die genaue Lokalisation und Ausdehnung der Tumoren nur mit einer Wahrscheinlichkeit (Spezifität) von 70 %, wie der Vergleich mit Großflächenschnitten nach der Operation zeigte. Um die Befunde noch mehr zu standardisieren, wurde ein sogenannter Diffusionskoeffizient vorgeschlagen, sodass dann je nach unterschiedlichem Diffusionskoeffizienten (ADC-Wert = apparent diffusion coefficient) landkartenartige Beschreibungen der Tumorausdehnung erstellt werden können; hierdurch soll die Subjektivität des Betrachters eliminiert werden. An größeren Serien ist dieses System jedoch bisher nicht geprüft worden.

MRT-gestützte Biopsie

Die bis 2013 publizierten Arbeiten beschreiben für die MRT-gesteuerte Biopsie Tumorentdeckungsraten von 15–64 %. Da die Entdeckungsraten bei normalen Biopsien und rektalem Ultraschall auch zwischen 20–40 % liegen, ergäbe sich hier kaum ein Vorteil durch die komplizierte und für den Patienten belastende MRT-gestützte Biopsie.

Es gibt zwei grundsätzliche Möglichkeiten der Biopsie:

- Die ultraschallgesteuerte Biopsie über den Darm (transrektal) oder den Damm (perineal) jeweils nach Schema und ungezielt.
- Die MRT-gesteuerte, direkte und gezielte Biopsie des sichtbaren Herdes.

Es liegen zum gegenwärtigen Zeitpunkt drei große Studien aus England vor, in denen die Genauigkeit der mpMRT-gestützten Biopsie wie aber auch die Genauigkeit der Diagnostik über das MRT untersucht wird. Es handelt sich um Studien mit den Namen „Promis, Picture und Precision". In der **Picture-Studie** wurde die diagnostische Genauigkeit des Multiparamter-MRT bei einer zweiten Biopsie, das heißt Re-Biopsie untersucht. Die Befunde des mpMRT wurden durch eine transperineale Sättigungsbiopsie, das genaueste zur Zeit vorliegende Verfahren, kontrolliert, bei dem je cm^2 jeweils eine Biopsie entnommen wurde. Die Radiologen waren blind gegenüber den Ergebnissen der ersten Biopsie. 249 Patienten mit einem durchschnittlichen Alter von 62 Jahren wurden in diese Studie eingeschlossen. In der transperinealen Sättigungsbiopsie, d.h. der Kontrolle, hatten 103 Patienten (41%) den Nachweis eines signifikanten Prostatakarzinoms. Kritisiert wurde an der Studie, dass nur ein Prostatakarzinom mit einem Gleason Grad von 4+3 und höher als klinisch signifikantes Karzinom definiert wurde.

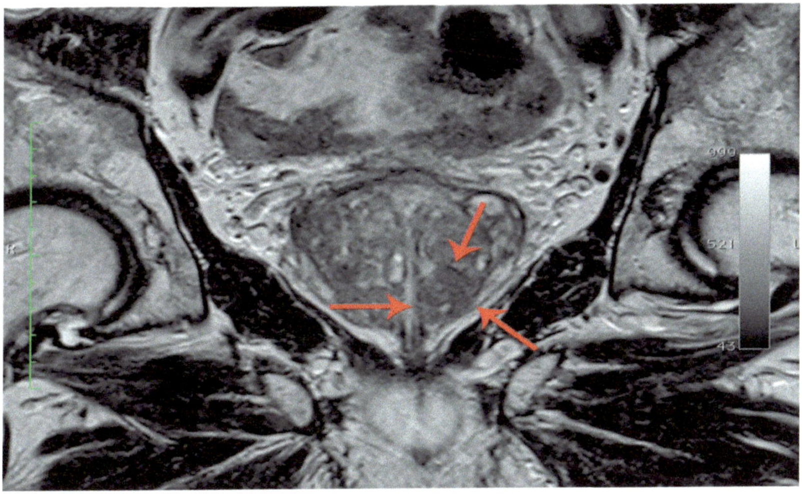

Abbildung 22. MRT der Prostata: Tumor seitlich an der Basis der Prostata – direkt angrenzend an die Kapsel in der äußeren Zone.

Biopsien mit einem Gleason Grad 3+4 wurden als nicht signifikant gewertet. Bezieht man diese Patienten jedoch mit ein, liegt auch hier die Wahrscheinlichkeit der Entdeckung des Karzinoms bei 70%. Aus dieser Studie kann man schließen, dass neben der MRT-gesteuerten Biopsie eine weitere randomisierte Biopsie nach wie vor notwendig ist, um eine genaue Auskunft über das Ausmaß des Tumorbefalls der Prostata zu bekommen.

Die Promis-Studie verglich prospektiv die diagnostische Genauigkeit der randomisierten Biopsie über Ultraschallsteuerung mit der MRT-gesteuerten Biopsie. Hier handelte es sich ausschließlich um Patienten mit einer Erstbiopsie ohne eine vorher stattgefundene Abklärung. Bei den Patienten mit einem PSA-Wert mit bis zu 15 ng/ml wurde zunächst ein mpMRT durchgeführt, anschließend wurde bei allen Patienten eine perineale Biopsie durchgeführt. Als ein signifikantes Karzinom wurde definiert, dass der Krebs mindestens einen Gleason Grad von 4+3 haben muss oder die Biopsie über 6 mm an Tumor enthalten sollte vor. Insgesamt war die Entdeckung durch das mpMRT deutlich höher mit 93% als bei einer reinen transrektal kontrollierten Biopsie.

Allerdings war das mpMRT weniger spezifisch (41% gegen 96% für die TRUS-Biopsie). Die Autoren kamen zu dem Schluss, dass durch den Einsatz des mpMRT vor einer Biopsie 18% mehr an klinisch signifikanten Tumoren entdeckt werden können.

Durch diese Studie wurde gezeigt, dass das mpMRT aus der Diagnostik nicht mehr wegzudenken ist. Einschränkend muss gesagt werden, dass auch hier Tumore zusätzlich durch die randomisierte Biopsie entdeckt wurden, die im mpMRT nicht sichtbar waren.

Die letzte der drei großen Studien, genannt **Precision**, untersuchte die Wertigkeit des mpMRT vor einer ersten Biopsie. Patienten wurden hierzu in zwei Gruppen aufgeteilt. In einer Gruppe wurde allen Patienten eine standardmäßige transrektale ultraschallgesteuerte Biopsie empfohlen, in der anderen Gruppe entschieden die Ergebnisse des multiparametrischen MRT, ob ein Patient biopsiert wurde, wenn dies bejaht wurde (PI-RADS 4+5), wurde die Biopsie lediglich unter MRT-Kontrolle durchgeführt, ohne randomisierte Biopsie und Ultraschall.

In der Gruppe der MRT-geführten Diagnostik wurde 71 von 252 Patienten (28 %) eine Biopsie erspart. Bei diesen Patienten war trotz eines erhöhten PSA-Wertes oder eines digitalen Tastbefundes im mpMRT kein sicherer Hinweis auf einen Tumor entdeckt worden. Gemessen wurde in der Studie der Anteil der Patienten, bei denen mindestens ein Prostatakarzinom mit einem Gleason Grad von 3+4 entdeckt wurde. Dies war nach Interpretation des MRT-Befundes bei 38% der Fall. In der Vergleichsgruppe der Patienten mit einer transrektalen Ultraschalluntersuchung und einer hierüber geführten Biopsie wurde nur bei 26 % ein klinisch relevantes Karzinom entdeckt. Es ergab sich somit eine Differenz von 12 % zu Gunsten des MRT. Zusätzlich als Ergebnis erfuhr man, dass die Gewebeproben der MRT-geführten Biopsie in der Regel mit 7,8 mm länger waren als die der transrektalen ultraschallgesteuerten Biopsie und die MRT Biopsie weniger Komplikationen hatte. Die Trefferchance lag bei der mpMRT geführten Biopsie bei 44%, in der Kontrollgruppe der Ultraschalluntersuchungen nur bei 18%. Die Komplikationsrate war in der reinen mpMRT-geführten Biopsie niedriger, wie auch die Anzahl der durchgeführten Biopsien.

Nach wie vor besteht die Möglichkeit, dass ein signifikanter Tumor vorliegt, der mit mpMRT nicht nachgewiesen werden konnte. Tatsache ist jedoch, dass das mpMRT aus der Diagnostik des Prostatakarzinoms nicht mehr wegzudenken ist und eindeutig Vorteile gegenüber der reinen transrektal gesteuerten Biopsie bietet. Nach den Untersuchungen mit der Kontrolle des Befundes über Ganzkörperorganschnitte der Patienten würde dies jedoch ca. 30% der Karzinome übersehen, so dass randomisierte Biopsien weiterhin notwendig sind.

MRT und Aktive Überwachung (AS, Active Surveillance)

Verwendet man die MRT zur Entscheidung für ein abwartendes Vorgehen (Aktive Überwachung) beim Prostatakarzinom, so wird von der Hypothese ausgegangen, dass nur dann ein aggressives Karzinom vorliegt, wenn es auch im mpMRT nachweisbar ist. Ist die MRT unauffällig, nimmt man an, dass selbst für den Fall, dass ein Karzinom vorliegen sollte, dieses für den Patienten nicht gefährlich ist und daher keiner aktiven Therapie bedarf. Eine Expertengruppe hat sich in diesem Zusammenhang der Frage gewidmet, in wieweit zurzeit Daten vorliegen, die verlässlich belegen, dass die MRT eine wirklich haltbare Aussage über die Aggressivität des Tumors liefern kann. Sie kam zu dem Schluss, dass dies bisher nicht der Fall sei. Untersuchungen haben außerdem gezeigt, dass die Erfahrung des beurteilenden Radiologen eine besondere Rolle spielt; dies erklärt die Unterschiede bei der Beurteilung desselben Bildes durch mehrere Untersucher.

Zusammenfassend gesehen bietet die MRT vielversprechende Ansätze, das Ergebnis der derzeitig laufenden prospektiven Studien sollte jedoch abgewartet werden. Ob die MRT wirklich in der Lage ist, aggressive von nicht aggressiven Formen des Tumors zu unterscheiden, wird sich erst in vielen Jahren entscheiden lassen, da erst dann der klinische Verlauf die ursprüngliche Einschätzung bestätigt oder verwirft.

In den aktuellen S3-Leitlinien wird die diffusionsgewichtete Magnetresonanztomografie vor der aktiven Überwachung gefordert und zur Indikationsstellung dieser Behandlungsform empfohlen. In die englische Leitlinie wurde das Verfahren zur Vermeidung von Biopsien aufgenommen und für die Entscheidung für eine Aktive Surveillance benutzt.

PET-CT in der Rezidivdiagnostik

Die PET-CT wird von einigen Institutionen insbesondere bei der Diagnostik des Tumorrezidivs empfohlen. Das Problem ist die Unsicherheit bei der Beurteilung. Um sicher zu gehen, müssten die mit PET-CT in Ausdehnung und Lokalisation erfassten verdächtigen Stellen operiert und untersucht werden. Dies wurde bis heute nicht in großen Serien untersucht, sodass wir uns bei der Beurteilung dieser Methode mit einer Auswertung unterschiedlicher Patientengruppen konfrontiert sehen, die kaum vergleichbar sind. Selbst bei der initialen Diagnostik des Prostatakarzinoms schwanken die in der Literatur angegebenen Entdeckungsraten zwischen 43 % und 87 %. Aufgrund dieser großen Unsicherheit wird die PET-CT für die Erstdiagnostik beim Prostatakarzinom nicht empfohlen.

In der Rezidivdiagnostik gibt es Berichte, die einen Nachweis und eine Lokalisation des Tumors maximal in drei Viertel der Fälle beschreiben. Autoren der für die PET sehr positiven Studien räumen ein, dass mindestens bei einem Drittel der Patienten trotz eines deutlich erhöhten PSA-Wertes der Tumornachweis durch die PET-CT nicht möglich ist. Sie erkennt das Prostatakarzinomrezidiv umso sicherer, je höher der PSA-Wert ist. Liegt er unterhalb von 1 mg/ml, soll sie laut den Leitlinien auf keinen Fall eingesetzt werden.

Insgesamt ist die Datenlage so schwach, dass die PET-CT in den Leitlinien für die Diagnostik des Rezidivs bisher nicht empfohlen wird. Ebenso unklar ist die Antwort auf die Frage, ob die PET-CT besser mit oder ohne antihormonelle Therapie durchgeführt werden sollte, da man nicht weiß, ob durch die Hormonblockade das Ergebnis der PET-CT verfälscht werden kann. Vor Durchführung einer PET-CT sollte man also genau überlegen, ob die Untersuchung letztendlich Konsequenzen für die weitere Therapie hat. Es gibt bis zum heutigen Tage keine Studie, die belegt, dass die Patienten, bei denen die in der PET-CT gezeigten Lymphknoten entfernt oder bestrahlt wurden, davon einen Nutzen haben. Insofern sollte man mit der Entscheidung für diese Untersuchung vorsichtig umgehen.

Nachweis von Knochenmetastasen

Grundsätzlich ist es schwierig, Unterschiede zwischen den Verfahren zur Diagnose von Knochenmetastasen hervorzuheben, da ihre Wertigkeit nur schwer zu überprüfen ist. In den meisten Studien werden von den verdächtigen Arealen nicht extra Gewebeproben entnommen und somit bleibt die genaue Beurteilung des Verfahrens offen. In der Regel orientiert man sich an unscharfen Kriterien wie z. B. der Größenzunahme im Zeitverlauf oder dem Wachstum bestimmter Areale oder aber der Übereinstimmung mit der Klinik (z. B. Schmerzen). Für den Nachweis von Knochenmetastasen stehen folgende Verfahren zur Verfügung:

- die Skelettszintigrafie,
- die Computertomografie,
- das Ganzkörper-MRT
- sowie die 18-FDG-PET-CT-Untersuchung.

Vergleichende Untersuchungen sind selten, zeigen aber bei ähnlicher Empfindlichkeit (Sensitivität) der Skelettszintigrafie (91 %) und der MRT (92 %) einen deutlichen Vorteil in der Spezifität (d. h. Exaktheit) für die Ganzkörper-MRT mit 91 % im Vergleich zu 78–88 % bei der Szintigrafie. Diese Vorrangstellung der MRT lässt sich in zahlreichen Arbeiten nachweisen, sodass die Ganzkörper-MRT heute die empfindlichste Methode ist, um Knochenmetastasen aufzudecken. Werden MRT und PET-CT verglichen, zeigt sich die MRT im Hinblick auf Sensitivität und Spezifität überlegen.

Die Knochenszintigrafie bleibt aber wegen ihrer guten Verfügbarkeit in der Routinediagnostik das primäre Untersuchungsverfahren. Bei schwierigen Fragestellungen ist die Ganzkörper-MRT jedoch vorzuziehen oder ergänzend einzusetzen.

Kurz gesagt …

Die moderne Medizin bedient sich für die Diagnostik einer ganzen Palette von hochtechnisierten bildgebenden Verfahren. Entsprechend hoch sind die Erwartungen und der Glaube an diese Technologien. Man sollte dabei nicht aus den Augen verlieren, dass jedes Verfahren seine Stärken, aber auch erwiesene Schwächen hat. Der Wert der Bild gebung steht und fällt mit der richtigen Anwendung für die richtige Fragestellung (Indikation). In der Realität werden viele Verfahren fast schon geschäftsmäßig angeboten, ohne dass der Patient entscheiden kann, ob die angebotene Maßnahme auch für sein Problem geeignet ist oder welche Fehlermöglichkeiten sich daraus ergeben können. Es ist selbst für Fachleute oft schwierig, den Wert einer Untersuchungsmethode klar zu definieren und den Stellenwert im Ablauf der Diagnostik festzulegen. Die MRT der Prostata und die unterschiedlichen Formen der Positronenemissionstomografie (PET) mit PSMA oder Cholin sind eindrucksvolle Beispiele einer solchen, gegenwärtig im Fluss befindlichen Diagnostik, deren Wertigkeit noch nicht endgültig klar feststeht.

Unabhängig von der richtigen Methode muss man sich aber vor Anwendung einer bildgebenden Technik darüber klar sein, ob sich aus dem Ergebnis der Untersuchung auch vernünftige Konsequenzen für den Patienten ergeben oder nicht. Eine Untersuchung um der Untersuchung willen ist schädlich, anstrengend und unnötig. Nur wenn sich aus dem Ergebnis einer bildgebenden Diagnostik etwas für den Patienten ableiten lässt, ist sie richtig angewendet worden. Daher fragen Sie am besten vorher, was man mit den Ergebnissen der Untersuchung anfangen kann und welche Konsequenzen sich daraus ergeben. Verfahren, die mit 100 % Treffsicherheit und mit den Attributen „neu“ und „modern“ geschäftsmäßig beworben werden, sind mit größter Vorsicht zu betrachten.

Behandlung des lokal begrenzten Prostatakarzinoms

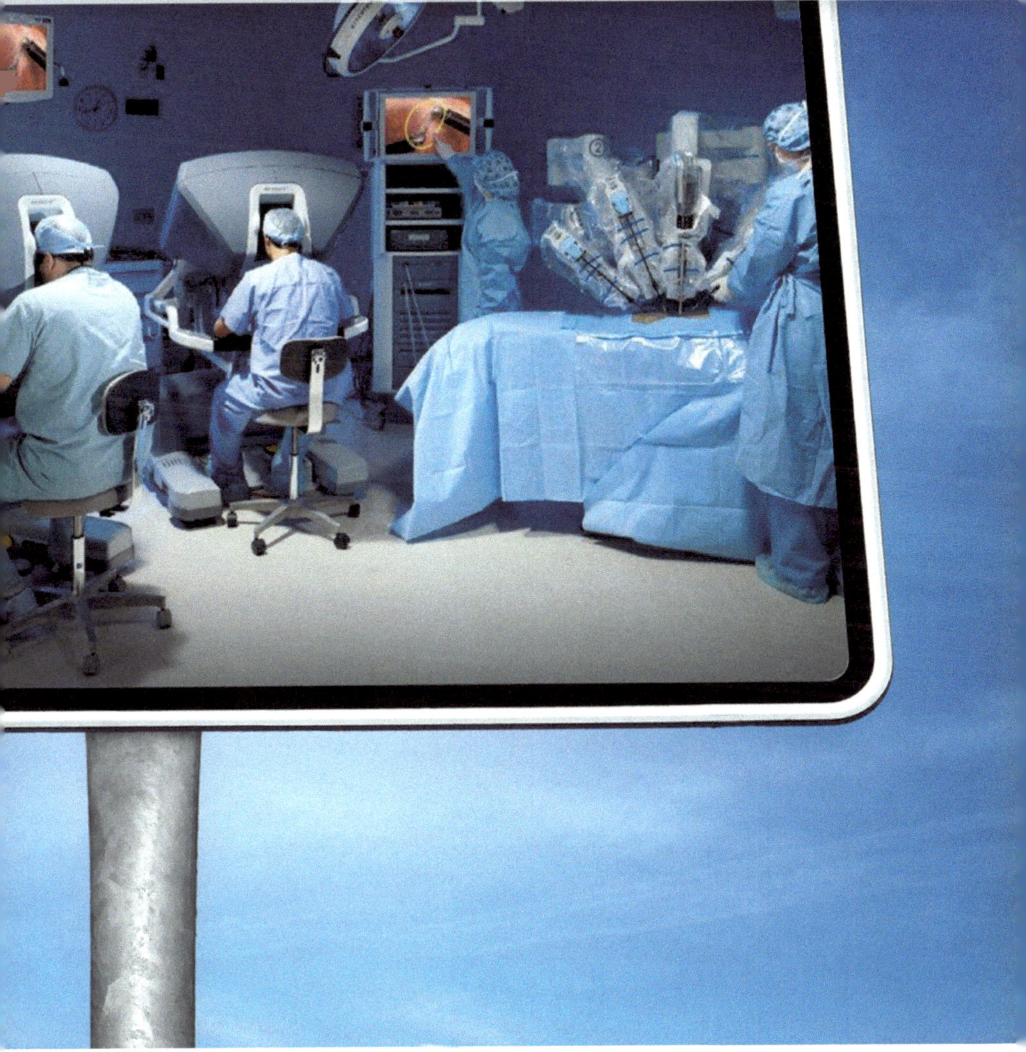

Therapieentscheidung
Kurze Übersicht über die Behandlungsmöglichkeiten

Corinna Schaefer

Nachdem alle Untersuchungen abgeschlossen sind, können die behandelnden Ärzte den Krebs relativ gut beschreiben. Sie wissen jetzt, wie groß und wie aggressiv der Tumor in etwa ist, ob er auf die Prostata beschränkt ist und ob er in die Lymphknoten, Knochen oder andere Organe gestreut hat. Hat der Krebs die Kapsel der Prostata nicht durchbrochen und sind keine Metastasen nachweisbar, spricht man von lokal begrenztem Prostatakrebs. Dann ist der Krankheitsverlauf in den meisten Fällen sehr günstig und es stehen mehrere Behandlungsmöglichkeiten zur Verfügung.

Sofort behandeln oder später?

Der lokal begrenzte Prostatakrebs lässt sich mit einer Operation oder einer Bestrahlung häufig heilen. Das heißt, das Krebsgewebe wird vollständig entfernt oder zerstört, und der Tumor kommt – meistens – nicht wieder. Eine solche Behandlung mit dem Ziel der Heilung nennt man „kurativ". Etwa sieben von zehn Männern sind nach einem kurativen Eingriff geheilt. Studienergebnisse deuten darauf hin, dass vor allem Männer mit aggressiven Tumoren von einer kurativen Behandlung profitieren.

Oft aber ist „Heilung" gar nicht nötig. Denn in vielen Fällen wächst der Krebs sehr langsam oder überhaupt nicht und wird den betroffenen Männern zeitlebens keine Beschwerden machen. Dann bringt eine kurative Behandlung keinen Vorteil. Betroffene Männer können sich die Belastungen und möglichen Langzeitfolgen eines Eingriffs an der Prostata, wie Impotenz oder Inkontinenz, ganz oder zumindest

Tabelle 11. Übersicht über die empfohlenen Behandlungsmöglichkeiten.

Behandlungsziel	Behandlungsmöglichkeiten
Behandlungen mit dem Ziel der Heilung (kurativ)	radikale Prostatektomie (Operation) perkutane Strahlentherapie Brachytherapie
Behandlung mit dem Ziel, eine Heilung nur herbeizuführen, wenn nötig	Aktive Überwachung (active surveillance, AS)
Behandlung mit dem Ziel der Linderung von Beschwerden (palliativ)	Hormontherapie Watchful Waiting (WW)

für einige Zeit ersparen. Denn für den wenig aggressiven Krebs ist die „Aktive Überwachung" (active surveillance, AS) eine gute Alternative:

Der Krebs wird nicht sofort behandelt, sondern regelmäßig überwacht. Erst wenn er fortschreitet, wird eine kurative Behandlung eingeleitet. Derzeit empfiehlt die aktuelle deutschen Leitlinie folgende Behandlungsmöglichkeiten für lokal begrenzten Prostatakrebs:

- Operation (radikale Prostatektomie)
- Bestrahlung von außen durch die Haut (perkutane Strahlentherapie)
- Bestrahlung von innen (Brachytherapie, das Einsetzen sogenannter Seeds, kleinster Strahlungsquellen in die Prostata) – für Tumoren mit niedrigem Risikoprofil
- Aktive Überwachung – für Tumoren mit niedrigem Risikoprofil

Für Männer, die sich aus unterschiedlichen Gründen einer invasiven Therapie nicht unterziehen wollen oder können, ist eine langfristige Beobachtung die beste Alternative. Davon handelt das folgende Kapitel „Watchful Waiting und das Geriatrische Assessment."

Daneben gibt es neuere Behandlungsansätze wie zum Beispiel das Abtragen des Krebsgewebes durch hochfrequenten Ultraschall (HIFU) oder Laser, eine Behandlung mit Wärme oder Kälte oder eine Protonentherapie. Derzeit reichen die vorhandenen Daten noch nicht aus, um die Wirksamkeit dieser Verfahren abschließend zu beurteilen. Der Einsatz von HIFU (siehe Kapitel „Alternative Therapieverfahren") wird daher nur im Rahmen hochwertiger klinischer Studien empfohlen, die anderen Verfahren gar nicht.

Welche Behandlung für wen?

Diese Verfahren werden in den nachfolgenden Kapiteln ausführlich besprochen. Welche Behandlung für wen am besten geeignet ist, lässt sich jedoch nicht eindeutig sagen. Sehr allgemein lässt sich aber festhalten:

- Von einer kurativen Behandlung profitieren vermutlich vor allem Männer mit aggressiven Tumoren.
- Radikale Prostatektomie und perkutane Bestrahlung (Bestrahlung „von außen") sind bei Prostatakrebs mit niedrigem und mittlerem Risikoprofil gleich wirksam. Für Prostatakrebs mit hohem Risikoprofil gibt es keine hochwertigen Studien zum Vergleich. Aktuelle, nicht sehr hochwertige Daten deuten an, dass die Operation zwar mit einer stärkeren körperlichen Belastung einhergeht, möglicherweise aber etwas bessere Ergebnisse bringt.
- Für Männer mit wenig aggressiven Tumoren ist die aktive Überwachung eine sichere Alternative zur sofortigen Behandlung – und erspart ihnen zeitweise oder auf Dauer deren Nebenwirkungen. Nach zehn Jahren unter aktiver Überwachung leben ebenso viele Männer wie nach Operation oder Bestrahlung.
- Die Brachytherapie (Einsetzen von radioaktiven Seeds in die Prostata) bietet bei niedrigem Risiko eine zusätzliche kurative Möglichkeit. Anders als die Bestrahlung von außen erfordert sie einen einmaligen operativen Eingriff, aber keine über mehrere Wochen gehende Bestrahlungstermine.
- Bei eingeschränktem körperlichem Zustand ist ein kurativer Eingriff eine erhebliche Belastung und die Wahrscheinlichkeit für Komplikationen erhöht; dann kann ein palliatives Vorgehen (d. h. sorgsames Beobachten, Behandeln von Beschwerden oder eine Hormontherapie) eine sinnvolle Alternative sein.

Hohes Alter an sich spricht nicht grundsätzlich für oder gegen eine bestimmte Behandlung. Allerdings sollten Sie dann bei einer Entscheidung bedenken, dass Prostatakrebs häufig langsam wächst. Die Wahrscheinlichkeit, dass er Ihnen ohne Behandlung Beschwerden machen wird, ist gering. In einer älteren schwedischen Studie beispielsweise brachte die radikale Prostatektomie im Vergleich zur Nichtbehandlung nur bei jüngeren Männern (unter 65 Jahren) bessere Ergebnisse.

Wer empfiehlt die Behandlungsmöglichkeiten?

Im vorangehenden Abschnitt wurde die aktuelle Leitlinie erwähnt. Eine medizinische Leitlinie formuliert Handlungsempfehlungen für Ärzte. Sie wird von Fachexperten und Patientenvertretern gemeinsam entwickelt. Auf der Grundlage des besten aktuell verfügbaren Wissens und ihrer klinischen Erfahrung sprechen die Experten Empfehlungen aus, welche Methoden und Verfahren in der Versorgung zum Einsatz kommen sollen und welche nicht. Dazu werden systematisch alle vorhandenen Studien zu einer Fragestellung recherchiert und von Experten nach ihrer Güte und Verlässlichkeit bewertet. Es werden dabei auch ethische und rechtliche Fragen berücksichtigt. Wenn Sie in diesem Ratgeber lesen, ein bestimmtes Vorgehen sei empfohlen (oder nicht empfohlen), so bezieht sich dies auf die Aussagen der aktuellen deutschen Leitlinie zu Prostatakrebs. Sie können diese im Internet nachlesen (weitere Infos dazu am Kapitelende unter der Überschrift Literatur).

Aber: Eine Leitlinie ist kein Gesetz. Sie formuliert lediglich Handlungsempfehlungen, die im Allgemeinen als vernünftig angesehen werden. Doch jeder Einzelfall ist anders gelagert und jeder Mensch hat unterschiedliche Wünsche und Wertvorstellungen. Deshalb soll Ihr behandelnder Arzt jede Entscheidung mit Ihnen gemeinsam genau prüfen – in begründeten Fällen kann auch von den Empfehlungen der Leitlinie abgewichen werden.

Die Therapie – Ihre Entscheidung

Auch wenn Ihnen Ihr behandelnder Arzt ein bestimmtes Vorgehen empfiehlt: Die endgültige Entscheidung über die Therapie treffen Sie. Hierbei spielen neben dem, was sich in Studien als wirksam erwiesen hat, und der ärztlichen Erfahrung vor allem Ihre persönlichen Ziele und Wertvorstellungen eine Rolle:

- Welche Ziele wollen Sie mit der Behandlung erreichen?
- Welche Nebenwirkungen sind Sie bereit in Kauf zu nehmen?
- Welche Behandlung ist in Ihrer Lebenssituation angemessen?

Alter, Gesundheitszustand und soziales Umfeld können für Ihre Entscheidung bedeutsam sein. Gerade bei Prostatakrebs im frühen Stadium gibt es mit der Aktiven Überwachung, der Operation und den verschiedenen Formen der Bestrahlung eine Reihe von Behandlungsmöglichkeiten, die sich sehr unterschiedlich auf Ihren Alltag und Ihr zukünftiges Leben auswirken können. Deshalb sollten Sie sich Zeit nehmen und alle Optionen in Ruhe erwägen. Die Diagnose mag zwar ein Schock sein, selten besteht jedoch ein dringender, sofortiger Handlungsbedarf. Handeln Sie also nicht überstürzt und vor allem: Lassen Sie sich nicht drängen. Fragen Sie nach, bis Sie alle Befunde und Ihre Prognose verstanden haben. Ihre behandelnden Ärzte werden Sie so gewissenhaft wie möglich aufklären. Informieren Sie sich bei Bedarf auch selbst weiter. Wo Sie verlässliche Informationen finden können, haben wir im Anhang unter „Wo kann ich mich informieren?“ für Sie zusammengestellt.

Zweitmeinung und Austausch mit anderen Betroffenen

Wenn Sie unsicher sind, holen Sie eine zweite Meinung ein. Das ist kein Vertrauensbruch gegenüber Ihrem behandelnden Arzt. Viele Ärzte weisen ihre Patienten sogar aktiv auf diese Möglichkeit hin. Es geht letztendlich um Ihre Zukunft. Man wird Ihnen die notwendigen Unterlagen (z. B. bisherige Untersuchungsbefunde etc.) dafür in Kopie gern aushändigen – darauf haben Sie Anspruch. Es kann auch sinnvoll sein, unterschiedliche Fachrichtungen zu konsultieren, also mindestens einen Urologen und einen Strahlentherapeuten aufzusuchen, bevor Sie sich für eine Behandlung entscheiden. In der Regel übernimmt Ihre Krankenkasse die Kosten für eine Zweitmeinung.

Für manche Männer ist es auch hilfreich, sich vor der Entscheidung mit anderen Betroffenen auszutauschen und von deren Erfahrungen zu lernen. Der Bundesverband Prostatakrebsselbsthilfe bietet Beratung und Information unter einer bundesweiten, kostenlosen Beratungshotline an: 0800 7080123. Die Selbsthilfegruppen vor Ort laden auch zu persönlichen Treffen ein.

In den nachfolgenden Kapiteln stellen wir Ihnen alle Behandlungsmöglichkeiten ausführlich vor, erläutern den Ablauf und informieren über Nutzen und Risiken jedes einzelnen Verfahrens.

Kurz gesagt ...

Für lokal begrenzten Prostatakrebs stehen mehrere Behandlungsmöglichkeiten zur Verfügung. Operation und Bestrahlung zielen darauf, den Krebs zu entfernen oder zu zerstören und damit die Krankheit zu heilen. Sie können teils beeinträchtigende Nebenwirkungen haben. Manchmal ist Heilung aber gar nicht nötig, denn nicht jeder Prostatakrebs führt ohne Behandlung zu Schmerzen und Tod. Deshalb gibt es für Tumoren mit niedrigem Risiko auch die „Aktive Überwachung" als Option: Der Tumor wird regelmäßig kontrolliert. Nur wenn er fortschreitet, leitet der Arzt eine Operation oder Bestrahlung ein.

Für welche Behandlung Sie sich entscheiden, hängt neben den medizinischen Faktoren auch von Ihren persönlichen Wertvorstellungen, Zielen und Lebensumständen ab. Lassen Sie sich nicht unter Zeitdruck zu einer Entscheidung drängen. Wenn Sie unsicher sind, können Sie eine zweite Meinung einholen.

Literatur

S3-Leitlinie Prostatakarzinom: Früherkennung, Diagnostik und Therapie der verschiedenen Stadien (5. Auflage, 2018). http://www.leitlinienprogramm-onkologie.de/leitlinien/prostatakarzinom/

Abwarten? Beobachten!
Die defensiven Strategien

Man unterscheidet zwei defensive Behandlungsstrategien: die Aktive Überwachung (Active Surveillance, AS) und das abwartende Beobachten (Watchful Waiting, WW). Sie sind in ihrer Zielsetzung ganz verschieden und eignen sich für gegensätzliche Patientengruppen.

Im Folgenden sprechen wir über AS. Das nächste Kapitel widmet sich den Voraussetzungen und Möglichkeiten des WW.

Aktive Überwachung (Active Surveillance, AS)

Corinna Schaefer

Die aktive Überwachung ist für Männer empfehlenswert, die grundsätzlich für eine Operation oder Bestrahlung geeignet sind – das heißt, für körperlich fitte, auch jüngere Männer. Voraussetzung ist, dass ihr Prostatakrebs günstige Eigenschaften aufweist: Er ist klein und wenig aggressiv. Deshalb wird er vermutlich nicht streuen und lange Zeit keine Beschwerden verursachen. Eine Operation oder Bestrahlung ist zum Zeitpunkt der Diagnose nicht notwendig. Der Tumor wird daher zunächst regelmäßig überwacht. Ergibt sich während der Überwachung der Verdacht, dass der Krebs doch fortschreitet, leitet der Arzt eine aktive Behandlung ein. Es gibt verlässliche Daten, dass eine verzögerte Behandlung genau so wirksam ist, wie eine sofortige. Die oft schwerwiegenden Folgen einer Operation oder Bestrahlung bleiben Männern mit der aktiven Überwachung erspart, manchmal für Jahre, manchmal sogar für immer. Die bisherigen Studiendaten deuten darauf hin, dass die aktive Überwachung sicher ist und ein Fortschreiten der Krankheit rechtzeitig erkannt werden kann. Ausführlich wird dieser Ansatz in den nächsten Abschnitten besprochen.

Tabelle 12. Aktive Überwachung.

	Aktive Überwachung
Für wen?	körperlich fitte Männer mit wenig aggressiven Tumoren ,die grundsätzlich für eine aktive Behandlung infrage kommen
Warum?	Eingriff noch nicht nötig, Nebenwirkungen vermeiden
Was wird gemacht?	regelmäßige Überwachung des Tumors, bei Hinweis auf Fortschreiten des Tumors wird eine Operation oder Bestrahlung eingeleitet

Wem kann AS empfohlen werden?

Deutsche und internationale Experten empfehlen die aktive Überwachung (AS) für Männer mit wenig aggressivem Prostatakrebs. Wer genau dafür geeignet ist, darin gehen die Meinungen der Experten auseinander. In England und den USA wird AS für alle Männer mit Prostatakrebs niedrigen Risikos empfohlen, in Deutschland ist man etwas zurückhaltender: Die hier geltende ärztliche Leitlinie nennt aktuell (2018) neben dem Risikoprofil noch andere Kriterien, die erfüllt sein sollten, um AS anzubieten:

- Der PSA-Wert sollte nicht über 10 und der Gleason-Score nicht über 6 liegen.
- Die Tumorkategorie sollte cT1c oder 2a betragen.
- Bei einer Biopsie mit 10–12 Stanzzylindern sollten maximal zwei von Krebszellen befallen sein.
- Pro Stanze sollte der Anteil an Krebsgewebe nicht höher als 50 % sein.

Ein höherer Gleason-Score (7a) kann nach Meinung der Experten innerhalb von Studien mit eingeschlossen werden. Diese Empfehlungen sind sehr vorsichtig formuliert. Da die Datenlage zu AS noch sehr jung ist, wollten die deutschen Experten größtmögliche Sicherheit bei ihrer Empfehlung zugrunde legen. In internationalen Studien ist AS auch bei Männern mit weniger strengen Einschlusskriterien dokumentiert, bei ähnlich guten Behandlungsergebnissen. Einheitliche Kriterien, die verlässlich geprüft sind, gibt es bislang nicht.

Wie überwachen?

Ziel der Überwachung ist, ein mögliches Fortschreiten des Tumors rechtzeitig zu erkennen, um dann eine radikale Behandlung einzuleiten (Operation oder Bestrahlung). Nach Meinung der deutschen Experten sollte die Überwachung wie folgt durchgeführt werden:

In den ersten beiden Jahren soll der PSA-Wert alle drei Monate kontrolliert werden. Bleibt der Wert stabil oder steigt nur langsam an, reichen danach halbjährliche Kontrollen aus. Männer, die vor Start der aktiven Überwachung keine MRT erhalten haben, sollen eine frühe Kontrollbiopsie (MRT-gestützt und systematisch) innerhalb von etwa sechs Monaten bekommen. Wer bereits eine MRT mit entsprechender gezielter Biopsie hatte, dem wird eine erste Kontrollbiopsie nach etwa 12 Monaten empfohlen. Anschließend sollen Kontrollbiopsien nach 18 Monaten und dann nach 3 Jahren erfolgen.

Tabelle 13. Kontrolluntersuchungen bei aktiver Überwachung.

Was?	Wann?
PSA-Wert messen	in den ersten zwei Jahren alle 3 Monate, danach alle 6 Monate, wenn die Werte stabil sind
MRT-gestützte und systematische Biopsie	Für Patienten mit MRT und gezielter Biopsie: erstmalig nach 12 Monaten
Weitere Kontrollbiopsien	In den ersten drei Jahren alle 12 bis 18 Monate, danach alle 3 Jahre, wenn die Befunde unverändert bleiben.

Wann radikal behandeln?

Studien zeigen, dass etwa zwei Drittel aller Männer auch nach 10 Jahren unter AS keine weitere Behandlung benötigen. Bei einigen aber liefern die Kontrolluntersuchungen irgendwann einen Hinweis darauf, dass der Krebs fortschreitet. Dann bieten die behandelnden Ärzte betroffenen Männern eine radikale Behandlung (Operation oder Bestrahlung) an. Eine solche Behandlung empfehlen die deutschen Experten, wenn

- die Einschlusskriterien (siehe oben) nicht mehr erfüllt sind, oder
- wenn sich die PSA-Verdopplungszeit auf weniger als drei Jahre verkürzt (siehe Kapitel „Diagnose“).

International sind die Verkürzung der PSA-Verdopplungszeit und die Verschlechterung des Gleason-Scores die am häufigsten genannten Abbruchkriterien. Der Veränderung des Krebsvolumens (das sich in der Zahl der befallenen Stanzen und dem Krebsanteil pro Stanze ausdrückt) kommt kaum Bedeutung zu.

Aus den Studien zu AS geht auch hervor, dass ein Teil der Männer die Überwachung nicht wegen medizinischer Gründe abbricht, sondern weil sie verunsichert sind. Einige schließen daraus, dass eine ruhige und zugewandte Begleitung durch den behandelnden Arzt wichtig ist, um die Männer psychisch zu stützen und im Behandlungskonzept zu bestärken.

Die Gretchenfrage: Wie sicher ist die aktive Überwachung?

Inzwischen weiß man: in einem Zeitraum von 10 Jahren ist die aktive Überwachung so sicher wie die radikale Prostatektomie oder die Bestrahlung.

Eine hochwertige, 2016 veröffentlichte Studie (ProtecT) hat Operation, Bestrahlung und Aktive Überwachung miteinander verglichen. Insgesamt 1643 Patienten wurden zufällig auf drei Gruppen verteilt und erhielten entweder eine radikale Prostatektomie, eine perkutane Bestrahlung oder wurden aktiv überwacht. Etwa ein Drittel der Männer hatte einen Krebs mit mittlerem Risikoprofil. Nach zehn Jahren zeigte sich: In allen Gruppen waren etwa gleich viele Männer am Leben. Und es war jeweils nur etwa 1% der Männer an Prostatakrebs gestorben. Männer unter AS hatten nach 10 Jahren etwas häufiger Metastasen: 6% in der AS-Gruppe im Vergleich zu 2,4% in der Operationsgruppe und 3% in der Bestrahlungsgruppe. Etwa 53% der Männer in der AS-Gruppe hatten innerhalb von 10 Jahren entweder eine Operation oder eine Bestrahlung erhalten (Tabelle 14).

Tabelle 14. Ergebnisse der ProtecT-Studie

ProtecT-Studie Ergebnisse nach 10 Jahren	Operation (Angaben je 100 Männer, %)	Aktive Überwachung (Angaben je 100 Männer, %)	Bestrahlung (Angaben je 100 Männer, %)
an Prostatakrebs gestorben	1	1	1
An anderen Ursachen gestorben	10	10	10
Metastasen	2,4	6	3

Die Studie war sehr gut gemacht, dennoch hat sie ein paar Einschränkungen: Zum eine ist die Nachbeobachtungszeit mit 10 Jahren eher kurz. Viele Männer leben noch mehr als 20 Jahre mit Prostatakrebs. Während die Studie schon lief, haben sich einige Männer doch für eine andere Behandlung entschieden als die, die sie eigentlich bekommen sollten. Das macht den Vergleich etwas schwieriger. Und zuletzt kam ein Drittel der Männer für die Aktive Überwachung eigentlich nicht in Frage, weil ihr Krebs ein höheres Risikoprofil aufwies. Das könnte dafür sprechen, dass bei Männern mit niedrigem Risikoprofil auch unter AS weniger Metastasen auftreten.

In der Zusammenschau lässt sich daraus schließen, dass die Aktive Überwachung zumindest für einen Zeitraum von 10 Jahren ebenso sicher ist, wie die anderen Behandlungsmöglichkeiten. Es fehlen verlässliche Langzeitdaten. Mehrere nicht vergleichende Studien zu AS liefern jedoch erste Hinweise, dass die Sterblichkeit unter AS auch nach mehr als 10 Jahren gering sein könnte.

Aus anderen Fallserien weiß man: Auch ein Wiederauftreten von Prostatakrebs ist nicht häufiger. Etwa 15 von 100 Männern unter AS hatten etwa 7 Jahre nach einer Operation einen Rückfall (Rezidiv). Das ist nicht mehr als bei Männern mit ähnlich guten Voraussetzungen (geringes Risiko), die sich sofort operieren ließen.

Was passiert, wenn Prostatakrebs gar nicht behandelt wird?

In Schweden wurden Männer über 30 Jahre beobachtet, die ihren Prostatakrebs gar nicht aktiv behandeln ließen. Das heißt, sie lehnten auch einen verzögerten Eingriff ab, selbst wenn es Zeichen gab, dass die Krankheit fortschritt. Darunter waren auch Männer, deren Krebs ein mittleres oder hohes Risikoprofil aufwies – also Männer, denen die Experten in Deutschland gar nicht erst zu einer aktiven Überwachung geraten hätten. Von diesen 223 Männern waren nach 30 Jahren 17 % an Prostatakrebs gestorben und auch nur bei 18 % (einschließlich der gestorbenen) hatte der Krebs gestreut. Alle Männer bis auf zwei waren zum Ende der Studie gestorben – die meisten an anderen Ursachen und ohne eine Operation oder Bestrahlung erhalten zu haben. 30 Jahre sind eine sehr lange Beobachtungzeit. Die Studie zeigt zuverlässig, dass Prostatakrebs auch ohne Behandlung nur in etwa einem von sechs Fällen zum Tode führt – und das selbst bei Männern mit teilweise ungünstigem Risikoprofil.

Ist eine Operation die bessere Alternative?

Zudem gibt es zwei sehr hochwertige, aussagekräftige Studien, welche die Operation (radikale Prostatektomie) mit keiner Behandlung verglichen haben. Dazu wurden in beiden Studien Männer, die grundsätzlich bereit waren, ihren Prostatakrebs nicht behandeln zu lassen, zufällig auf zwei Gruppen verteilt. Die einen wurden sofort operiert, die anderen wurden nicht behandelt – auch nicht, wenn der Krebs fortschritt.

Eine dieser Studie stammt aus Schweden und ist schon relativ alt. Damals wurde noch kein PSA-Test zur Früherkennung eingesetzt. Hier wurden viele Männer eingeschlossen, deren Prostatakrebs mittleres oder hohes Risikoprofil aufwies. Nach einer Beobachtungszeit von

23 Jahren zeigte sich, dass etwa 18 von 100 operierten Männern an Prostatakrebs gestorben waren. In der Gruppe ohne Behandlung waren es 28. Zehn von 100 Männern unter 65 Jahren wurden durch die Operation also vor dem Tode bewahrt. Für Männer, die älter als 65 waren, konnte kein Vorteil gezeigt werden.

Die zweite Studie stammt aus den USA, ist etwas aktueller und hat viele Männer mit günstigem Risikoprofil eingeschlossen, deren Krebs mithilfe eines PSA-Tests früh entdeckt wurde. In dieser Studie waren nach zehn Jahren mit und ohne Operation gleich viele Männer an Prostatakrebs gestorben. Allerdings waren in dieser Studie sehr viele Männer in der Beobachtungszeit an anderen Ursachen gestorben, sodass ein möglicher kleiner Vorteil der Operation hätte übersehen werden können. Und die Beobachtungszeit ist mit zehn Jahren relativ kurz.

Beide Studien zeigen, dass der Nutzen der Operation im Vergleich zu keiner Behandlung nicht sehr groß ist. In keiner der Studien wurden in der Vergleichsgruppe Männer doch noch operiert oder bestrahlt, wenn die Krankheit fortschritt.

Wie sind diese Ergebnisse zu deuten?

Aus diesen Studien schließen manche internationale Experten, dass für jeden Prostatakrebs mit niedrigem Risikoprofil AS die am besten geeignete Behandlung ist. Die Autoren der aktuellen englische Leitlinie und das US-amerikanische National Institute of Health gehören dazu. Sie empfehlen AS als alleinige Behandlung. Manche raten zu etwas mehr Vorsicht. Die deutsche und die europäische Leitlinie nennen AS als eine von mehreren Möglichkeiten. Und sie schränken ein, nicht jeder Mann mit einem Niedrig-Risiko-Tumor sei für AS geeignet, sondern nur diejenigen, deren Tumor zudem sehr klein ist. Trotz der AS-Empfehlungen der Experten lässt sich bis jetzt nur ein sehr geringer Anteil der Männer, die dafür geeignet wären, aktiv überwachen.

Kurz gesagt …

Abwartende Strategien bieten erkrankten Männern die Chance, die Komplikationen von Operation oder Bestrahlung zu vermeiden. Man unterscheidet zwei unterschiedliche Optionen: Die „aktive Überwachung“ kommt infrage, wenn der Krebs nicht aggressiv ist und deshalb vermutlich nicht behandelt werden muss. Der Arzt überwacht regelmäßig den Gesundheitszustand und misst den PSA-Wert. Schreitet die Krankheit doch fort, leitet er eine Operation oder Bestrahlung ein. Studien geben Hinweise, dass aktive Überwachung bei gut ausgewählten Männern eine sichere Behandlung ist und die Chance zur Heilung dadurch nicht verpasst wird. In Deutschland wird sie für Männer mit kleinen, wenig aggressiven Tumoren empfohlen. Andere Länder empfehlen sie für alle Tumoren mit niedrigem Risiko, unabhängig von der Größe.

Watchful Waiting und das Geriatrische Assessment

Edith A. Boedefeld

Wenn es um Krebs geht, pflegen wir eine martialische Sprache. Er ist der Feind, der bekämpft, eliminiert, vernichtet werden muss – und zwar radikal, total. Unser Waffenarsenal ist gut gefüllt, und wir zögern nicht, schweres Geschütz aufzufahren. Betroffene werden zu Frontsoldaten, zu Helden, wenn eine Schlacht geschlagen und ein Teilerfolg erzielt ist. Es wird gekämpft und „gesiegt", auch um den Preis von „Kriegsverletzungen" in Form schädlicher Nebenwirkungen, die man in Kauf nimmt, auch wenn der „Krieg" einen Versehrten zurücklässt, der noch lange an den Folgen zu leiden hat.

Insbesondere bei Prostatakrebs (Prostatakarzinom, PCa) ist ein Feldzug nicht immer notwendig oder für den Patienten von Vorteil. Zu oft ist es ein „mit Kanonen auf Spatzen schießen". Nicht jedes PCa bedroht unser Leben, häufig ist es nur ein mehr oder weniger lästiger Begleiter, mit dem wir uns viele Jahre lang gut arrangieren können. Davon handelt dieses Kapitel.

Mit dem „Haustier" leben

Die Urangst vor diesem Krebs stammt aus Zeiten, als man sehr wenig über seine Natur wusste und die Möglichkeiten der rechtzeitigen Diagnose und ausreichenden Behandlung noch nicht erarbeitet waren. Schon lange ist bekannt, dass etwa zwei Drittel der früh erkannten Prostatakrebse nur sehr langsam wachsen und nicht, oder erst nach vielen Jahren streuen. (Für diese prägte der deutsche Arzt Dr. Julius Hackethal in den 1980er-Jahren den Begriff „Haustierkrebs".)

Aus Studien und Langzeitbeobachtungen weiß man, dass bei diesen zwischen dem Zeitpunkt der Diagnose und der möglichen Progression mehr als 20 Jahre liegen können, in denen man – vom so genannten schlafenden Tumor ganz unbehelligt – ein normales Leben führen kann. Da PCa typischerweise erst in höherem Alter auftritt (siehe Kapitel „Wie hoch ist das Risiko …"), erleben viele Männer den möglichen Zeitpunkt der Gefährdung nicht mehr, weil sie inzwischen einer anderen Erkrankung erliegen.

Darauf und auf die bekannten Folgeschäden der Operation bezog sich um 1960 der damals führende amerikanische Uro-Onkologe Willet F. Whitmore in seiner Empfehlung, bei lokal begrenztem PCa mit geringem Metastasierungsrisiko und einer Lebenserwartung von 15 Jahren, oder mit intermediärem Metastasierungsrisiko und einer Lebenserwartung von 10 Jahren zunächst keine radikale Prostatektomie (RP) durchzuführen. Schon damals stellte er die provozierende Frage:

„Wenn Heilung möglich ist, ist sie auch notwendig?"

Unumstritten ist, dass in den meisten Fällen eine Heilung prinzipiell möglich ist, und dass es dazu mehrere therapeutische, im Ergebnis gleichwertige, aber in ihren Nebenwirkungen unterschiedliche Alternativen gibt. Über die grundsätzliche Notwendigkeit von Heilmaßnahmen, in der Regel RP (radikale Prostatektomie) oder RT (Bestrahlung), ist man sich uneinig. Je nachdem wo man danach fragt, erhält man unterschiedliche Antworten. In den USA, Kanada, Großbritannien und Schweden lautet sie: „Meistens nicht"; es kommt auf die genaueren Umstände an. In Deutschland, wo gerne (und zu viel) operiert wird, lautet sie häufig: „Besser ist besser"; doch es beginnt ein Umdenken.

Eine Abwägung

Die Frage, ob im Einzelfall eine invasive Therapie (RP oder RT) sofort notwendig, oder eine defensive Strategie die bessere Alternative ist, hängt in erster Linie von der klinischen (cT-) Kategorie der Erkrankung und dem Progressionsrisiko (Gleason Score) zum Zeitpunkt der

Diagnose ab. Die Daten und Fakten, die wir zu ihrer Beantwortung benötigen, sind bekannt oder messbar. Wir können frühzeitig feststellen, ob der Tumor zu Lebzeiten des Patienten gefährlich werden kann. Nur der Hochrisiko-Tumor verlangt sofortiges Handeln. Bei geringerem Risiko kann man sich Zeit lassen. Es gilt abzuwägen, ob Aktive Überwachung (AS, siehe Kapitel „Abwarten? Beobachten") oder Watchful Waiting in Frage kommen.

Im Folgenden sprechen wir über Watchful Waiting (WW), ein langfristige Beobachtung, und (weiter unten) über das Geriatrische Assessment, das zur Beurteilung der Therapiefähigkeit vor allem Männern in höherem Alter (> 70 Jahre) empfohlen wird.

Watchful Waiting – eine palliativ orientierte Strategie

Bis heute wird es missverstanden als eine Art betreutes Warten auf den Tod. Das ist es jedoch keineswegs. Aufgabe und Ziel von WW ist es, alles zu tun, um die Lebensqualität zu erhalten, auch wenn eine Heilung nicht das Ziel ist. Konkret heißt das, während eines oft langen Lebensabends dafür zu sorgen, dass krebsbedingte Beschwerden vermieden, oder – sollten sie zu einem späteren Zeitpunkt auftreten – so weit wie möglich gelindert werden. Dass man mit PCa auch ohne kurative Behandlung lange leben kann, haben etliche große, allen voran zwei randomisierte Studien gezeigt, die skandinavische SPCG-4 Studie (Bill-Axelson, 1989-2014) und die amerikanische PIVOT Studie (Wilt, 1994-2014). Beide verglichen WW und RP (Radikale Prostatektomie) hinsichtlich der Gesamtmortalität und der PCa-spezifischen Mortalität. In SPCG-4 hatten nach über 23 Jahren Nachbeobachtung lediglich jüngere Patienten (< 65 Jahre) mit einem mittleren (intermediären) Progressionsrisiko nach RP einen geringen Überlebensvorteil. In PIVOT wurde nach 19,5-jähriger Nachbeobachtung kein signifikanter Unterschied in der Gesamtmortalität gefunden, die absolute Risikoreduktion in der PCa-Mortalität war nach 10 Jahren mit 2,6% nicht signifikant. Auch hier hatten Patienten mit intermediärem Risiko einen – wenn auch geringen – Überlebensvorteil.

- „Ziel der Palliativtherapie ist die Verbesserung der Lebensqualität durch effektive Behandlung von belastenden Symptomen, psychosoziale Begleitung und Unterstützung bei spirituellen Fragen" (S3 Leitlinie 2018)[1]. WW sieht keine regelmäßigen Kontrolluntersuchungen vor. Der Arzt berät Sie bei Anzeichen einer Progression über die Möglichkeiten und Details der palliativen Hormontherapie (siehe die Kapitel „Hormontherapie" und „Zweitlinientherapie des metastasierten kastrationsresistenten Prostatakarzinoms"). Er behandelt Sie in dem Maße, in dem symptomatische Beschwerden auftreten. Besondere Aufmerksamkeit wird er neben der Schmerztherapie der Blasenentleerung, der Knochenstabilität und dem Ernährungszustand schenken.

Für wen ist WW eine gute Wahl?

Anders als die Aktive Überwachung, sieht WW keine spätere invasive Therapie vor. Die Leitlinien definieren die Kriterien für den Einsatz von WW wie folgt:

- In der Leitlinie der *International Society of Geriatric Oncology* (SIOG) wird WW ausdrücklich für Männer in höherem Alter (> 70 Jahre) empfohlen. Die aktuelle S3 Leitlinie Früherkennung, Diagnose und Therapie des PCa 2018 fordert:„Entscheiden sich Patient und Arzt gegen eine Therapie mit kurativer Intention, soll der Patient über Watchful Waiting mit symptomabhängiger palliativer Intervention und – alternativ – über eine sofortige hormonablative Therapie aufgeklärt werden."

Das Erkrankungsstadium wird in keiner der beiden Empfehlungen angesprochen. Im Vordergrund steht die individuelle Situation. In der SIOG-Leitlinie ist es das fortgeschrittene Alter und die fragliche Therapiefähigkeit des Betroffenen, nach der S3 Leitlinie aber dessen freie Entscheidung gegen eine kurative Behandlung.

---

1 Interdisziplinäre Leitlinie der Qualität S3 zur Früherkennung, Diagnose und Therapie der verschiedenen Stadien des Prostatakarzinoms Version 5.0 – April 2018 AWMF-Registernummer: 043/022OL https://www.awmf.org/uploads/tx_szleitlinien/043-022OLl_S3_Prostatakarzinom_2018-04.pdf

Damit erweitert sich der Kreis der Nutznießer dieser defensiven Strategie: Neben Patienten im inkurablen Stadium, die meist mit einer Hormonentzugstherapie leben, ist es ein Angebot für Männer

- mit einem lokal begrenzten Low-Risk-Tumor, die zum Zeitpunkt der Diagnose schon ein höheres Alter erreicht haben und die Wahrscheinlichkeit einer belastenden Progression, gemessen an ihrer Lebenserwartung, als gering einschätzen,
- die AS ohne Anzeichen einer Progression durchlaufen haben und aus Alters- oder anderen Gründen keine kurative Therapie mehr ins Auge fassen,
- die die abträglichen Begleiterscheinungen und langfristigen Folgen einer aggressiven Therapie grundsätzlich nicht hinnehmen möchten.

Die deutsche HAROW-Studie hat gezeigt, dass Patienten, die sich zunächst für AS entschieden hatten und progressionsfrei geblieben waren, mit fortschreitendem Alter zu WW wechseln.

Wenden wir uns den Patienten zu, die sich aufgrund ihres Alters für WW entschieden haben. Dahinter steht die – nicht immer zutreffende – Annahme, sie seien zu schwach, um eine radikale Behandlung zu überstehen. Der Alterungsprozess verläuft individuell jedoch so unterschiedlich, dass sich keine Altersgrenze definieren lässt, ab der eine Einstufung als „nicht therapiefähig" generell gerechtfertigt wäre. Die Frage der Belastbarkeit bzw. Therapiefähigkeit ist nicht so leicht zu beantworten, wie man meinen könnte. Besonders für ältere Patienten ist sie aber von größter Bedeutung. Treffen Sie keine leichtfertige Entscheidung zugunsten einer Operation. Gleichgültig, ob Ihre Kontinenz nach der Operation bedroht ist, die Blasen- oder Darmfunktion durch die Bestrahlung leidet, Sie werden Ihren Alltag nicht wie bisher bewältigen können.

Deshalb bedarf es einer facettenreichen Einschätzung des Allgemeinzustandes und der Lebenssituation des Betroffenen – und diese leistet das im Folgenden beschriebene Geriatrische Assessment.

Das Geriatrische Assessment

Das in der Literatur zumeist angesprochene "Comprehensive Geriatric Assessment" (CGA) bezeichnet einen „multidimensionalen, interdisziplinären, diagnostischen Prozess zur systematischen Erfassung der medizinischen, funktionellen und psychosozialen Ressourcen und Probleme betagter Patienten", so die offizielle Definition. Lassen Sie sich davon nicht abschrecken. Dieses recht aufwendige Verfahren ist nicht in vollem Umfang notwendig, wenn es um die Beurteilung der Therapiefähigkeit geht.

Der dreistufige Gesundheits-Check

Für Männer ab dem 70. Lebensjahr ist der einfachere dreistufige Gesundheitscheck geeignet (Tabelle 15). Mit dem stufenweisen Vorgehen lassen sich die Einschränkungen erkennen und differenzieren, die für die Therapieentscheidung ausschlaggebend sind. Mit jeder Stufe wird eine Entscheidung über das weitere Vorgehen möglich und der nächstfolgenden Schritt eventuell unnötig gemacht.

Tabelle 15. Dreistufiger Gesundheitscheck

Was?	Instrumente	Skala	Bewertung
Stufe 1 Screening	G8 Screening Mini-Cog™	1 – 17 0 – 5	≥15 + ≥3 therapiefähig
Stufe 2 Vereinfachtes Geriatrisches Assessment (bei G8 ≤ 14)	ADL	0 – 100	Aktivitäten des tägl. Lebens (Funktionalität)
	CIRS-G	0 – 4 kumulativ	Komorbiditäten, 14 Organsysteme, ärztl. Einschätzung: kein Problem (0), schwerstgradiges Problem (4)
Stufe 3 Umfassendes Geriatrisches Assessment (CGA)	Geriatrische Untersuchung		

Stufe 1 umfasst das G8 Screening, das die körperliche Belastbarkeit prüft, sowie den Mini-Cog™, der aus einem kurzen Gedächtnistest (3 Wörter) und dem Uhrentest besteht. Diese erste Stufe soll Aufschluss darüber geben, wie der Betroffene Funktionseinbußen bewältigt und kompensiert. Der Inhalt des G8 Screenings ist in Tabelle 16 aufgeführt. Die Bewertung erfolgt nach einem Punktesystem. Erreicht man 14 von 17 möglichen Punkten in G8 und 3 von 5 Punkten im Mini-Cog™, gilt man als therapiefähig – je nach Stadium der Erkrankung und Grad der Bösartigkeit des Tumors ist man fit für AS oder eine sofortige invasive Behandlung.

Tabelle 16. Das G8 Screening

Verringerte Nahrungsaufnahme in den letzten 3 Monaten
Gewichtsverlust in den letzten 3 Monaten
Mobilität
neuropsychologische Probleme
Body Mass Index (BMI)
Einnahme von mehr als drei Medikamenten pro Tag
gesundheitliche Selbsteinschätzung im Vergleich zu Gleichaltrigen
Alter

Stufe 2: Hat man den G8 Test nicht bestanden („fehlende Belastbarkeit“, G8 ≤ 14), wird eine einfache geriatrische Evaluierung vorgenommen, in der die individuelle Funktionalität (ADL) und der Gesundheitszustand (CIRS-G) bewertet werden.

Mit dem ADL („activities of daily life“, auch als Barthel-Index bekannt) wird nach den alltäglichen Fähigkeiten gefragt, die den Grad der Pflegedürftigkeit bzw. Selbständigkeit spiegeln. Die aufsteigende Bewertungsskala reicht von 0 bis 15, die maximal erreichbare Punktzahl von 100 bezeichnet volle Selbständigkeit (Tabelle 17).

Eine Bestätigung der prädiktiven Bedeutung des ADL-Tests findet sich in der kürzlich abgeschlossenen deutschen IBuTu-Studie zur Frage des ungeplanten Therapieabbruchs von Patienten mit metastasiertem kas-

Tabelle 17. TADL/Barthel-Index: Aktivitäten des täglichen Lebens

1. Essen	Punkte
Unabhängig, benutzt Geschirr und Besteck	10
Braucht Hilfe, z. B. beim Schneiden	5
Total hilfsbedürftig	0
2. Baden	
Badet oder duscht ohne Hilfe	5
Badet oder duscht mit Hilfe	0
3. Waschen	
Wäscht Gesicht, kämmt, rasiert/schminkt sich, putzt Zähne	5
Braucht Hilfe	0
4. An- und Auskleiden	
Unabhängig, inkl. Schuhe anziehen	10
Hilfsbedürftig, kleidet sich teilweise selbst an/aus	5
Total hilfsbedürftig	0
5. Stuhlkontrolle	
Kontinent	10
Teilweise inkontinent	5
Inkontinent	0
6. Urinkontrolle	
Kontinent	10
Teilweise inkontinent	5
Inkontinent	0
7. Toilettenbenutzung	
Unabhängig bei Benutzung der Toilette/des Nachstuhls	10
Braucht Hilfe	5
Kann nicht auf Toilette/Nachstuhl	0
8. Bett-/(Roll-)Stuhltransfer	
Unabhängig (gilt auch für Rollstuhlfahrer)	15
Minimale Assistenz oder Supervision	10
Kann sitzen, braucht für den Transfer jedoch Hilfe	5
Bettlägerig	0
9. Bewegung	
Unabhängiges Gehen (mit Gehhilfe)	15
Mindestens 50 m Gehen, jedoch mit Unterstützung	10
Für Rollstuhlfahrer: unabhängig für mindestens 50 m	5
Kann sich nicht mindestens 50 m fortbewegen	0
10. Treppensteigen	
Unabhängig (auch mit Gehhilfe)	10
Braucht Hilfe oder Supervision	5
Kann nicht Treppensteigen	0
Gesamtpunktzahl	**max. 100**

trationsresistenten PCa. Darin erwies sich ein ADL < 100 als der einzige Faktor, der signifikant mit dem Therapieabbruch assoziiert war. Die Abbruch-Wahrscheinlichkeit war bei ADL < 100 mehr als 4-mal so hoch wie bei ADL = 100.

Zur zweiten Stufe gehört auch die CIRS-G Skala (*Cumulative Illness Rating Scale-Geriatrics*). Sie erfasst die Komorbiditäten (Begleiterkrankungen), die vom Arzt nach dem Schweregrad (Skala 0 – 4) beurteilt werden. Null bedeutet dabei „kein Problem", das heißt einer Behandlung (AS oder invasiv) steht aus ärztlicher Sicht nichts im Wege.

Die Einstufungen CIRS 1 oder 2 bezeichnen den Grad der als reversibel beurteilten Einschränkungen (ADL-Defizit 0 – 1, <10 % Gewichtsverlust in den letzten 3 Mo., Komorbiditäten Grad 0 ≤ 2). CIRS Grad 1 bedeutet das Vorhandensein eines aktuellen, leichtgradigen Problems oder eines signifikanten Problems in der Vergangenheit; CIRS Grad 2 umfasst eine mittelgradige Behinderung oder Morbidität und/oder die Notwendigkeit einer Erstlinientherapie. Mit CIRS Grad 1 und 2 wird der Patient als „frail" (gebrechlich, hinfällig) und „bedingt therapiefähig" eingeschätzt. Wenn es gelingt, die bestehenden Einschränkungen zu beheben, kann auf Wunsch des Patienten eine kurative Behandlung in Betracht gezogen werden. CIRS Grad 3 und 4 bezeichnen schwer- bzw. schwerstgradige, irreversible Behinderungen oder Erkrankungen. Eine radikale Therapie ist definitiv nicht möglich; AS, das ja im Hinblick auf eine eventuelle radikale Therapie angeboten wird, ist dann nicht mehr sinnvoll.

Stufe 3: Das CGA beinhaltet eine umfassende geriatrische Untersuchung. Aus ärztlicher Sicht ist sie erforderlich, wenn eine kurative Behandlung des PCa aufgrund größerer ADL-Defizite und Komorbiditäten Grad 3 oder 4 nicht mehr infrage kommt. Der behandelnde Urologe wird sich mit dem Geriater sowie anderen, je nach vorhandenen Komorbiditäten beteiligten Ärzten abstimmen und den Patienten über das weitere Vorgehen beraten, das neben dem den Prostatakrebs auch die übrigen Erkrankungen berücksichtigen muss. Bezüglich des PCA bleiben die Möglichkeiten der palliativen Behandlung, das heißt WW, gegebenenfalls mit Hormonbehandlung, die ein beschwerdearmes Leben mit dem PCa zulässt.

Kurz gesagt …

Watchful Waiting ist eine palliative Strategie. Nicht der Prostatakrebs wird behandelt, sondern nur die Symptome einer eventuellen Progression. Studien haben gezeigt, dass WW einer radikalen Prostatektomie hinsichtlich der Überlebenszeit nur bei jüngeren Männern unterlegen ist. Ziel der Palliativtherapie ist die Verbesserung der Lebensqualität durch effektive Behandlung von belastenden Symptomen. WW sieht keine regelmäßigen Kontrolluntersuchungen vor. Alter und Erkrankungsstadium werden in den Leitlinien nicht als entscheidende Parameter angesprochen, im Vordergrund steht die individuelle Situation des Betroffenen.

Als notwendig wird das Geriatrische Assessment (GA) angesehen, das mit geeigneten Tests und Untersuchungen über den Allgemeinzustand des Patienten, seine Belastbarkeit bzw. Therapiefähigkeit Auskunft gibt. In erster Linie ist das der dreistufige Gesundheitscheck. Erst wenn der Patient danach als nicht therapierfähig beurteilt wird, sollte ein umfassendes Geriatrisches Assessment (*comprehensive geriatric assessment, CGA)* folgen, das nicht nur den PCa, sondern die gesundheitliche Situation des Betroffenen in den Blick nimmt.

Formen der Strahlentherapie

Lutz Moser

Die Strahlentherapie hat sich in den letzten beiden Jahrzehnten bei der Behandlung des Prostatakrebses als Therapieoption in unterschiedlichen Situationen zunehmend etabliert. Dies liegt zum einen an der fortschreitenden technischen Entwicklung, die in den letzten Jahrzehnten zu einer wesentlich genaueren und schonenderen Behandlung beigetragen hat. Zum anderen dokumentiert eine zunehmende Zahl großer wissenschaftlicher Studien ihre guten langfristigen Behandlungserfolge.

Die Bestrahlung kann mit verschiedenen Zielsetzungen erfolgen:

Bei der primären Strahlentherapie wird die Prostata mit dem Ziel der langfristigen vollständigen Heilung bestrahlt; sie ist in den meisten Fällen eine Alternative zur Operation, der radikalen Prostatektomie.

Eine adjuvante Bestrahlung erfolgt bei ungünstigen Tumorkonstellationen im Anschluss an eine Operation.

Die Salvage-Bestrahlung wird dagegen erst bei einem Wiederauftreten des Prostatakarzinoms längere Zeit nach einer Operation durchgeführt.

Im Unterschied zu diesen kurativen, mit dem klaren Ziel der Heilung durchgeführten Bestrahlungskonzepten dient eine palliative Bestrahlung der Linderung oder Vermeidung von Beschwerden bei fortschreitenden oder metastasierenden Tumoren.

Bestrahlungstechniken – Welche Technik in welcher Situation?

Um tief im Becken Tumorzellen durch Strahlen zu zerstören, gibt es zwei mögliche Zugangswege. Strahlen können durch die Haut (perkutan) auf die Prostata gerichtet werden oder als strahlende kleine Stifte (Seeds) direkt in der Prostata ihre Wirkung entfalten (Brachytherapie). Das Ziel beider Verfahren ist, wenn auch auf unterschiedliche Art und Weise, eine für die individuelle Situation optimale lokale Dosisverteilung zu erzeugen.

Mit der perkutanen Bestrahlungstechnik ist eine gezielte Bestrahlung der Prostata allein möglich oder, falls erforderlich, auch eine zusätzliche Bestrahlung der Samenblasen und Lymphabflüsse im Becken. Sie ist die einzige Technik, die bei Bedarf auch nach einer Operation eingesetzt werden kann. Die Brachytherapie ist ausschließlich auf die Bestrahlung der Prostata limitiert.

Perkutane Strahlentherapie

Hochenergetische Strahlen dringen tief in den Körper ein und können mithilfe verschiedener technischer Verfahren sehr genau gesteuert werden. Die Behandlung erfolgt über mehrere Sitzungen, an jedem Wochentag, über meist sieben bis acht Wochen.

Am häufigsten werden dafür weltweit Linearbeschleuniger eingesetzt, die einem etwas größeren Röntgengerät ähnlich sehen (Abbildung 23). Diese Geräte sind in der Lage, über Magnetfelder Elektronen linear auf eine hohe Energie zu beschleunigen, die dann ihrerseits in einem Brennpunkt (Target) hochenergetische Photonen emittieren. Diese Photonen werden für die Therapie genutzt, da sie tief im Körper liegende Tumoren erreichen können. Durch verschiedene Einstrahlrichtungen wird eine hohe therapeutische Dosis am Schnittpunkt der Strahlen erreicht.

Die Strahlen können zudem in ihrer Intensität so moduliert werden, dass dreidimensionale Dosisverteilungen im Körper entstehen (intensitätsmodulierte Radiotherapie – IMRT). Auch Rotationsbestrahlungen sind intensitätsmoduliert möglich und liefern eine noch engere

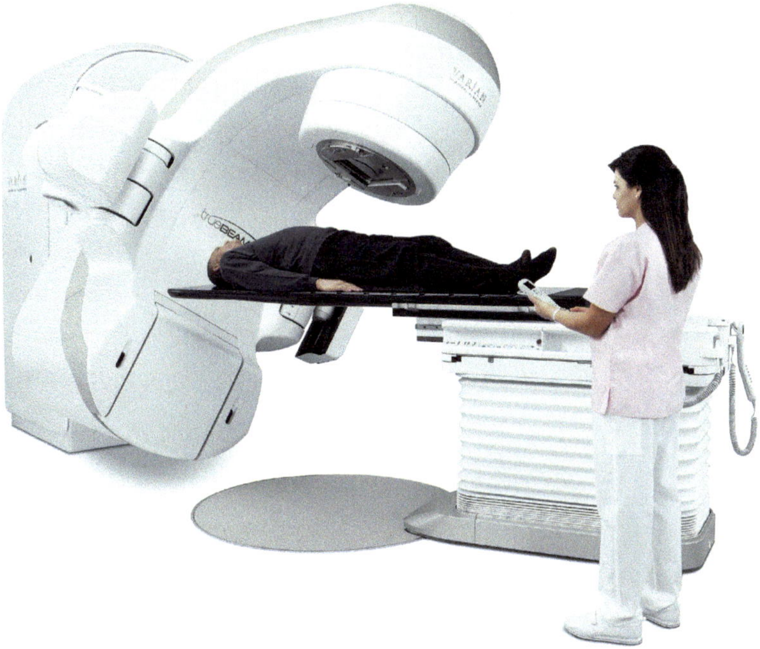

Abbildung 23. Linearbeschleuniger (mit freundlicher Genehmigung von Varian Medical Systems International AG).

Dosisverteilung (Volumetric Arc Therapy – VMAT). Die Modulation ermöglicht eine optimale Bestrahlung des Tumors unter bestmöglicher Schonung der direkt benachbarten Organe. Ein wesentlicher Vorteil der perkutanen Strahlentherapie ist die Möglichkeit, unregelmäßig geformte Volumina genau zu bestrahlen, z. B. wenn neben der Prostata auch angrenzendes Gewebe, die Samenblasen oder die Lymphabflüsse mitbestrahlt werden müssen.

Diese dreidimensional geplante Bestrahlungstechnik ist Ergebnis der rasanten Entwicklungen der Computertechnik in den letzten Jahren. Dadurch ist es nun möglich, in kurzer Zeit die dreidimensionalen Dosisverteilungen im Körper des Patienten exakt und optimal zu berechnen und präzise für die Therapie umzusetzen.

Die Verwendung von Protonen hat bei der Bestrahlung des Prostatakrebses nur noch eine untergeordnete Bedeutung. Auch im Rahmen von Studien konnten damit bisher keine besseren Heilungsraten erzielt werden. Forscher versprechen sich von einer Bestrahlung mit Schwerionen einen möglicherweise stärkeren Effekt auf Tumorzellen, sodass diese Bestrahlungsart bei verschiedenen Tumoren an einigen wenigen Zentren weltweit in Studien weiter untersucht wird. Der technische und finanzielle Aufwand solcher Partikelbestrahlungsanlagen ist enorm hoch.

Photonen	hochenergetische Röntgenstrahlung
Protonen	Partikeltherapie mit positiv geladenen Ionen des Wasserstoffs
Schwerionen	Partikeltherapie mit Kohlenstoff-Ionen

Ablauf einer perkutanen Strahlentherapie

Wenige Tage vor dem Beginn einer perkutanen Strahlentherapie wird eine Computertomografie (CT) des Beckens durchgeführt. Im Computer wird aus diesen Schnittbildern das Becken dreidimensional rekonstruiert. Dies ist die Basis, um für jeden Patienten eine genaue, ganz individuelle Bestrahlungstechnik zu berechnen.

Die größte Herausforderung besteht dabei auch darin, benachbarte Organe bestmöglich zu schonen. Nicht selten werden verschiedene Bestrahlungstechniken und Bestrahlungspläne berechnet, die dann miteinander verglichen werden, um sich letztlich für das beste Ergebnis zu entscheiden. Da durch die Bewegungsmöglichkeiten des Bestrahlungsgerätes (Linearbeschleuniger) und des Behandlungstisches eine Behandlung von Tumoren aus vielen Richtungen möglich ist, gibt es räumlich kaum Einschränkungen für Einstrahlrichtungen. Die Bestrahlung kann hierbei aus mehreren Richtungen, aber auch als Rotationsbestrahlung erfolgen. Standard ist mittlerweile eine intensitätsmodulierte Bestrahlungstechnik (IMRT), bei der die Strahlintensität in kleinen Bereichen unterschiedlich moduliert werden kann, um tief im Körper eine optimale, sich eng an das Zielvolumen anlegende Dosisverteilung zu erzeugen.

Um die Präzision der perkutanen Bestrahlung zu erhöhen, wird zudem während der Bestrahlung die Lage der Prostata regelmäßig kontrolliert. Da die Prostata abhängig von der Darm- und Blasenfüllung leicht beweglich ist, kann durch Lagekontrollen und -korrekturen eine genauere Bestrahlung gewährleistet werden; dies trägt zur besseren Schonung der umliegenden Organe bei. Hierfür kommen unterschiedliche technische Kontrollverfahren zum Einsatz – von einfachen Röntgenkontrollen bis hin zu Schnittbildverfahren direkt am Linearbeschleuniger (Cone-Beam-CT's). Manche Abteilungen verwenden in die Prostata implantierte Goldmarker, um deren Lage schnell und genau zu erfassen.

Die zu Beginn der Therapie festgelegte gesamte Strahlendosis wird für die Behandlung auf viele einzelne Sitzungen verteilt, um bei einem hohen therapeutischen Effekt die angrenzenden Organe besser zu schonen. Als Patient liegt man bei der Therapie in Rückenlage auf einem Tisch, das Bestrahlungsgerät bewegt sich dabei in einem Abstand von etwa 50 cm um das Becken. Eine einzelne Sitzung dauert nur wenige Minuten, wobei Strahlung nicht sichtbar und nicht direkt zu spüren ist.

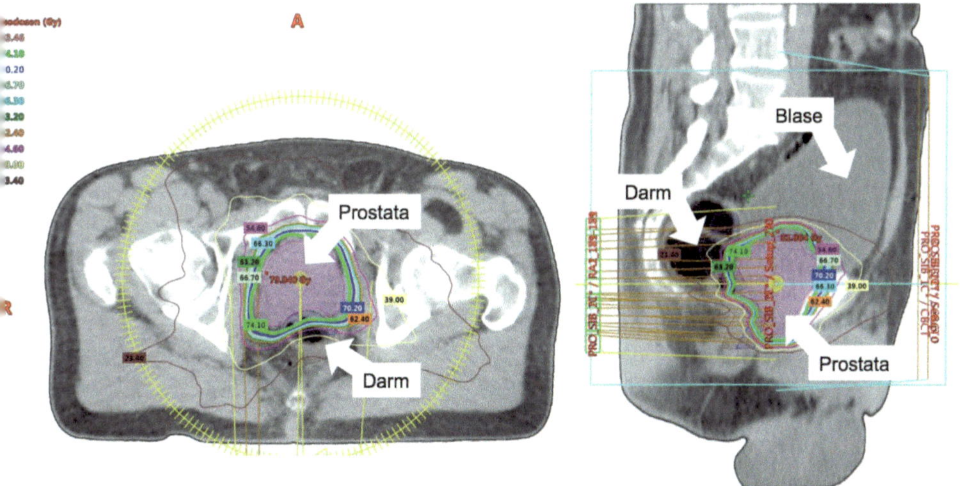

Abbildung 24. Beispiel einer Bestrahlungsplanung an einem Quer- und Längsschnitt durch den Körper. Die hohen Bestrahlungsdosen (Dosislinien, hier farbig gezeichnet) umschließen eng die zentral liegende Prostata. An Blase und Darm liegen nur geringe Dosen vor, um eine gute Verträglichkeit zu gewährleisten.

Dosiseinheit Gray (Gy): International hat man sich vor über 30 Jahren auf die Einheit Gray für die Bezeichnung geeinigt. Sie bezeichnet die Energiedosis, die durch die ionisierende Strahlung verursacht wird. Das Gray wurde nach dem britischen Physiker Louis Harold Gray benannt.

Brachytherapie

Bei dieser Form der Strahlentherapie werden radioaktive Isotope verwendet, die direkt in den Tumor eingebracht werden und aufgrund der kurzen Reichweite der Strahlen eine sehr lokale Bestrahlung ermöglichen. Diese Bestrahlung erfolgt somit über eine kurze Distanz (griechisch: brachy = nah).

LDR-Brachytherapie mit Seeds

Bei der LDR-Brachytherapie werden kleine Strahlungsquellen in Form winziger Stifte, sogenannter Seeds, in die Prostata eingebracht, die dort dauerhaft verbleiben. Die verwendeten Isotope Jod-125 und Palladium-103 haben eine niedrige Dosisrate (low dose rate – LDR), das heißt, die Dosis wird sehr langsam abgegeben. Die Halbwertszeit der Isotope liegt bei 59 bzw. 17 Tagen, sie beschreibt die kontinuierliche Abnahme der Aktivität. Mit einer Ausdehnung der Strahlen über nur wenige Millimeter wird bei einer genauen Planung ausschließlich die Prostata bestrahlt.

Wann wird diese Bestrahlung eingesetzt? Sie ist hauptsächlich beim lokal begrenzten Prostatakarzinom zu empfehlen, wenn kein Risiko für ein kapselüberschreitendes Wachstum besteht und kein Befall der Samenblasen vorliegt. Dies sind Tumoren des Tumorstadiums T1 oder T2 mit einem PSA-Wert < 10 ng/ml und einem Gleason-Score von bis zu 3 + 4 = 7a.

Bei einer starken Vergrößerung der Prostata ist die Behandlung mit Seeds nicht sinnvoll, da eine ausreichende lokale Dosisversorgung nicht gewährleistet ist. Ausgeprägte Beschwerden beim Wasserlassen sprechen ebenfalls gegen eine Seeds-Implantation.

Ein Vorteil der LDR-Brachytherapie ist die einmalige Sitzung, bei der die Seeds in Narkose ultraschallgestützt über dünne Hohlnadeln durch die Haut des Damms eingebracht werden.

Beim lokal begrenzten Prostatakarzinom sind die Heilungschancen denen der Operation vergleichbar.

HDR-Brachytherapie im Afterloading-Verfahren mit Iridium-192

Bei der HDR-Brachytherapie (high dose rate – HDR, hohe Dosisrate) verbleibt das strahlende Isotop Iridium nicht in der Prostata, sondern es wird nur kurzzeitig über mehrere Hohlnadeln in die Prostata eingebracht und nach einigen Minuten wieder entfernt. Durch die HDR-Brachytherapie wird in dieser kurzen Kontaktzeit eine hohe lokale Dosis direkt im Tumorgewebe erzielt. Der Eingriff wird in Narkose durchgeführt und ultraschallgestützt präzise geplant, wobei 8–10 Gy die Prostata umschließen. Unmittelbar nach der Bestrahlung werden auch die Nadeln wieder entfernt. Das Ein- und Ausfahren der radioaktiven Iridium-Quelle erfolgt automatisch gesteuert im sogenannten „Nachladeverfahren“ (englisch: afterloading).

Eine Woche später wird die Behandlung meist noch einmal wiederholt. Die HDR-Brachytherapie wird immer mit einer perkutanen Strahlentherapie über einen Zeitraum von fünf Wochen kombiniert.

Wann wird diese Bestrahlung eingesetzt? Die Kombination aus perkutaner Bestrahlung und Brachytherapie ist effektiv bei Tumoren bis zum Tumorstadium T3. Weiter fortgeschrittene Tumoren, die in andere Organe einwachsen, sollten wegen der sehr lokal begrenzten Bestrahlungsdosis nicht mit Brachytherapie behandelt werden.

In welchen Situationen kann welche Bestrahlung sinnvoll sein?

Man unterscheidet die oben beschriebenen drei Einsatzmöglichkeiten der Strahlentherapie bei der Therapie des Prostatakrebses – je nachdem welches Ziel verfolgt wird:

- primäre Strahlentherapie
- adjuvante Strahlentherapie
- Salvage-Strahlentherapie

Primäre Strahlentherapie

Das Ziel der primären Strahlentherapie ist es, alle Krebszellen in der Prostata durch die Bestrahlung zu zerstören und ein Wiederauftreten sowie eine Metastasierung zu verhindern.

Wie bei der Operation, bei der immer die gesamte Prostata entfernt wird, wird bei der Bestrahlung die gesamte Prostata bestrahlt, da sich in der Prostata häufig an mehreren verschiedenen Stellen Krebszellen befinden können.

Prinzipiell ist bei der primären Strahlentherapie eine Bestrahlung der Prostata von außen durch die Haut möglich - die perkutane Strahlentherapie - oder aber direkt durch das Einbringen strahlender Elemente (Isotope) in die Prostata - die Brachytherapie.

Durchführung der primären Strahlentherapie: Die perkutane Bestrahlung erfolgt fraktioniert, d. h. aufgeteilt auf mehrere Bestrahlungen. Es wird fünf Mal pro Woche (Montag bis Freitag) über mehrere Wochen bestrahlt, wobei die Prostata pro Tag mit einer Dosis von 1,8–2,0 Gy bestrahlt wird. Die Gesamtdosis während des gesamten Bestrahlungszeitraums kann bis zu 74–78 Gy betragen. Studien, in denen untersucht wurde, ob die Therapie mithilfe höherer Einzeldosen pro Tag (Hypofraktionierung) auf wenige Wochen verkürzt werden könnte, zeigen bisher ein vergleichbar gutes Therapieansprechen, aber leicht verstärkte Nebenwirkungen. Die Hypofraktionierung wird wegen der noch unklaren Langzeitergebnisse gerade im Hinblick auf mögliche späte strahlungsbedinge Nebenwirkungen derzeit meist noch zurückhaltend bewertet.

Die Brachytherapie mit Seeds ist wegen der sehr begrenzten Reichweite der Strahlen den Frühstadien des Prostatakarzinoms vorbehalten.

Die Heilungsraten der primären Bestrahlung entsprechen stadienabhängig denen der Operation. Der Therapieverlauf und die Art der möglichen Nebenwirkungen unterscheiden sich jedoch ganz wesentlich. Mehr dazu später.

Adjuvante Strahlentherapie

Das Ziel der adjuvanten Strahlentherapie nach einer Operation ist es, Karzinomzellen, die möglicherweise im Operationsgebiet verblieben sind, durch die Bestrahlung zu zerstören und damit ein erneutes Krebswachstum, also ein Rezidiv, frühzeitig zu verhindern.

Die höchste Wahrscheinlichkeit für ein Rezidiv besteht, wenn das Prostatakarzinom nicht komplett entfernt werden konnte oder ein sehr ausgedehntes Tumorwachstum in das umgebende Gewebe oder in die Samenblasen vorlag (Stadium T3). Eine nicht komplette Entfernung wird als R1-Resektion bezeichnet. Die Gewebeuntersuchung durch den Pathologen zeigt das Ausmaß und die Differenzierung der Tumorzellen an den positiven Absetzungsrändern, d. h. an den Stellen, an denen der Tumor nicht vollständig entfernt werden konnte.

Prinzipiell wird die adjuvante Bestrahlung der Prostataloge im Stadium T3 R1 empfohlen, also bei einem Tumor mit kapselüberschreitendem Wachstum und nicht kompletter Entfernung. Für Tumoren, die auf die Prostata beschränkt sind (T2), wird eine adjuvante Bestrahlung nur dann empfohlen, wenn ein positiver Absetzungsrand (R1) in großer Ausdehnung vorliegt und dieser Gleason-4-Anteile aufweist. In dieser Hochrisikokonstellation zeigte sich in Studien, dass diese Patienten mit einer zusätzlichen Bestrahlung eine höhere Überlebensrate im Vergleich zu operierten und nicht adjuvant behandelten Patienten aufwiesen. Alternativ kann in diesen Situationen eine perkutane Strahlentherapie auch nach Operation erst bei PSA-Anstieg aus dem Nullbereich erfolgen.

Sollte sich bei der Operation herausstellen, dass einige wenige Lymphknoten im Becken vom Tumor befallen sind, dann wird in manchen Fällen eine adjuvante Bestrahlung auch dieser Lymphabflüsse empfohlen, um eventuell noch in den Lymphgefäßen verbliebene Tumorzellen zu zerstören und ein erneutes Aufflammen des Krebses prophylaktisch zu verhindern. Ob daraus wirklich ein verbesserter Therapieeffekt resultiert ist nicht abschließend geklärt. Eine große deutsche Studie befasst sich derzeit mit dieser Konstellation.

Besteht aber ein ausgedehnter Lymphknotenbefall, dann hat der Tumor bereits mit sehr großer Wahrscheinlichkeit weiter gestreut, sodass die lokale Bestrahlung im Becken keinen positiven Effekt mehr bringt.

Durchführung der adjuvanten Strahlentherapie: Die adjuvante Strahlentherapie wird lediglich als perkutane Bestrahlung durchgeführt. Die Bestrahlung erfolgt dabei über sieben bis acht Wochen mit einer Gesamtdosis von mindestens 63 Gy, verteilt über Einzeldosen von 1,8 Gy am Tag bei fünf Bestrahlungen pro Woche. Sollen zusätzlich die Lymphabflüsse im Becken mitbestrahlt werden, so werden die ehemalige Prostataloge und die Lymphabflüsse im Becken bis zu einer Dosis von 45–50 Gy bestrahlt. Anschließend wird dann die Bestrahlung bis zu einer Gesamtdosis von mindestens 60-64 Gy für den Bereich der Prostataloge fortgesetzt.

Die adjuvante Bestrahlung sollte erst nach einer gewissen Erholungsphase im Anschluss an die Operation beginnen. Ein Zeitraum von mindestens acht Wochen und eine weitgehende Urinkontinenz sollten gewährleistet sein, sodass keine schweren Nebenwirkungen durch die Kombination von Operation und Bestrahlung auftreten und so langfristig eine bestmögliche Urinkontinenz erhalten werden kann.

Salvage-Strahlentherapie

Unter einer Salvage-Strahlentherapie versteht man die Bestrahlung der ehemaligen Prostataloge nach radikaler Prostatektomie, wenn das Wiederauftreten oder ein Anstieg des PSA-Wertes ein Rezidiv vermuten lässt.

Dies kann unter Umständen auch viele Jahre nach einer radikalen Prostatektomie der Fall sein. Der Begriff „Salvage“ kommt aus dem Englischen und wird direkt mit „Rettung“ übersetzt. Die Bestrahlung soll hierbei verbliebene und sich aktiv teilende Krebszellen zerstören, deren Existenz frühzeitig durch den Nachweis eines PSA-Anstiegs im Blut festgestellt werden kann. Als Grenzwert für die Einleitung einer Therapie bei einem PSA-Rezidiv wird ein PSA-Wert von mindestens 0,2 ng/ml empfohlen. Solch niedrige PSA-Werte gehen noch mit einer geringen Tumorzellzahl einher und es zeigen sich deutlich bessere Heilungsraten bei einem frühen Therapiebeginn.

Da aber aufgrund der geringen Zellzahl in den meisten Fällen auch mit den modernsten Untersuchungsmethoden kein sichtbarer Rezidivtumor entdeckt werden kann, wird die ehemalige Prostataloge bestrahlt, d. h. der Bereich, in dem sich die Prostata vor der Operation befunden hat.

Durchführung der Salvage-Bestrahlung: Wie bei der adjuvanten Bestrahlung erfolgt die Salvage-Bestrahlung als eine über sieben bis acht Wochen fraktionierte perkutane Bestrahlung mit täglichen Einzeldosen von 1,8–2,0 Gy. Empfohlen wird eine Gesamtdosis von mindestens 66 Gy, d. h. 37 oder mehr Einzelbestrahlungen.

Wenn die PSA-Werte nach Operation deutlich höher sind, besteht die Möglichkeit, den Rezidivtumor über moderne diagnostische Schnittbildverfahren wie den transrektalen Ultraschall (TRUS), die Computertomografie (CT), die Magnetresonanztomografie (MRT) und/oder die Positronenemissionstomografie (PET-CT) zu lokalisieren. In diesem Fall ist dann auch bei der Bestrahlungsplanung eine genauere Fokussierung möglich und damit ist zumeist auch eine höhere Gesamtdosis sinnvoll. Dieses makroskopische Lokalrezidiv sollte vor einer gezielten Bestrahlung jedoch mithilfe einer gezielten, Ultraschall- oder MRT-gestützten Stanzbiopsie histologisch bestätigt werden.

Da die besten Behandlungsergebnisse bei einem möglichst frühen Therapiebeginn erzielt werden, sollte man nicht abwarten, bis das Tumorrezidiv „diagnostisch sichtbar“ wird.

Die Salvage-Bestrahlung der Prostataloge erfolgt somit aufgrund der höchsten Wahrscheinlichkeit für ein Wiederauftreten der Krebszellen direkt im Operationsgebiet. Der Erfolg dieser empirischen Therapie spiegelt sich im Verhalten des PSA-Wertes nach der Bestrahlung wider. Bei mehr als der Hälfte der Behandelten fällt er in den Folgemonaten in den „Nullbereich“, also unter die PSA-Nachweisbarkeitsgrenze. Bei einem großen Teil dieser Patienten ist der PSA-Wert auch fünf Jahre nach Therapie nicht mehr nachweisbar und dies gilt als Zeichen einer kompletten Heilung.

Die günstigste Prognose nach einer Salvage-Bestrahlung haben jene Patienten mit einem späten Ansteigen des PSA-Wertes nach der Operation, einer langen PSA-Verdopplungszeit, einem gut differenzierten Tumor und einem bei der Operation auf die Prostata begrenzten Tumorwachstum. Bei ungünstigeren Konstellationen kann eine zusätzliche Hormontherapie den Behandlungseffekt deutlich verbessern.

Wann ist eine Kombination von Strahlentherapie und Hormontherapie sinnvoll?

Die Kombination von primärer Strahlentherapie und Hormontherapie erzielt synergistische Effekte, die im Vergleich zu einer alleinigen Strahlentherapie zu noch besseren Heilungserfolgen führen.

Neoadjuvante Hormontherapie

Eine Kombination von Strahlen- und Hormontherapie wird bei aggressiveren Tumoren empfohlen. Die Behandlung beginnt mit einer Hormontherapie über einen Zeitraum von zwei bis drei Monaten und wird dann mit einer Kombination aus Strahlen- und Hormontherapie fortgesetzt. Zumeist wird ein LHRH-Agonist als Depotspritze in die Bauchhaut injiziert (erhältlich mit einer Wirkdauer von einem, drei oder sechs Monaten). Zu Beginn wird bei dieser Therapie ein Antiandrogen in Tablettenform über wenige Tage empfohlen, da LHRH-Agonisten aufgrund ihres Wirkmechanismus bei der ersten Gabe einen kurzzeitigen Anstieg des Testosterons verursachen können, der therapeutisch nicht erwünscht ist. Man spricht hierbei vom Flare-Phänomen (von englisch: flare = Aufflammen).

Eine neoadjuvante Hormontherapie bewirkt nicht selten auch eine messbare Verkleinerung der Prostata von bis zu 15–30 %, was bei Patienten mit Miktionsbeschwerden zum Teil oft schon eine Normalisierung des Harnflusses bewirkt. Ein weiterer Vorteil dieser Verkleinerung ist auch, dass akute radiogene Nebenwirkungen geringer ausgeprägt sind. Bei einer deutlichen Verkleinerung der Prostata ist das bestrahlte Volumen entsprechend geringer.

Adjuvante Hormontherapie

Bei Patienten mit einem ungünstigen Risikoprofil, einem schlecht differenzierten Prostatakrebs oder einem hohem PSA-Wert wird zusätzlich eine adjuvante Hormontherapie über einen Gesamtzeitraum von zwei bis drei Jahren empfohlen. Große Studien haben gezeigt, dass diese zusätzliche Behandlung im Anschluss an die Bestrahlung nicht nur die Zeit bis zum Auftreten von Fernmetastasen, sondern auch die Überlebenszeit deutlich verlängert.

Mit welchen Nebenwirkungen und Begleiterscheinungen muss man rechnen?

Akute Nebenwirkungen

Die Strahlentherapie verursacht häufig lokale Reizungserscheinungen in der bestrahlten Körperregion. Betroffen davon sind Organe, die sich in unmittelbarer Nähe der Prostataloge befinden, also der Enddarm und die Blase. Solch eine Reizung des Enddarms äußert sich als häufiger Stuhldrang, Blähungen und weichere Stuhlkonsistenz. Bei Hämorrhoiden können Entzündungen durch die Bestrahlung auftreten. Bei der Blase kommt es häufig zu einem verstärkten und häufigeren Harndrang, seltener zu typischen Beschwerden einer Blasenentzündung mit Brennen beim Wasserlassen. Auch eine generell verstärkte Müdigkeit und Abgeschlagenheit kommen häufig vor.

Diese akuten Nebenwirkungen treten bei der perkutanen Strahlentherapie meistens etwa ab der vierten Behandlungswoche auf, bei der Brachytherapie wenige Tage nach dem Eingriff. Diese Reizungserscheinungen sollten in den ersten Wochen nach Beendigung der Bestrahlung von selbst wieder verschwinden.

Die Brachytherapie hat dieselben akuten und späten Nebenwirkungen wie die perkutane Strahlentherapie. Bei manchen Patienten kann jedoch ein akuter Harnverhalt durch eine Entzündung und Schwellung der Harnröhre nach dem Eingriff auftreten und temporär einen Blasenkatheter erforderlich machen. Da die Brachytherapie einen operativen Eingriff unter Narkose erfordert, sind damit zusätzliche Risiken verbunden – wie das Narkoserisiko oder die Möglichkeit einer bakteriellen Infektion der Prostata.

Chronische Nebenwirkungen

Chronische Nebenwirkungen sind Beschwerden, die lange Zeit nach einer Strahlenbehandlung auftreten können und bei stärkerer Ausprägung auch schwerer zu behandeln sind. So kann es nach Monaten oder Jahren zu chronischen entzündlichen Veränderungen vor allem des Enddarms kommen, die sich auch durch Blutungen manifestieren können. Eine Urin-Inkontinenz tritt bei etwa 6 % aller Patienten als langfristige Nebenwirkung auf und betrifft eher jene Patienten, die vor einer Strahlentherapie operiert wurden. Selten werden narbige Harnröhrenverengungen beschrieben oder ein dauerhaft reduziertes Blasenvolumen. Behandlungswürdige ausgeprägte Nebenwirkungen treten insgesamt bei etwa 2–4 % aller Patienten auf.

Die Potenz kann sich nach einer Bestrahlung besonders bei jenen Patienten verschlechtern, die schon vor der Behandlung Potenzprobleme hatten. Etwa 25–40 % aller Patienten können nach zwei bis drei Jahren keine Erektion mehr bekommen oder aufrechterhalten. Wird die Strahlentherapie mit einer Hormontherapie kombiniert, dann tritt häufig eine komplette Störung der Erektion ein, die sich vor allem bei langfristiger hormoneller Behandlung kaum mehr erholt.

Welche Verhaltens- und Ernährungsmaßnahmen werden empfohlen?

Auch während einer Strahlentherapie sollte man sein Leben möglichst wie gewohnt und unverändert weiterführen. Körperliche Aktivität wirkt sich auch während einer Strahlenbehandlung positiv auf das Allgemeinempfinden aus und wird daher empfohlen.

Kommt es zu Darmbeschwerden, dann sollte man besonders auf Zitrusfrüchte, Salate, Hülsenfrüchte und rohes Gemüse verzichten, um eine zusätzliche Darmreizung zu vermeiden.

Da beim Radfahren eine lokale Reizung der bestrahlten Region auftritt, wird während und in den ersten Wochen nach Strahlentherapie davon abgeraten.

Eine Hautrötung entsteht wegen der günstigen Dosisverteilung der modernen Bestrahlungstechniken nicht, sodass keine spezielle Hautpflege nötig ist.

Die Kontrollen nach einer Strahlentherapie

Nach Abschluss einer Bestrahlung folgen zur Tumornachsorge regelmäßige Kontrollen mit PSA-Bestimmungen in zunächst meist vierteljährlichen Abständen.

Der PSA-Wert kann nach einer primären Strahlentherapie noch über ein Jahr lang kontinuierlich fallen, um sich dann langfristig auf einem niedrigen Niveau einzupendeln. Ein vorübergehender Anstieg des PSA-Wertes kann in Einzelfällen auch Jahre nach der Therapie noch vorkommen. Man bezeichnet dies als PSA-Bounce. Die Gründe dafür sind bis jetzt ungeklärt. Andere Kontrolluntersuchungen oder gar Stanzbiopsien sind in der Nachsorge meist nicht erforderlich. Auch nach einer Salvage-Bestrahlung sinkt der PSA-Wert in der Regel kontinuierlich, sodass auch hier unmittelbar nach Bestrahlung noch nicht der tiefste Wert erreicht ist.

Kurz gesagt …

Eine Bestrahlung kann in unterschiedlichen Situationen sinnvoll sein:

- als alleinige Therapie des Prostatakarzinoms,
- als additive Therapie nach einer Prostataentfernung und
- als Salvage-Therapie bei Wiederauftreten des Prostatakarzinoms nach einer Operation.

Der Einsatz der Strahlentherapie in diesen unterschiedlichen Situationen hängt von der Einschätzung des individuellen Risikos für ein Fortschreiten der Tumorerkrankung ab. Während die primäre Strahlentherapie eine echte Alternative zur Operation des Prostatakarzinoms darstellt, kann die adjuvante Bestrahlung in bestimmten Situationen eine sehr effektive Ergänzung anderer Behandlungsverfahren (Operation, Hormontherapie) sein.

Unterschiedliche Bestrahlungstechniken werden bei unterschiedlichen Tumorkonstellationen eingesetzt, manchmal stehen sie einander auch gleichwertig gegenüber, sodass Vor- und Nachteile individuell abgewogen werden können.

Da beim Prostatakarzinom in den verschiedenen Krankheitsstadien unterschiedliche chirurgische, strahlentherapeutische und medikamentöse Behandlungsverfahren zur Verfügung stehen, sollte man eine ausführliche und kompetente Beratung durch Spezialisten der entsprechenden Fachbereiche wahrnehmen.

Operation des Prostatakarzinoms

Edwin Herrmann

Eine traditionell sehr wichtige Methode, um einen Patienten vom Prostatakrebs zu heilen, ist die „radikale Prostatektomie“, eine Operation, bei der die ganze Prostata komplett entfernt wird.

Ziel dieses Eingriffs ist für Patient und Operateur die vollständige Entfernung des Tumors und damit die Heilung.

Der Operateur wird dabei größte Sorgfalt walten lassen, um

- die Fähigkeit des Patienten zur Blasenkontrolle zu bewahren, da eine Inkontinenz die Lebensqualität erheblich beeinträchtigen kann;
- die sexuelle Funktion zu erhalten, sofern der Patient Wert darauf legt.

Radikale Prostatektomie – von den Anfängen bis heute

Die radikale Prostatektomie ist über 100 Jahre alt. 1904 nahm Hugh Hampton Young an der Johns Hopkins Universitätsklinik zur Krebsbehandlung in Baltimore, USA, erstmals die operative Entfernung einer Prostata vor. Seitdem wurden die Operationstechniken vielfach verbessert – am Prinzip hat sich jedoch nichts geändert. Die Prostata samt der durch die Prostata ziehenden Harnröhre und die Samenblasen werden im Ganzen entfernt. Die dabei in der Harnröhre entstehende Lücke von – je nach Prostatagröße – 2–5 cm Länge wird durch eine neue Verbindung, eine sogenannte „Anastomose“, zwischen Blasenhals und dem verbliebenen Harnröhrenstumpf geschlossen.

Die Vorgehensweise hat sich im Laufe der Jahre immer mehr an den anatomischen Strukturen orientiert. Dies klingt selbstverständlich. Tatsache ist aber, dass beispielsweise die Verläufe der Blutgefäße und der äußerst zarten Nervenbahnen, die für die Potenz wichtig sind, nur schwer zu identifizieren und erst seit etwa 15 bis 20 Jahren einigermaßen genau bekannt sind. Den guten Operateur zeichnet aus, dass er den Überblick über die bei jedem Patienten im Detail unterschiedlichen anatomischen Verhältnisse behält und sich im Gewirr dieses „Wegenetzes" zurechtfindet.

Meilensteine in der Verbesserung der Operationstechnik waren jeweils neue Erkenntnisse über die Anatomie der venösen Blutableitung aus der Prostata, aus dem Beckenboden und aus den Schwellkörpern des Penis. Als man schließlich den genauen Verlauf des blutreichen, die Prostata umhüllenden Venengeflechtes kannte, lernte man auch, anatomiegerecht die Blutgefäße zu schonen und so Blutungen während des Eingriffs zu mindern. Im blutfreien und dadurch übersichtlicheren Operationsfeld verbesserte sich für den Operateur die Orientierung.

In den 1980er-Jahren gelang es, den Verlauf der für die Erektion wichtigen Nervenbahnen anatomisch zu identifizieren, die der Prostatakapsel beidseitig eng anliegen und zu den Schwellkörpern des Penis führen. Erst seitdem ergibt es einen Sinn, über eine Erhaltung der Potenz zu sprechen. Zudem sind Verletzungen von Enddarm, Blase und Harnleiter seltener geworden; der Verbrauch von Blutkonserven ist zurückgegangen; der Anteil der sogenannten R0- (sprich: R-Null) Resektionen hat zugenommen, d. h. es gelingt immer häufiger, alle Tumorzellen zu entfernen.

Die radikale Prostatektomie war viele Jahre lang die Standardbehandlung des lokal begrenzten Prostatakarzinoms. Trotz der vielfach verbesserten Operationstechniken hat sich diese Ausnahmestellung inzwischen relativiert. Dafür gibt es verschiedene Gründe:

- Nicht alle Patienten können durch diese Operation auf Dauer geheilt werden. Je nach Ausdehnung und Aggressivität des Primärtumors steigt bei 15–50 % von ihnen der PSA-Wert im Laufe der nächsten Jahre wieder an, verursacht entweder durch ein lokales Rezidiv oder durch Metastasen in anderen Organen (eine sogenannte systemische Ausbreitung), beispielsweise in Lymphknoten oder Knochen. Metastasen können insbesondere bei schlecht differenzierten Tumoren (Gleason-Wert 8–10) bereits vor der Operation unerkannt bestanden haben.

- In den letzten Jahren ist die perkutane Bestrahlung (siehe Kapitel „Formen der Strahlentherapie“) zu einer Behandlungsmethode entwickelt worden, die heilen kann, geringe Nebenwirkungen hat und deshalb mit der Operation konkurriert.
- Eine andere Form der Bestrahlung, die Brachytherapie (Seed-Implantation), ist als weiteres Behandlungsangebot für Patienten mit früh entdeckten Tumoren hinzugekommen.
- Die Öffentlichkeit hat erkannt, dass in den letzten Jahren zu häufig operiert wurde. Diese Feststellung betrifft einerseits Operationen an Patienten, die sich zum Zeitpunkt des Eingriffs bereits in einem weit fortgeschrittenen Stadium der Erkrankung befanden, die also durch die Operation nicht geheilt werden konnten, andererseits Operationen an Patienten, bei denen man mittels Aktiver Überwachung hätte zuwarten können, die also einer Operation nicht oder noch nicht bedurft hätten (siehe Kapitel „Abwarten? Beobachten!“).

Drei operative Zugangswege zur Prostata

Um bei der radikalen Prostatektomie von außen an die im Unterleib eingebettete Prostata zu gelangen, stehen dem Chirurgen drei verschiedene Zugangswege zur Verfügung:

- Einschnitt in die Bauchdecke (retropubisch), also von vorne
- Einschnitt in den Damm (perineal), d. h. von unten
- Zugang mithilfe feiner Sicht- und Arbeitsgeräte durch kleinste Öffnungen in der Haut (minimalinvasiv)

Retropubischer Weg (Bauchschnitt)

Der Patient liegt dabei auf dem Rücken. Der Operateur macht einen 10–15 cm langen Schnitt vom Nabel bis zur Schambeinfuge (Symphyse). Die beiden geraden Bauchmuskeln werden auseinander gedrängt, um den Weg zur Blase freizulegen. Der Dünndarm wird nach oben geschoben ohne das Bauchfell zu beschädigen; dadurch gewinnt der Operateur freie Sicht auf die Vorderfläche der Blase sowie auf den Blasenhals und die Prostata, die beide von Fettgewebe und Venengeflechten bedeckt sind. Auch die Beckenlymphknoten sind auf diesem Wege zugänglich und können – ganz oder teilweise – entfernt werden.

Perinealer Weg (Dammschnitt)

Der Dammschnitt ist der ältere, gleichsam klassische Weg. Er wurde schon bei der bereits erwähnten ersten Prostataoperation angewendet, wird aber heute seltener gewählt. Hier liegt der Patient mit hochgezogenen und abgewinkelten Beinen auf dem Rücken; sein Gesäß wird durch ein Polster angehoben, die Unterschenkel werden in besonderen „Lagerungsschalen" in Ruhe gehalten oder mit Schlaufen fixiert. Diese Extremlagerung ist notwendig, damit der Operateur eine gute Sicht auf das Operationsgebiet hat und sich an den anatomischen Verhältnissen orientieren kann. Der Dammschnitt verläuft bogenförmig zwischen dem Ansatz des Hodensackes und dem After. Durch diesen Schnitt erreicht der Operateur die Vorderwand des Enddarms; diese ist die „Operationsplattform", von der aus er sich orientiert.

Der perineale Zugang ist vor allem dann besser geeignet als der retropubische, wenn der Patient stark übergewichtig ist oder wenn er bereits ausgedehnte Bauchoperationen mit Vernarbungen hinter sich hat. Die Prostata darf nicht zu groß sein (nicht über 50 ml), weil sie sonst nicht ohne Weiteres durch den engen Operationskanal entfernt werden kann. Die Beckenlymphknoten können auf dem perinealen Weg nur schwer erreicht werden; sollen sie entfernt werden, wird man in der Regel den retropubischen Weg wählen.

Minimalinvasiver Weg

Seit vielen Jahren bemühen sich operativ tätige Urologen intensiv darum, mithilfe technisch hoch entwickelter, feiner röhren- bzw. schlauchförmiger Geräte die großen Schnitte bei offenen Operationstechniken zu vermeiden und durch Techniken zu ersetzen, die nur kleinste, so genannte minimalinvasive Schnitte bzw. Stiche erfordern. Besondere Aufmerksamkeit wurde in der letzten Zeit der sogenannten „DaVinci"-Operationsmethode zuteil, die als Weiterentwicklung der konventionellen Laparoskopie (Bauchspiegelung) angesehen werden kann und heute als Standard-Verfahren zur operativen Entfernung der Prostata angesehen werden kann (siehe unten).

Rolle der Beckenlymphknoten und ihre Entfernung (pelvine Lymphadenektomie)

Lymphknoten sind Filter für die Zwischengewebsflüssigkeit (Lymphe), die in den Lymphgefäßen transportiert wird. Jedes Organ produziert Lymphe und jedem Organ sind in seiner unmittelbaren Umgebung (regionale) Lymphknoten zugeordnet. Die regionalen Lymphknoten der Prostata bilden eine Kette entlang der großen Blutgefäße im Becken.

Sind in der Lymphe Tumorzellen, die aus der Prostata stammen, dann findet der untersuchende Arzt diese zuerst in den regionalen Lymphknoten und erst später in den Lymphknoten entlang der Körperschlagader (Aorta) und der Hohlvene (Vena cava). Ist der Krebs nicht mehr auf die Prostata begrenzt, sondern hat er sich bereits in den Lymphknoten festgesetzt, dann handelt es sich um ein fortgeschrittenes Tumorstadium, das oft nicht mehr durch eine Operation geheilt werden kann. Das Risiko, dass eine solche Tumorausbreitung vorliegt, kann man anhand sogenannter Risikokalkulatoren abschätzen, wenn die Ausdehnung des Primärtumors (T-Kategorie), der Differenzierungsgrad (Gleason-Score) und der PSA-Wert bekannt sind. Ob ein solcher Lymphknotenbefall aber tatsächlich bereits eingetreten ist, lässt sich nur durch die direkte Untersuchung der regionalen Lymphknoten feststellen. Dies bedeutet, dass bei einem Verdacht auf eine solche Tumorausbreitung zunächst einige Lymphknoten entnommen und untersucht werden müssen.

Die Entscheidung zur radikalen Prostatektomie hängt allerdings nicht nur von der Anzahl der befallenen Lymphknoten und dem Gleason-Wert des Primärtumors ab, sondern auch vom Alter des Patienten und dessen Einstellung zu seinem weiteren Leben mit der Erkrankung.

Handelt es sich beispielsweise um einen jungen Mann mit einem niedrigen Gleason-Score und nur einem befallenen Lymphknoten (pN1), so wird man die Operation in der Regel durchführen, um möglichst viel Tumorgewebe zu entfernen. Ein solcher Eingriff kann Heilung bringen: es kann aber auch – manchmal erst nach Jahren – eine Progression eintreten; der PSA-Wert des Patienten steigt wieder an, oder es bilden sich Metastasen im Knochen.

Vorbereitung einer radikalen Prostatektomie

Versetzen Sie sich in folgende Lage: Die Diagnose Prostatakrebs ist gesichert. Sie haben sich für die Operation entschieden und von Ihrem Arzt über deren Vor- und Nachteile ausführlich informieren lassen. Wahrscheinlich haben Sie sogar einen zweiten Arzt um seine Meinung gebeten. Sie sind sicher, gut und umfassend beraten worden zu sein, die ungeprüften und deshalb häufig unqualifizierten Informationen, die Sie vielleicht im Internet gefunden haben, haben Sie hoffentlich nicht irritiert.

Dann akzeptieren Sie die Ihnen vorgeschlagenen Voruntersuchungen, die notwendig sind, weil nicht jeder Mann Ihres Alters rundum gesund ist. Laborwerte werden überprüft, Herz und Lunge eingehender untersucht. Teilen Sie Ihrem Arzt Ihre gesundheitliche Vorgeschichte mit, die sogenannte Anamnese, und überreichen Sie ihm eine Liste der Medikamente, die Sie regelmäßig, gelegentlich oder nach Bedarf einnehmen. Auch die üblichen Arzneimittel aus Ihrer Hausapotheke dürfen Sie dabei nicht übersehen. So gehört zum Beispiel Aspirin zu den Medikamenten mit beachtlichen Nebenwirkungen. Es verdünnt das Blut und verstärkt dadurch die Blutungsneigung, weswegen es eine Woche vor der Operation abgesetzt werden muss.

Liegen alle Befunde vor, wird der Anästhesist mit Ihnen die verschiedenen Formen der Narkose besprechen und Sie außerdem über die Möglichkeiten der Schmerzbehandlung nach der Operation informieren. Dafür wird man Ihnen einen dünnen Katheter empfehlen, der an der Wirbelsäule appliziert und in die Nähe des Rückenmarks gebracht wird. Über diesen Katheter kann ein lokales Betäubungsmittel gespritzt werden, das die unteren Körperregionen – also das Operationsgebiet – schmerzfrei hält (Epiduralanästhesie). Bei der „DaVinci"-Operationsmethode ist das in der Regel nicht nötig, da hier die Schmerzen nach der Operation im Vergleich zur retropubischen Prostatektomie geringer sind. Früher oder später wird auch noch eine Rasur im Genitalbereich notwendig sein. Damit sind die Vorbereitungen abgeschlossen und Sie sollten sich jetzt dem Können Ihrer Ärzte anvertrauen.

Operationsverlauf

Nachdem der Patient in die richtige Position für die Operation, d.h. in Rückenlage gebracht und in Narkose versetzt wurde, wird noch vor Beginn der Operation ein Katheter in die Harnblase eingeführt, damit diese während des Eingriffs leer bleibt. Das schafft Platz, denn eine volle Blase engt den Raum im kleinen Becken für den Operateur sehr ein.

Ist der Hautschnitt gemacht, kommt es darauf an, ob im Verlauf dieser Operation zunächst die oben beschriebene Voruntersuchung der Beckenlymphknoten vorgenommen werden soll. In diesem Falle wird noch nicht der direkte Weg nach unten zur Prostata beschritten, sondern zunächst die Gabelung der großen Blutgefäße im Becken (die Iliakalgefäße) aufgesucht. Entlang der Gefäß- und Nervenbahnen finden sich hier 10 bis 20 teilweise von Fettgewebe umhüllte Lymphknoten, die am häufigsten von Tumorzellen befallen werden.

Der Operateur entnimmt sie und lässt sie, wenn notwendig, sofort vom Pathologen untersuchen (Schnellschnittdiagnose). Dieser friert das Material innerhalb von 20 Minuten ein, schneidet es in hauchdünne Scheibchen (Schnitte genannt), untersucht es unter dem Mikroskop auf Tumoranteile und teilt dem Operateur dann sofort das Ergebnis mit.

Bei der Entnahme befallener Lymphknoten ist der Operateur bemüht, die zu- und abführenden Lymphgefäße elektrisch zu veröden bzw. mit Faden oder Metallclip zu verschließen. Es kann passieren, dass dies nicht 100%ig gelingt. Dann wird sich in den Tagen nach dem Eingriff Lymphe durch den vorsorglich am Ende der Operation aus dem Beckenhohlraum nach außen gelegten Drainageschlauch entleeren.

Zur Entfernung der Prostata schafft sich der Operateur, nachdem er den Hautschnitt gemacht hat, Platz, indem er die Bauchmuskeln auseinander drängt und die darunter liegende Bindegewebshülle spaltet. Blase und Prostata werden teilweise von dem umhüllenden Fettgewebe und Venengeflecht befreit. Im nächsten Schritt sucht der Operateur die hinter der Schambeinfuge liegende, aus Bindegewebe bestehende Bänderplatte auf, die sich von der Prostata bis zur Innenfläche des Schambeins erstreckt und die Harnröhre bedeckt. Unmittelbar darunter – also auf der Prostata und auf der Harnröhre – liegt ein großes Venengeflecht.

In dieser Phase wird der Operateur das wie ein Zeltdach gespannte Bindegewebe des Beckenbodens behutsam einschneiden und nach vorne zum Schambein hin öffnen. Die Öffnung wird nur so weit fortgeführt, solange gewährleistet ist, dass kein Blut aus den dicht anliegenden Venen austritt. Jetzt stellt sich für den Operateur eine wichtige Frage: Kann er in dem Operationsgebiet blutungsfrei und übersichtlich arbeiten? Es kommt dabei vor allem darauf an, mit welcher Technik und mit wie viel Geschick er das Venengeflecht durchtrennt, um die dabei nicht völlig vermeidbare Blutung stillen zu können. Ziel ist es, den Blutverlust möglichst gering zu halten, damit das Operationsfeld blutleer und übersichtlich bleibt. Nur so ist es möglich, den anatomischen Verhältnissen entsprechend vorzugehen, d. h. Prostatabegrenzung, Harnröhre, Schließmuskel und Gefäß-Nervenbündel eindeutig zu identifizieren und zu schonen.

Im nächsten Schritt wird die Harnröhre freigelegt. Wie ein dickes Kabel, welches im Kabelschacht verschwindet, wird sie bis zur Mündung in die Prostata verfolgt. Erst dann wird die Stelle gesucht, an der ihre Vorderwand eingeschnitten wird. Hier ist größte Sorgfalt nötig, da der Schnitt hart an der Spitze (Apex) der Prostata geführt wird, man nennt das den apikalen Absetzungsrand. Von dieser Stelle kann eine Probe des Prostatagewebes für einen Schnellschnitt entnommen werden; dies ist vor allem dann erforderlich, wenn bei der vorausgehenden Biopsie Tumoranteile in der Prostataspitze entdeckt wurden.

Versucht der Operateur mit größtmöglicher Sicherheit alle Tumorzellen zu entfernen und setzt die Harnröhre in zu weitem Abstand von der Prostataspitze ab, besteht die Gefahr, dass er dabei den äußeren Schließmuskel beschädigt, der direkt an der Austrittsstelle der Harnröhre aus der Prostata liegt. Das bedeutet nicht, dass der Operateur an diesem Punkt zwischen Kontinenz und Radikalität entscheidet; vielmehr geht es darum, dass er seine Vorgehensweise einerseits der Tumorausdehnung, andererseits der individuellen Anatomie des Patienten anpassen muss. Die tatsächliche Ausdehnung des zu operierenden Tumors kann er – wie schon weiter oben bei der diagnostischen Lymphadenektomie beschrieben – durch einen Schnellschnitt vom Pathologen überprüfen lassen.

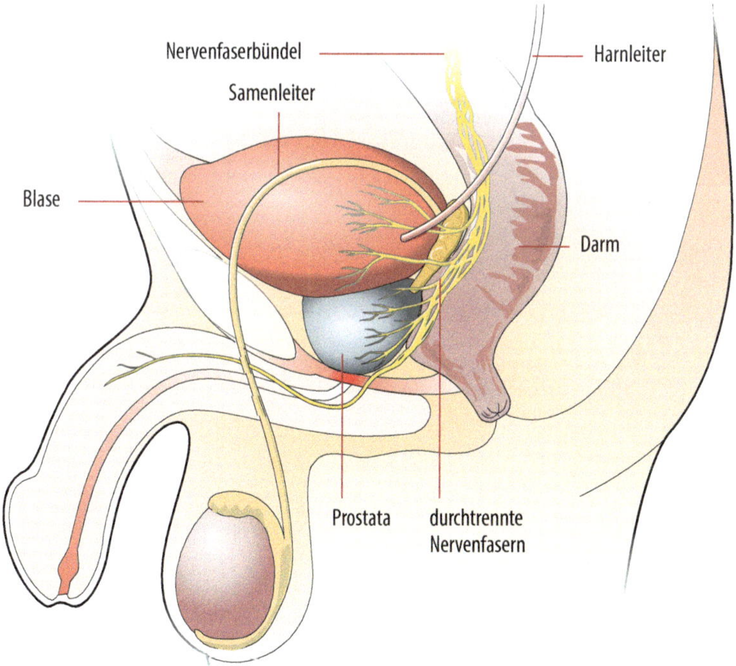

Abbildung 25. Zunächst werden die Blutgefäße mit den Nerven durchtrennt, welche die Prostata versorgen. Im Idealfall können dabei die Erektionsnerven geschont werden.

Der nächste Schritt des Eingriffs wurde vorweg zwischen Ihnen und Ihrem Arzt besprochen. Sind Sie jung, legen Sie Wert auf Ihre Potenz und hat der Tumor eine geringe Ausdehnung, dann bemüht sich der Operateur jetzt um eine möglichst weitgehende ein- oder beidseitige Erhaltung der seitlich der Prostata verlaufenden Nervenstränge. In dieser Phase der Operation wird über Potenz oder Impotenz entschieden, denn diese hauchdünnen Nervenfasern sind die Impulsleiter für die Erektion. Begleitet von Blutgefäßen liegen sie der Prostata eng an und sind mit der Prostatakapsel geradezu verwoben. Um diese Nervenfasern und Gefäße zu schonen, wird der Operateur sie vorsichtig aus dem Gewebe der Kapsel herauslösen und von der Harnröhre trennen.

Können aufgrund einer bereits zu weit gehenden Tumorausdehnung die Nervenbündel nicht geschont werden, so gilt es, möglichst radikal zu operieren, d. h. alles möglicherweise tumorbefallene Gewebe herauszuschneiden; die Nerven werden dann zusammen mit den Gefäßen, die sie an der Harnröhre und seitlich des Enddarms begleiten, gemeinsam mit der Prostata entfernt.

Nun wird die zuvor eröffnete Harnröhre komplett quer durchtrennt. Die in die Prostata einmündenden Gefäß- und Nervenenden werden durchtrennt, der Hauptstrang des Erektionsnervs wird nach Möglichkeit geschont.

Die Samenblasen (Bläschendrüsen) werden mit der Prostata entfernt; der Operateur trennt sie vom Blasenboden, mit dem sie verwachsen sind. Die hier mündenden Samenleiter werden durchschnitten. Dann wird der Katheter entfernt, sodass die aus der Blase aus- und in die Prostata eintretende Harnröhre durchtrennt werden kann. Jetzt kann das gesamte herausgeschnittene Gewebe – das „Präparat“ –, das aus der Prostata, den Samenblasen, der Trennschicht zwischen Prostata und Darm, Gefäß- und Nervenbündeln sowie den Stümpfen der Samenleiter besteht, vom Blasenhals getrennt und entfernt werden. Die dabei in der Harnröhre entstehende Lücke zwischen Blase und Schließmuskel von – je nach Prostatagröße – 2 bis 5 cm Länge wird durch eine neue Verbindung (Anastomose) zwischen Blasenhals und dem verbliebenen Harnröhrenstumpf geschlossen. Das Präparat wird dem Pathologen zur weiteren Untersuchung übergeben (Abbildung 26).

Im letzten Schritt stellt der Operateur die Kontinuität des unteren Harntrakts wieder her, der ja durch die Operation durchtrennt wurde. Dazu reduziert er den etwas weiteren Blasenhals durch einengende Raffnähte auf den kleineren Durchmesser der Harnröhre. Erst dann kann er die Blase mit dem verbliebenen Stumpf der Harnröhre durch feine Nähte neu verbinden (Abbildung 27). Nun wird der Blasenkatheter gelegt, der in den Tagen nach dem Eingriff den Urin aus der Blase ableiten wird. Diese neue Verbindung zwischen Blase und Harnröhre, die Anastomose, gilt es mit großer Sorgfalt herzustellen, damit der dem Harnröhrenstumpf nunmehr unmittelbar anliegende äußere Schließmuskel geschont wird. Bei einer guten Anastomose entstehen bei der Abheilung keine Narben, die die Harnentleerung später erheb-

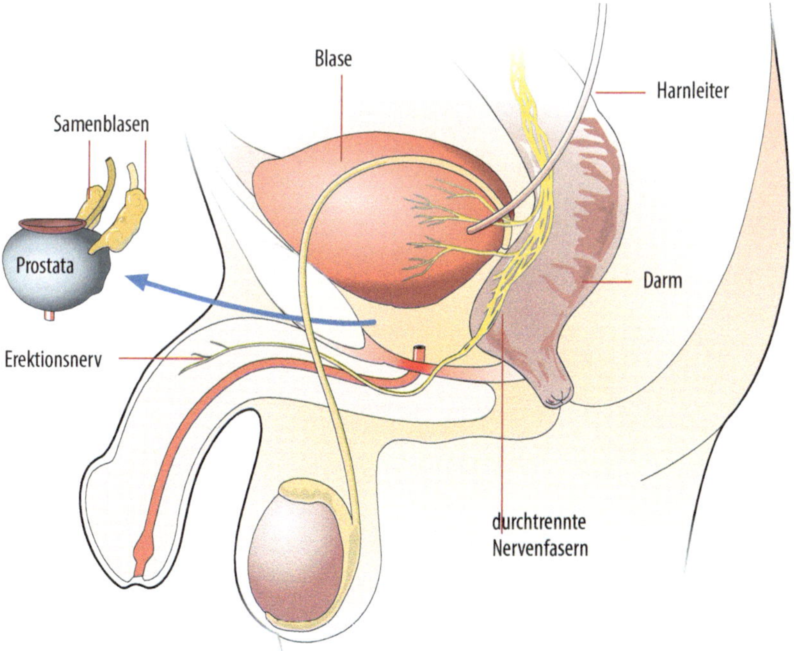

Abbildung 26. Im zweiten Schritt wird die Prostata samt Samenblasen entfernt.

lich behindern könnten. Die Anastomose soll aber gleichzeitig ausreichend dicht sein, sodass bei der Blasenentleerung schon nach einigen Tagen kein Urin mehr in die Umgebung austreten kann.

Versorgung und Betreuung nach der Operation

Bereits am Operationstag oder spätestens nach 24 Stunden dürfen Sie das Bett verlassen. Der Urin fließt durch den in der Harnblase liegenden Katheter ab. Dieser Katheter sollte für die nächsten Tage Ihr „Freund und Begleiter" werden, denn er sorgt dafür, dass die neue Verbindung zwischen Blase und Harnröhre ohne Störung heilen kann. Er wird durch einen kleinen Ballon in der Blase gehalten. Achten Sie deshalb auf den Katheter und lernen Sie ihn schätzen.

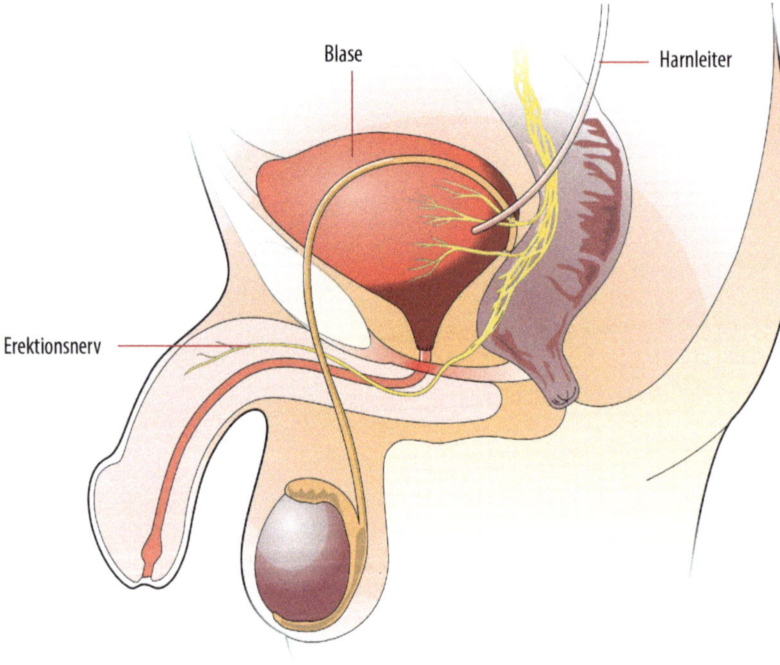

Abbildung 27. Ansicht nach operativer Prostataentfernung (mit geschontem Erektionsnerv). Der untere Teil der Blase wird mit der Harnröhre verbunden.

Nahe der Operationswunde treten aus dem Unterbauch die vom Operateur gelegten Drainagen (Schläuche) aus, die das entstehende Wundwasser ableiten. Sollte noch Urin durch die Anastomose austreten, so wird dieser gleich mit abgeleitet. Ein anhaltender Lymphfluss ist eine Komplikation der Operation, die von Patient und Operateur viel Geduld erfordert. Solange für einen guten Abfluss nach außen gesorgt ist, kann dieses Geduldspiel nach etwa einer Woche beendet werden, indem der Arzt über den Drainageschlauch ein Medikament zuführt.

Kann dagegen die neu gebildete Lymphe nicht nach außen abfließen, so entsteht eine Lymphozele – ein mit Lymphe gefüllter blasenartiger oder „zystischer" Hohlraum. Diese kann auf die dort liegenden großen Venen drücken, sie einengen und den Blutrückstrom drosseln. Deshalb müssen große Lymphozelen punktiert und die darin angesammelte Flüssigkeit abgeleitet werden.

Die Schläuche bleiben so lange an Ort und Stelle, bis keine Flüssigkeit mehr austritt. Etwa drei bis fünf Tage nach der Operation können sie schmerzlos entfernt werden. Manchmal ist es notwendig, Lymphozelen zu „fenstern", d.h. in Allgemeinnarkose minimalinvasiv für einen Abfluss der Lymphozele in den Bauchraum zu sorgen, von wo aus die Lymphe aufgenommen und mit dem Urin ausgeschieden wird. Auch der Darm wird sehr schnell seine Tätigkeit wieder aufnehmen. Sobald dies erfolgt ist, können Sie auch wieder essen und trinken. In den nächsten Tagen sollten Sie auf täglichen Stuhlgang achten und Verstopfungen vermeiden.

Wichtig ist die Mobilisierung, um eine tiefe Beinvenenthrombose, d.h. den Verschluss der Vene durch ein Blutgerinnsel, zu vermeiden. Verlassen Sie sich also nicht nur auf die täglichen Injektionen, die das Blut verdünnen und somit die Thrombenbildung verhindern. Freuen Sie sich über jeden Besuch der Physiotherapie und trainieren Sie darüber hinaus die Atemmuskeln (tief durchatmen!) und die Beinmuskeln („Spaziergang im Bett"; häufig das Bett verlassen!).

Abhängig von Ihrem Allgemeinzustand und Ihrer häuslichen Versorgung können Sie dann nach Hause entlassen werden. Viele alltägliche

Verrichtungen werden Ihnen noch schwer fallen, aber von Tag zu Tag wird es Ihnen besser gehen und irgendwann werden Sie sich wieder so gesund und kräftig wie vor der Operation fühlen. Benötigen Sie bei der Entlassung noch den Katheter, kann der 500-ml-Urinbeutel am Bein befestigt werden und verschwindet unauffällig unter dem Hosenbein. Nachts wählen Sie ein größeres Reservoir, damit der Urin im Beutel nicht „überläuft" und kein Rückstau entsteht, der die Anastomose gefährden würde.

Der Tag, an dem der Katheter schließlich entfernt wird, bleibt meist in schlechter Erinnerung, weil der Urin dann noch nicht gleich gehalten werden kann. Es kann noch ein paar Tage dauern, bis der Schließmuskel wieder trainiert ist.

In den ersten sechs Wochen nach der Operation sollten Sie sich schonen, noch nicht Fahrrad fahren und körperliche Anstrengungen vermeiden.

Viele Versicherungsträger bezahlen – auf ärztliche Verordnung – nach einer Tumoroperation eine Anschlussheilbehandlung (AHB) von circa drei Wochen, die in speziellen, meist gut eingerichteten Nachsorgekliniken stattfinden kann. Eine solche Form der Nachsorge ist zwar aufwendig, bietet aber viele Vorteile. Ihr Körper und Ihre Psyche können sich von dem Eingriff in angenehmer Umgebung erholen. Täglicher Bestandteil der AHB ist das Kontinenztraining. Außerdem werden Sie (bei Bedarf) über die Ursachen einer nach der Operation eventuell bestehenden Impotenz und über Möglichkeiten zu ihrer Behebung aufgeklärt. Unter ärztlicher Anleitung kann bereits jetzt ein sogenanntes Schwellkörpertraining mit Tabletten (Viagra® o. ä.) oder einer Selbstinjektion (SKAT, siehe Kapitel „Schädigung und Wiederherstellung der Potenz") begonnen werden.

Sollte Ihnen also die Möglichkeit einer solchen Erholung und Schulung geboten werden, dann zögern Sie nicht, sie in Anspruch zu nehmen. Die AHB kann auch ambulant in der Nähe Ihres Wohnorts durchgeführt werden.

Perineale radikale Prostatektomie

Wurde der Hautschnitt am Damm gelegt, dann bahnt sich der Chirurg den Weg zur Prostata durch sorgfältige Schnitte zwischen der oben liegenden Harnröhre und dem unten liegenden Enddarm. Beide Organe werden während des Eingriffs ständig bewegt und kontrolliert. Das Vorgehen ist weniger blutig als der retropubische Zugang, da das die Prostatavorderfläche umhüllende Venengeflecht nach oben geschoben werden kann und somit nicht durchtrennt werden muss. Die Prostata wird schrittweise vom Darm, an dem sie fixiert ist, abgelöst und die Harnröhre an der Mündungsstelle in die Prostata eröffnet. Mit einem speziellen Instrument können Prostata und Blase nach unten in das Operationsfeld verlagert werden, sodass der Operateur die Prostata dann zusammen mit den Samenblasen vom Blasenhals abtrennen kann.

Die Wiederherstellung einer Verbindung zwischen Harnröhre und Blasenhals erfolgt nach dem gleichen Prinzip wie beim retropubischen Vorgehen. Auch die Probleme der Nervenerhaltung sind vergleichbar. Es ist jedoch nicht erwiesen, ob die Nerven beim perinealen Zugang ähnlich erhalten werden können wie beim retropubischen Zugang. Handelt es sich um einen ausgedehnten Tumor, dann wird es bei diesem Vorgehen schwierig, den Eingriff zu erweitern, um möglichst viel Gewebe aus der Umgebung zu entfernen. Ist daher davon auszugehen, dass der Tumor sich bereits weiter ausgedehnt hat, so wird man den retropubischen Zugang bevorzugen.

Die Patienten erholen sich nach dieser Operation in der Regel rasch, zumal sie nicht durch den Bauchschnitt beeinträchtigt sind. Einige haben jedoch Beschwerden beim Sitzen, weshalb sie in den ersten Wochen ein Sitzkissen verwenden sollten.

Laparoskopische radikale Prostatektomie

Minimalinvasive Operationen sind in der Urologie seit vielen Jahren üblich. Blasentumoren sowie Nieren- oder Harnleitersteine werden bereits auf diese Weise entfernt. Diese Techniken wurden später von Chirurgen übernommen und so weiter entwickelt, dass nun beispielsweise die mit Steinen gefüllte Gallenblase, der entzündete Wurmfortsatz (Blinddarm) oder krebserkrankte Darmanteile minimalinvasiv aus der Bauchhöhle entfernt werden können. Ähnliche minimalinvasive Techniken wurden vor circa 30 Jahren auch zur Operation des Prostatakrebses entwickelt, setzten sich aber wegen der unzureichenden technischen Ausstattung und der Kompliziertheit dieser Eingriffe zunächst nicht durch. Erst Ende der 1990er-Jahre war die Urologie in Deutschland so weit, betroffenen Patienten die laparoskopische radikale Prostatektomie flächendeckend und mit guten Ergebnissen anzubieten. Eine Weiterentwicklung der konventionellen Laparoskopie stellt die roboterassistierte „DaVinci“-Technik dar. Hierbei handelt es sich um eine moderne Operationstechnik, bei der die Vorteile der Laparoskopie mit den Vorzügen der offenen Schnittoperation kombiniert werden.

Die Zugangsmöglichkeiten: Transperitoneal oder extraperitoneal

Es gibt zwei Wege, die Prostata konventionell laparoskopisch radikal zu entfernen. Der Operateur führt die endoskopischen Operationsgeräte entweder durch die Bauchhöhle (transperitoneal) ein oder er bleibt außerhalb des Bauchraumes (extraperitoneal). In beiden Fällen befindet sich der Patient in Rückenlage.

Bei der transperitonealen Technik werden die daumendicken Sicht- und Arbeitsrohre direkt in die Bauchhöhle eingeführt. Bei der extraperitonealen Technik werden diese Rohre außerhalb der Bauchhöhle in den natürlichen Spalt zwischen Bauchwand und Bauchfell eingebracht. Dazu muss der Chirurg diesen Spalt mit einem speziellen Ballon, der mit Kohlendioxidgas (CO_2) gefüllt wird, zu einem künstlichen Hohlraum erweitern.

Die transperitoneale Methode hat den Nachteil, dass Darmschlingen die Sicht auf das Operationsfeld behindern können und somit die Gefahr von Darmverletzungen größer ist. Sind bereits Bauchoperationen vorausgegangen, sollte wegen der zu erwartenden Vernarbungen der transperitoneale Weg vermieden werden.

Beim extraperitonealen Zugangsweg kommt der Operateur in der Regel nicht mit Darmschlingen in Kontakt. Die Gefahr von Darmverletzungen ist somit geringer. Jedoch ist auch der Raum, in dem sich der Operateur mit seinen Instrumenten bewegen kann, kleiner und das Erlernen dieser Methode schwieriger. Frühere Bauchoperationen sind beim extraperitonealen Zugang kein Ausschlussgrund.

Beide Techniken gleichen sich in ihrer sonstigen Ausführung und in den Ergebnissen: Falls notwendig werden bei beiden Eingriffen zunächst die Beckenlymphknoten entfernt. Dann erfolgt die Durchtrennung des auf der Prostata liegenden Venengeflechts. Danach wird der Blasenhals eingeschnitten und von der Prostata getrennt. Anschließend durchtrennt und verschließt der Operateur die hinter der Blase liegenden Samenleiter und löst die Samenblasen aus dem umgebenden Gewebe heraus.

Unterhalb der Prostata durchtrennt er dann das Bindegewebe zum Enddarm, sodass dieser abgelöst werden kann. Im nächsten Schritt werden die seitlichen Verankerungen der Prostata am Darm durchtrennt. Das aus Prostata, Samenblasen und Stümpfen der Samenleiter bestehende „Präparat" hängt jetzt nur noch an der Harnröhre, von der es abgeschnitten und dann in einem sogenannten „Bergebeutel" gelagert wird. Erst wenn der Operateur die neue Verbindung zwischen Harnröhre und Blase (Anastomose) hergestellt hat, wird der Bergebeutel mit dem Präparat entfernt.

Roboter-unterstützte Prostatektomie - das Da Vinci-System

Roboterunterstützte Operationstechniken werden in Deutschland ungefähr seit 2004 durchgeführt. Das DaVinci-System wurde schnell verbessert, sodass die Qualität und Zuverlässigkeit gerade in den letzten fünf Jahren deutlich gestiegen sind. Derzeit sind in Deutschland über 80 dieser Systeme im Gebrauch. Ein großer Teil der Prostatakrebsoperationen wird inzwischen damit durchgeführt.

Im Gegensatz zur konventionellen Laparoskopie liegt der Patient bei dieser Methode in der sogenannten Trendelenburg-Lagerung mit gespreizten Beinen und tief abgesenktem Kopf. Auf diese Weise werden

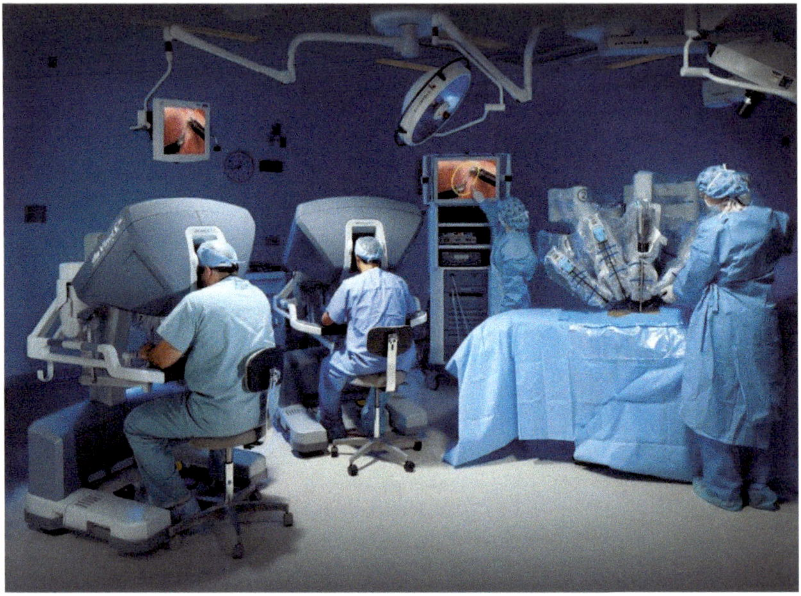

Abbildung 28. Roboterunterstützte DaVinci-Prostatektomie. Zwei Operateure kontrollieren an einer Doppelkonsole mittels Telemanipulation die Roboterarme. Der Patient ist mit einem blauen Tuch abgedeckt. Die Arme des Roboters sind in den Körper des Patienten eingebracht (mit freundlicher Genehmigung von Intuitive Surgical, Inc.).

die im Bauch liegenden Organe kopfwärts verlagert und geben dem Operateur mehr Platz und eine größere Bewegungsfreiheit im Beckenbereich des Patienten.

Fast immer wird die DaVinci-Operation transperitoneal durchgeführt. Der Operateur selbst sitzt an einer 3-D-kompatiblen HD-fähigen Konsole (oder zwei Operateure bei Vorhandensein einer Doppelkonsole) und kontrolliert mittels Telemanipulation die Roboterarme, die zu Beginn der Operation wie bei der konventionellen Laparoskopie in den Bauchraum eingeführt werden. Nach Orientierung im kleinen Becken werden die Lymphknoten entfernt und zur sofortigen feingeweblichen Untersuchung zum Pathologen geschickt. Die weiteren Schritte erfolgen analog der konventionellen laparoskopischen radikalen Prostatektomie. Jedoch kann das Prostatektomiepräparat erst nach Abdocken der Roboterarme und minimaler Erweiterung eines der laparoskopischen Schnitte geborgen werden. Der Wundverschluss selbst erfolgt dann erneut wie bei der konventionellen Laparoskopie.

Bewertung der unterschiedlichen Zugänge und Techniken

Retrospektive Untersuchungen der konventionell-laparoskopischen und der DaVinci-Radikaloperationen zeigen Ergebnisse, die hinsichtlich der Radikalität der Tumorentfernung und der Nebenwirkungen denen der offenen Chirurgie gleichen. Auch funktionelle Ergebnisse in Bezug auf Kontinenz und Potenz nach der Operation scheinen mindestens gleichwertig zu sein. Es gibt Hinweise, dass mit der DaVinci-Methode der Blutverlust und der Bedarf an postoperativen Schmerzmitteln geringer ist. Auch die Krankenhausaufenthaltsdauer ist verkürzt. Ich führe in meiner Klinik in Recklinghausen sowohl die retropubische Prostatektomie als auch die DaVinci-Prostatektomie durch. Nach meiner persönlichen Einschätzung gibt es nur noch wenige Indikationen für den retropubischen Zugangsweg, wie z. B. zahlreiche Vor-Operationen oder lokal deutlich fortgeschrittene Befunde mit Lymphknotenmetastasen. Die bessere Visualisierung sowie die intuitive Handhabung mit der DaVinci-Methode ermöglichen meines Erachtens bessere funktionelle und onkologische Ergebnisse. Allerdings fehlen prospektive Studien zur Überprüfung der Ergebnisse, die wegen der hohen Spezialisierung der einzelnen Einrichtungen bis auf Weiteres auch nicht zu erwarten sind.

Es lässt sich jedoch beobachten, dass die Häufigkeit der DaVinci-Prostatektomien deutlich zunimmt. Inzwischen werden in Deutschland mehr als die Hälfte der radikalen Prostatektomien mit dem DaVinci-System durchgeführt.

Die Anzahl konventionell-laparoskopisch ausgeführter Prostatektomien nimmt hingegen deutlich ab, während die retropubische Prostatektomie weiterhin verbreitet ist. Der Grund für den „DaVinci-Boom“ liegt einerseits in der Neuartigkeit dieses Verfahrens begründet und andererseits in der Möglichkeit, die Vorteile der konventionellen Laparoskopie mit den Vorzügen einer Schnittoperation zu kombinieren. Während der Operateur bequem an der Konsole des DaVinci-Systems

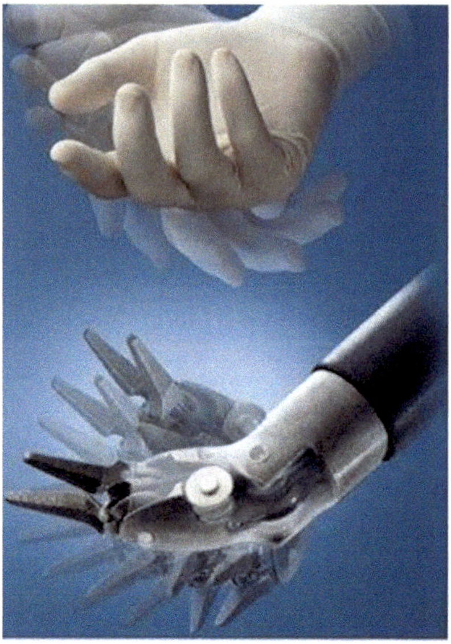

Abbildung 29. DaVinci-Prostatektomie. Hochmoderne Computertechnik überträgt die Handbewegungen des Operateurs in präzise Mikrobewegungen der DaVinci-Instrumente (mit freundlicher Genehmigung von Intuitive Surgical, Inc.).

sitzt, filtert und überträgt die hochmoderne Computertechnologie die Handbewegungen in präzise Mikrobewegungen der DaVinci-Instrumente (Abbildung 29).

Jedoch ist nicht nur die Operationsmethode für das Operationsergebnis entscheidend. In jedem Krankenhaus, das die DaVinci-Methode anbietet, sollte auch differenziert über die Schnittoperation aufgeklärt werden. Neben den individuellen Gegebenheiten (Körperstatur, Konstitution, Voroperationen u. a.) können manchmal Patienten mit deutlich fortgeschrittenen Tumoren und Lymphknotenmetastasen eher von der retropubischen Operation profitieren, da sie ggf. zusätzlich eine Teilentfernung der Harnblase oder eine erweiterte Lymphknotenentfernung bis zur Bauchschlagader benötigen. Darüber hinaus ist die DaVinci-Methode sehr teuer. Allein die Wartung des DaVinci-Systems kostet circa 150 000 Euro im Jahr. Pro Eingriff muss das Krankenhaus circa 1000 Euro mehr bezahlen als bei der retropubischen Methode und erhält das Geld nicht von den Krankenkassen zurückerstattet.

Solange sich diese Umstände nicht ändern und DaVinci-Operationen nicht besser vergütet werden, können sich Krankenhäuser mit eingeschränkten finanziellen Möglichkeiten diese Operationsmethode (unabhängig von deren theoretischen Vorteilen) nicht leisten.

Kurz gesagt …

Die Operation stellt die häufigste Therapie des lokalisierten Prostatakrebses dar. Das Ziel ist die Entfernung aller Tumorzellen und somit die Heilung. Die Prostata samt der durch die Prostata ziehenden Harnröhre und die Samenblasen werden im Ganzen entfernt. Die dabei in der Harnröhre entstehende Lücke zwischen Blase und Schließmuskel von – je nach Prostatagröße – 2 bis 5 cm Länge wird durch eine neue Verbindung (Anastomose) zwischen Blasenhals und dem verbliebenen Harnröhrenstumpf geschlossen. Insgesamt gibt es vier unterschiedliche Ansätze, um an die Vorsteherdrüse zu gelangen.

Beim retropubischen Weg macht der Operateur einen 10 bis 15 cm langen Schnitt vom Nabel bis zur Schambein-Fuge (der Symphyse). Der Dammschnitt ist der ältere, gleichsam klassische Weg, wird aber heute seltener gewählt. Der minimalinvasive (laparoskopische) Weg wurde in den 1990er-Jahren eingeführt. Es sind lediglich kleine Schnitte notwendig, über die die Prostata mit röhren- bzw. schlauchförmigen Geräten entfernt wird. Eine Weiterentwicklung dieses Zugangswegs stellt die DaVinci-Operationsmethode dar, bei der mittels 3-D-Technik und Telemanipulation Roboterarme gesteuert werden die, analog zur konventionellen Laparoskopie, zuvor in den Bauchraum eingeführt wurden.

Aktuell lässt sich nicht eindeutig sagen, welche Operationsmethode diejenige mit den besten Ergebnissen ist. Die Vorteile der DaVinci-Prostataentfernung gegenüber der retropubischen Methode liegen für den Patienten im kürzeren Krankenhausaufenthalt und in der schnelleren Rückkehr ins Alltagsleben, da ihm der große Hautschnitt erspart bleibt. In Bezug auf die postoperative Potenz und Kontinenz gibt es jedoch keine wissenschaftliche Evidenz, dass die DaVinci-Operation besser ist als die konventionellen Operationsmethoden. Die richtige

Therapieentscheidung ist nur individuell möglich und hängt von zahlreichen Faktoren wie z. B. Konstitution des Patienten, Vor-Operationen, Größe der Prostata, klinisches Tumorstadium sowie vor allem Expertise des Operateurs ab. Nur unter Berücksichtigung dieser individuellen Faktoren ist eine optimale Therapieplanung für Operateur und Patient im gemeinsamen Gespräch möglich.

Alternative Therapieverfahren

Martin Schostak

Neben den Radikaltherapien auf der einen Seite und dem vorübergehenden Nichtbehandeln auf der anderen Seite suchen viele Betroffene nach sogenannten alternativen Therapien. Dabei handelt es sich um Verfahren, die noch nicht als standardisiert gelten, d. h. dass die wissenschaftliche Prüfung noch nicht abgeschlossen ist bzw. dass es bei der Anwendung unterschiedliche Modifikationen gibt. Das Ziel dieser Therapien ist eine möglichst gleichwertige Krebstherapie bei weniger Invasivität bzw. besserem Erhalt der Lebensqualität.

Der Entscheidung, ob eines der Standardverfahren oder eines der alternativen Verfahren infrage kommt, sollte immer eine neutrale und vollständige Beratung vorausgehen, am besten in einem interdisziplinären Zweitmeinungszentrum für Prostatakrebs.

Bis jetzt ist noch keines der verschiedenen alternativen Verfahren zur Behandlung des Prostatakarzinoms in den interdisziplinären Handlungsempfehlungen der S3-Leitlinie berücksichtigt.

Das wichtigste dieser Verfahren ist der hochintensive fokussierte Ultraschall (HIFU). Die Methode ist in Deutschland für die Indikation Prostatakrebs zwar zugelassen, sie wird jedoch in der S3-Leitlinie als „experimentell" gekennzeichnet, mit der Empfehlung, sie nur im Rahmen von prospektiven Studien anzuwenden. In den letzten Jahren wurden deshalb umfangreiche HIFU-Studien mit Nachbeobachtungszeiten von bis zu 14 Jahren veröffentlicht. Die größte, noch laufende Studie ist die sogenannte „Deutsche HIFU-Anwendungsbeobachtung". In ihr wird nahezu jede in Deutschland durchgeführte HIFU-Therapie systematisch erfasst, sodass der Leitlinien-Forderung nach einer Behandlung in Studien damit Rechnung getragen wird.

Hochintensiver fokussierter Ultraschall (HIFU)

Dieses Verfahren wurde Anfang der 1990er-Jahre experimentell zunächst zur Therapie der gutartigen Vergrößerung der Prostata angeboten. Seit 1993 wird die Therapie auch bei Prostatakrebs angewendet.

Bei der HIFU handelt es sich um eine Behandlung mit Ultraschall, der von einer im Mastdarm platzierten Sonde ausgeht und durch eine Art Parabolschüssel gebündelt wird (Abbildung 30 bis 32). Die gleiche Sonde enthält auch eine diagnostische Ultraschalleinheit, die die Prostata in Echtzeit während der Therapie darstellt.

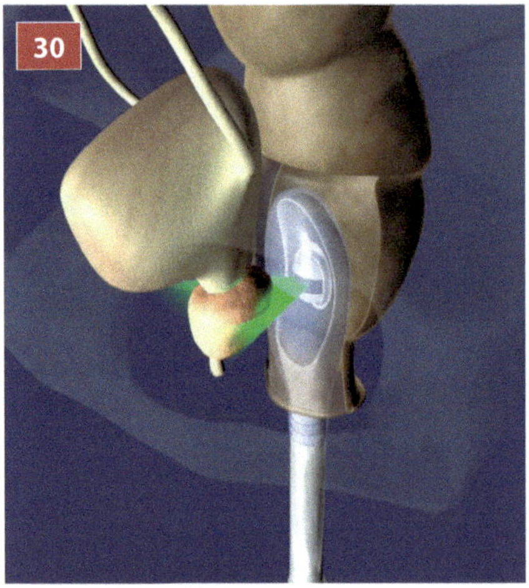

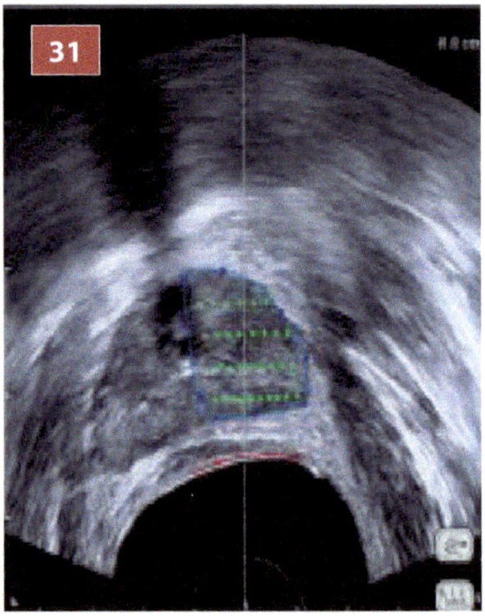

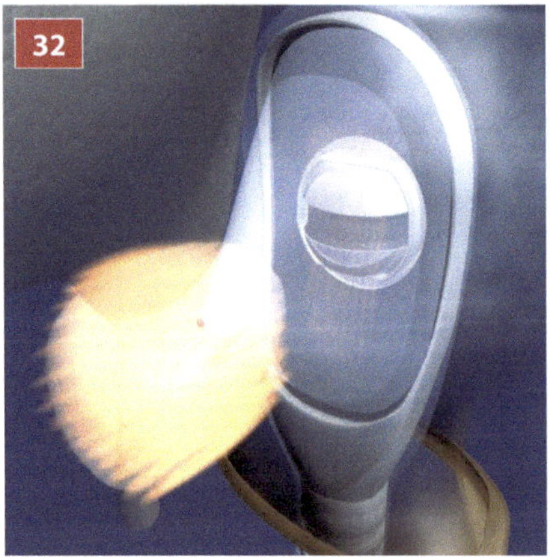

Abbildung 30. Die HIFU-Sonde wird im Enddarm platziert. Die Prostata wird zunächst mit einem hochauflösenden diagnostischen Ultraschall ausgemessen.

Abbildung 31. Das zu behandelnde Areal.

Abbildung 32. Behandlung mit einem therapeutischen Ultraschallstrahl aus der Parabolschüssel.

(Abbildungen 30–32 mit freundlicher Genehmigung von EDAP-TMS).

Der Ultraschallstrahl erzeugt im Fokus eine Temperatur von etwa 80–90 °C. Durch diese Temperaturspitze sowie durch Gasblasen, die durch das Gewebe dringen, werden die Zellen im Behandlungsgebiet zerstört. Eine sogenannte Behandlungsläsion ist 0,5 bis 4 cm lang und wenige Millimeter breit. Während der Behandlung werden üblicherweise Hunderte solcher nebeneinander liegender Läsionen erzeugt; mit einer Dauer von bis zu 10 Sekunden pro Läsion kann die Gesamtbehandlungsdauer je nach Volumen zwischen 20 Minuten und zwei Stunden liegen. Dies hängt im Wesentlichen davon ab, ob die Behandlung der ganzen Drüse geplant ist oder ob es sich lediglich um eine fokale Therapie handelt, bei der nur die vom Krebs befallene Zone in den Fokus genommen wird (mehr dazu weiter unten).

Behandlung der ganzen Drüse

Zunächst muss vorab ausgemessen und entschieden werden, ob angesichts der Behandlungskriterien im individuellen Fall der Einsatz der Methode sinnvoll ist; so ist z. B. die maximale Eindringtiefe des Ultraschallstrahls eine wichtige technische Grenze, die den Einsatz bei einer stark vergrößerten Prostata limitieren kann. Ebenfalls relevant sind in diesem Zusammenhang eventuelle Beschwerden beim Wasserlassen (z. B. sehr häufiges Wasserlassen, sehr schwacher Strahl, nächtliches Wasserlassen o. ä.), die mithilfe von Fragebögen (z. B. IPSS-Score) und der Restharnbestimmung mittels Ultraschalluntersuchung erfasst werden.

In diesen Fällen muss die Prostata vor der eigentlichen HIFU-Therapie mittels einer transurethralen Resektion der Prostata (TURP) verkleinert werden. Hierbei wird das Innere der Prostata „ausgeschabt", um den Weg für den Harnfluss wieder frei zu machen. Für diesen Eingriff ist ein stationärer Aufenthalt von einigen Tagen notwendig und es bestehen die allgemeinen Operationsrisiken, wie z. B. Blutungen oder Harnwegsinfekte.

Circa vier bis acht Wochen nach der TURP kann dann die eigentliche Krebsbehandlung mit der HIFU-Methode erfolgen. Hierbei wird die HIFU-Sonde entweder in Regionalanästhesie oder in Vollnarkose in den Mastdarm eingeführt und die Prostata genau ausgemessen. In den meisten Fällen wird begleitend ein Katheter über die Bauchdecke in die Blase eingelegt (suprapubischer Blasenkatheter), der später, wenn die spontane Entleerung der Blase wieder in Gang kommt, als Sicherheitsventil dient.

Die geplanten Therapiezonen werden genau festgelegt und dann, je nach Gerät, entweder handgesteuert oder roboterisiert automatisch behandelt. Die in Deutschland am häufigsten verwendeten Maschinen der Firma EDAP verfügen über einen automatischen Korrekturmechanismus der Applikationszonen für den Fall, dass es zu kleineren Veränderungen der Darmschleimhaut kommt. Im Sinne eines Autopiloten kann hierdurch verhindert werden, dass die Darmschleimhaut in den Fokus der Therapie gerät und beschädigt wird.

Durch die entstehende Hitze im Ultraschallfokus bzw. lokale Zerreißungen durch die Gasblasen wird das Gewebe im Therapieareal zerstört und in den folgenden Wochen vom Körper abgebaut und mit dem Urin ausgeschieden.

Zu den Risiken und Nebenwirkungen dieser Therapie gehört eine erhöhte Anfälligkeit für Harnwegsinfektionen im abgetöteten Gewebe.

In Anbetracht der in enger Nachbarschaft zum Schließmuskel ausgeführten Erhitzung kann es vorübergehend, in 1–3 % der Fälle auch dauerhaft, zu einer Harninkontinenz kommen. Auch kann die Hitze zu übermäßiger Vernarbung im Bereich des Blasenhalses, also oberhalb der Prostata, am Eingang zur Harnblase, führen (Blasenhalssklerose). Derartige Sklerosen können den Harnfluss beeinträchtigen und erfordern oftmals eine zusätzliche Operation, um diese Verengung wieder zu beseitigen.

Der Ultraschallstrahl wird während der Behandlung so fokussiert, dass die Gefäßnervenbündel, also die Strukturen, welche die Erektionsfähigkeit steuern, durch die entstehenden Läsionen nicht geschädigt werden. Allerdings kommt es durch die während der Behandlung auftretende Schwellung zu einer vorübergehenden, in etwa der Hälfte der Fälle jedoch leider auch dauerhaften Einschränkung der Potenz (d.h. Erektion und Orgasmusfähigkeit). Bei der fokalen Teilbehandlung der Prostata bestehen größere Chancen, dass diese erhalten bleiben. Die Ejakulationsfähigkeit geht hingegen in jedem Fall verloren.

Zu den vielen Vorteilen der HIFU-Behandlung im Vergleich zur Radikaloperation oder Bestrahlung gehört, dass sie eine ausgesprochen schonende Therapie gerade für ältere Männer darstellt; insbesondere ist die Gefahr einer Inkontinenz gegenüber einer Radikaloperation geringer. Falls sich nach der ersten Behandlung noch keine ausreichende Wirkung zeigt, kann sie mehrmals wiederholt werden; gegebenenfalls besteht auch weiterhin die Möglichkeit einer radikalen Prostatektomie oder einer Bestrahlung.

Fokale Therapie

Bei dieser Behandlung wird nur die vom Krebs befallene Zone innerhalb der Prostata in den Fokus genommen, ohne dass eine Ausschabung mittels TURP im Vorfeld erfolgt. Eine solche Teilbehandlung der Drüse kann allerdings nur erfolgen, wenn der Krebs ein bestimmtes Volumen nicht überschreitet und eine günstige Risikoklassifikation vorliegt.

Dieses fokussierte Vorgehen macht die Therapie noch schonender und man darf hoffen, dass sie mit weniger Nebenwirkungen, v.a. Störungen der Potenz und Kontinenz, verbunden ist als die Therapie der ganzen Drüse. Auch darf gehofft werden, dass die Fokussierung alleine auf den Tumor die gleiche Effektivität aufweist wie die HIFU-Behandlung der gesamten Drüse. Die fokale Therapie wird derzeit jedoch noch als hochexperimentell angesehen und sollte ebenfalls nur im Rahmen klinischer Studien durchgeführt werden. Die präzise Lokalisation des Tumors mittels Bildgebung und Biopsie sowie eine intensive Nachkontrolle mit den gleichen Untersuchungen (MRT und Biopsien) sind dabei wichtige Untersuchungskriterien.

HIFU-Maschinen sind in den letzten Jahren immer weiterentwickelt worden. Heute ist bei der Maschine Focal One® eine Fusion von Kernspintomografie (MRT), Ultraschallbildern und ggf. anderer Bildgebung möglich, sodass die Prostata und die darin befindlichen Krebsherde besonders präzise dargestellt werden können. Die HIFU-

Behandlung kann deshalb nur auf die Zonen mit bösartigem Gewebe angepasst werden. Dabei werden nach aller Möglichkeit für die Lebensqualität wichtige Strukturen wie die Harnröhre oder die für das Sexualleben zuständigen s.g. Gefäß/Nervenbündel geschont. Die Therapie erfolgt teilroboterisiert mit Computerunterstützung des Operateurs. Sonoblate® ist eine handgeführte Maschine ohne Bildfusion und ohne Roboterisierung. Auch mit diesem Gerät können besonders kleine Zonen therapiert werden.

Kurz gesagt …

Im Spannungsfeld zwischen Ganzdrüsentherapien auf der einen Seite und Beobachten oder Nichtstun auf der anderen Seite suchen zahlreiche Betroffene mit Prostatakrebs nach sogenannten alternativen Behandlungen. Die am weitesten verbreitete Technik ist der hochintensive fokussierte Ultraschall (HIFU), dessen Verfahrensweise und Ergebnisse hier ausführlich beschrieben werden. Das Konzept einer fokalen Therapie hat das Ziel, Tumorgewebe innerhalb der Prostata zu zerstören, nicht betroffenes Gewebe im Organ jedoch zu schonen und dabei die Funktionen des Urogenitaltraktes möglichst zu erhalten. Als mögliche Therapieformen zur fokalen Therapie kommen HIFU, Brachytherapie, Kryotherapie, die irreversible Elektroporation und andere infrage. Alle Verfahren werden bisher nur in Studien durchgeführt.

Schädigung und Wiederherstellung der Potenz nach Operation bzw. Bestrahlung

Daniar Osmonov und Klaus-Peter Jünemann

Erektionsstörung – unabwendbares Schicksal?

Für das lokal begrenzt wachsende Karzinom der Prostata stehen uns zwei kurative Behandlungsverfahren zur Verfügung: Zum einen die vollständige operative Entfernung des Organs (radikale Prostatektomie), die am häufigsten durchgeführte invasive Behandlung, und zum anderen die Bestrahlung der Prostata. Geht man davon aus, dass beide Behandlungsformen im Frühstadium des Krebses gleichwertig in Bezug auf den Behandlungserfolg sind, so stellt sich unweigerlich die Frage nach möglichen Folgeerscheinungen dieser Verfahren und den daraus resultierenden Einschränkungen für Lebensqualität und Partnerschaft nach der erfolgreich durchgeführten Krebstherapie.

Neben dem Risiko, die Kontrolle über den Harnfluss zu verlieren (Harninkontinenz), ist eine Beeinträchtigung oder gar der Verlust der Potenz die wichtigste Nebenwirkung beider Behandlungsverfahren.

Die Erektionsstörung (erektile Dysfunktion, ED) ist definiert als andauernde oder immer wiederkehrende Unfähigkeit, eine für den Geschlechtsverkehr ausreichende Steifigkeit des Gliedes zu erreichen oder aufrechtzuerhalten.

War die Erektionsstörung nach vollständiger Entfernung der Prostata oder Bestrahlung in den früheren Jahren ein unabwendbares Schicksal für die betroffenen Männer, ist heute – infolge der ständigen Weiterentwicklung und Verfeinerung der Operations- und auch der Bestrahlungstechniken – die Schonung bzw. Erhaltung der Erektionsfähigkeit und deren Wiederherstellung ein wichtiger Pfeiler in der Behandlung und Nachsorgebetreuung der Patienten. Evidenzbasierte Daten (EbM) zeigen, dass die wichtigen Funktionen des Mannes wie Potenz und Kontinenz sich zeitlich deutlich schneller nach einer Da Vinci roboterassistierten Prostataentfernung erholen als nach einer konventionellen offenchirurgischen Prostatektomie.

Tritt nach der Behandlung eine Erektionsstörung auf, so steht uns heutzutage eine Vielfalt an Behandlungsmöglichkeiten zur Verfügung.

Dieses Kapitel informiert nicht nur über die Häufigkeit von Erektionsstörungen nach einer Prostatakrebsbehandlung und deren Therapieoptionen, sondern es soll auch ein Verständnis für die Grundlagen des regelhaften (normalen) Erektionsablaufs schaffen. Ferner werden die verschiedenen Wiederherstellungsmaßnahmen (Rehabilitation) vorgestellt und die modernen Hilfsmittel zur Behandlung einer Erektionsstörung erklärt, die auch für die betroffenen Männer und ihre Partnerinnen weiterhin ein zufriedenstellendes Sexualleben erlauben, trotz Erektionsstörung.

Für alle Behandlungsmaßnahmen und die an sie gestellten Erwartungen gilt, dass die Funktionstüchtigkeit des Penis vor der Behandlung des Prostatakrebses bekannt sein muss bzw. vom behandelnden Arzt erfragt wird. Keinesfalls dürfen Erwartungen geweckt werden, dass eine möglicherweise schon zuvor bestehende Erektionsstörung durch entsprechende Wiederherstellungsmaßnahmen nach der Behandlung des Prostatakrebses gebessert wird. Ebenso sind die psychischen Belastungen des betroffenen Mannes und seiner Partnerin zu bedenken. Betroffene Männer klagen häufig über Kraftlosigkeit, über ein Gefühl des eigenen Kontrollverlustes, über Angst bis hin zu tiefen Depressionen. Derartige emotionale Belastungen können zusätzlich Potenzstörungen verursachen.

Neueste Behandlungskonzepte und technische Entwicklungen in der medikamentösen und chirurgischen Behandlung der erektilen Dysfunktion ermöglichen eine nahezu vollständige Rehabilitation der erektilen Funktion bei solchen Patienten im Allgemeinen und insbesondere bei Patienten mit einer erektilen Dysfunktion als Folge einer Therapie des Prostatakrebses.

Aufbau und Funktion des Penis

Anatomie

Wie bereits im Kapitel „Anatomie des Harntraktes und der Geschlechtsorgane“ dargestellt, wird der Penis aus den beiden paarig angelegten Schwellkörperzylindern (Corpora cavernosa) sowie dem die Harnröhre umfassenden und mit der Eichel verbundenen unpaarigen Harnröhrenschwellkörper (Corpus spongiosum) gebildet. Die paarig angelegten Penisschwellkörper werden zudem von einer mehrschichtigen festen Bindegewebsschicht (Tunica albuginea) ummantelt. Sie werden aus einem dreidimensionalen Netzwerk von Bindegewebe und Muskulatur gebildet. Letztere ist nicht der willkürlichen Kontrolle des Mannes unterworfen (im Gegensatz zur willkürlich aktivierbaren Skelettmuskulatur, wie z. B. Arm- oder Beinmuskulatur). Beide Gewebe umkleiden blutgefüllte, sogenannte kavernöse Hohlräume innerhalb der Penisschwellkörper. Diese Hohlräume werden durch feinste Gefäßaufzweigungen der ebenfalls paarig angelegten Penisarterien mit Blut gefüllt. Der Blutabfluss erfolgt über ein Geflecht von Venen, das zwischen den derben Schichten der äußeren Bindegewebsscheide (Tunica albuginea) gelagert ist (Abbildung 33).

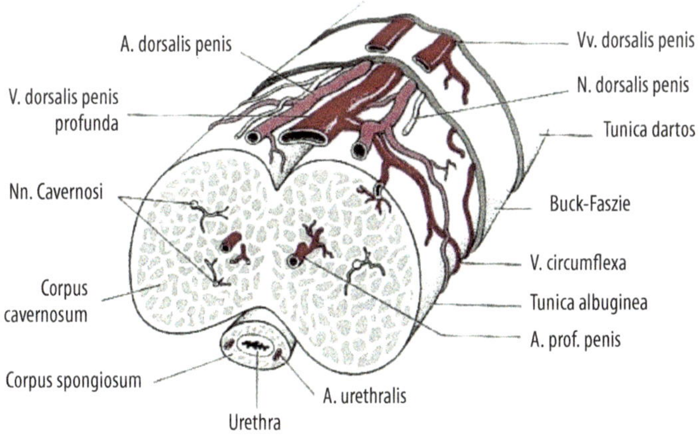

Abbildung 33. Stufenschnittbild durch den Penis. Erkennbar sind die paarigen Schwellkörper mit den zuführenden Arterien sowie die großen venösen Gefäße innerhalb der derben Bindegewebsscheide. (Mit freundlicher Genehmigung aus: Jünemann K.P. (1997) Erektile Dysfunktion; in P. Alken, H. Walz (Hrsg.) Urologie. Chapmann & Hall, Weinheim)

Physiologie

Im erschlafften Zustand des Penis besteht nur eine geringe Blutzufuhr über die zuführenden Penisarterien. Die blutgefüllten Hohlräume sind durch eine Anspannung der Schwellkörpermuskulatur enggestellt, der Blutabfluss über die Venen ist ungehindert.

Um eine Versteifung des Penis zu erreichen, muss es zunächst zur Entspannung der Penismuskulatur kommen. Dadurch vergrößern sich die mit Blut gefüllten Hohlräume in den Schwellkörpern und eine gleichzeitige Erweiterung der Penisarterien führt zu einem deutlich verstärkten Bluteinstrom in diese Hohlraumkammern. Der vermehrte Bluteinstrom führt zu einer Größenzunahme und Ausdehnung der Schwellkörper, die wiederum zu einem Teilverschluss (Kompression) der innerhalb der Tunica albuginea verlaufenden Venen führen. So werden der venöse Blutabfluss unterbrochen, der Penis bzw. die Hohlräume weiter mit Blut gefüllt und eine Verlängerung und Verdickung des männlichen Glieds erreicht, bis hin zu einer ausreichend harten und andauernden Erektion (Abbildung 34).

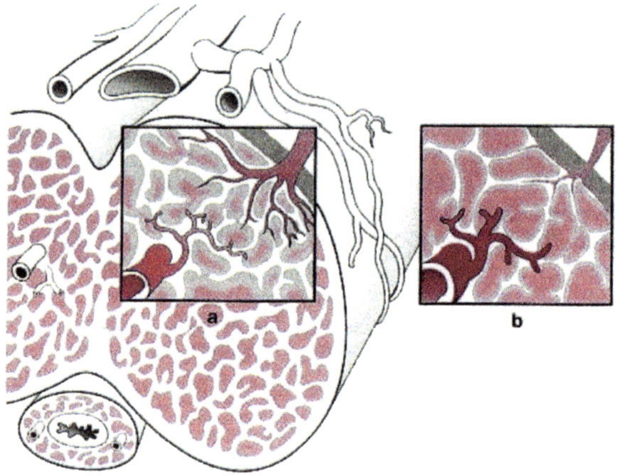

Abbildung 34. Schematische Darstellung des Erektionsmechanismus. (Mit freundlicher Genehmigung aus: Jünemann K.P. (1997) Erektile Dysfunktion; in P. Alken, H. Walz (Hrsg.) Urologie. Chapmann & Hall, Weinheim)

Neben gut funktionierenden Blutgefäßen und Muskelfasern im Penis ist eine Steuerung über das sogenannte „autonome (nicht dem menschlichen Willen unterworfene) Nervensystem“ von Bedeutung. Diese, die Erektion steuernden autonomen Nervenfasern, entspringen in verschiedenen Höhen dem Rückenmark und ziehen in enger räumlicher Beziehung in Form des sogenannten Gefäß-Nerven-Bündels entlang der Prostatakapsel. Seitlich treten diese Nervenbündel durch den Beckenboden zum Penis.

Morgendliche/nächtliche Erektion

Im Unterbewusstsein kommt es bei allen gesunden Männern, unabhängig vom Alter, zu nächtlichen und morgendlichen Erektionen.

Diese vollständigen Erektionen treten in Abhängigkeit vom Schlafstadium (Traumphase, REM-Schlaf) mehrmals pro Nacht auf, mit einer Gesamtdauer von bis zu 60 Minuten. Gemäß aktueller wissenschaftlicher Meinung sind diese unbewussten Erektionen zum Funktionserhalt des Penis notwendig. Der vermehrte Bluteinstrom während der Erektion sorgt für eine ausreichende Versorgung des Penis mit Sauerstoff und anderen Nährstoffen sowie für den verbesserten Abtransport von Stoffwechsel-Endprodukten. Da die nächtlichen Erektionen nicht sinnentsprechend, d. h. zur erfolgreichen Ausübung von Geschlechtsverkehr stattfinden, unterstellt man ihnen „Trainingscharakter“.

Im Gegensatz zu sämtlichen anderen Muskeln des Körpers, die sich mithilfe ständiger Aktivitätsänderungen wechselnden Bedingungen anpassen müssen, würden die Schwellkörpermuskeln lediglich zum Geschlechtsverkehr aktiviert werden. Zwischenzeitlich wären sie komplett inaktiv. Die Ruhigstellung würde, ähnlich wie bei einem gebrochenen Bein im Gipsverband, auch im Penis zur Abnahme des funktionstüchtigen, für die Erektion notwendigen Muskelgewebes (Atrophie) führen. Durch die unwillkürlichen (selbstständigen) nächtlichen Erektionen bleibt die Schwellkörpermuskulatur jedoch ständig im Training und somit funktionstüchtig.

Erektionsstörung durch Prostatakrebsbehandlung

Nach radikaler operativer Entfernung der Prostata

Die Ursache des Erektionsverlustes ist bei der chirurgischen Behandlung des Prostatakrebses durch Verletzungen bzw. Durchtrennung des Gefäß-Nerven-Bündels überwiegend neurogen, da bei der radikalen Prostatektomie meist beidseitig die für die Erektion notwendigen Gefäß- und Nervenstrukturen mitentfernt wurden. Damit war in nahezu allen Fällen mit einem vollständigen Verlust der erektilen Funktion zu rechnen.

Die von Walsh und Mitarbeitern Mitte der 1980er-Jahre eingeführte chirurgische Modifikation der vollständigen Prostataentfernung erlaubt im Frühstadium des Prostatakrebses die Schonung dieser feinen Strukturen und so den Erhalt der männlichen Potenz (siehe Kapitel „Operation des Prostatakarzinoms"). Damit konnte die Erholungsrate der Erektion nach radikaler operativer Entfernung der Prostata auf über 86 % angehoben werden, wobei diese guten Ergebnisse erst 18 Monate nach der Operation eintraten.

Eine revolutionäre Entwicklung der chirurgischen Technik an der Prostata in den letzten Jahren von der konventionellen Schlüsselloch-Chirurgie bis zur DaVinci-roboterassistierten Prostatektomie hat einzigartige und bis dato nicht erreichbare Vorteile für die Chirurgen und deren Patienten eröffnet (siehe Kapitel Operation des Prostatakarzinoms). Jüngsten Studien zufolge werden die Patienten nach einer roboterassistierten Prostatektomie langfristig im Vergleich zu einer offenen Prostatektomie zwar nicht besser kontinent oder besser potent, sie werden aber schneller kontinent und schneller potent.

Für Arzt und Patient ist das Wissen, wie die postoperative Erholung nach einer nervenerhaltenden Operation abläuft, besonders wichtig. In der Anfangsphase kann es zum Ausbleiben der Erektionen kommen, einschließlich der unbemerkten nächtlichen Spontanerektionen. Mit der bindegewebigen Umbildung der Muskulatur geht später eine Verkleinerung des Penis sowie der Untergang der für die Erektion notwendigen Nervenfasern in den Penisschwellkörpern einher. Solche Veränderungen erschweren wiederherstellende (rehabilitative) Maßnahmen bzw. die Therapie einer erektilen Funktionsstörung.

Der Zeitraum ausbleibender Spontanerektionen kann durch eine medikamentöse Unterstützung der Erektionen überbrückt werden. Der Penis erhält so die notwendigen „Sauerstoffduschen“, durch die eine verbesserte Durchblutung erreicht und ein Gewebeuntergang der Schwellkörpermuskulatur verhindert werden. Deshalb müssen solche medikamentös unterstützenden Maßnahmen bis zum Auftreten von spontanen Erektionen nicht nur bekannt sein, sondern auch durchgeführt werden, um einen unwiederbringlichen Funktionsverlust des Penis zu vermeiden. Sollte sich nach einem Jahr unter der medikamentösen und physikalischen Therapie keine suffiziente Besserung der Erektion einstellen, sollte eine operative Therapie in Form des Einsatzes eines Penisimplantates aktiv angesprochen werden.

Diese Grundprinzipien des schnellen Therapiebeginns sind ebenfalls bei der nicht nervenerhaltenden radikalen Prostatektomie zu beachten. Bereits im Vorfeld und insbesondere nach vollständiger Prostataoperation (mit oder ohne Schonung der Gefäß-Nerven-Bündel) sollten der betroffene Mann und seine Partnerin im Gespräch mit dem behandelnden Urologen möglichst bald die weitere Therapie planen und durchführen. Hier gilt es, einen ausgeprägten Funktionsverlust der Penisschwellkörper durch frühzeitige Therapiemaßnahmen zu verhindern. Diese Maßnahmen werden im weiteren Verlauf dieses Kapitels dargestellt.

Bei genauerer Betrachtung zeigt sich, dass Potenzraten (Spontanerektionen, d. h. Erektionen ohne Hilfsmittel) von deutlich über 50 % nur in Zentren erreicht werden, in denen speziell in der nervenerhaltenden Operationstechnik geübte Urologen tätig sind. Je nach Zentrum liegen die Erfolgsraten nach beidseitig nervenerhaltender Prostatektomie bei 53–86 %.

Bei der Beurteilung derartiger Angaben ist anzumerken, dass es neben dem kompletten Funktionsverlust der Erektion auch lediglich zu einer Beeinträchtigung der Erektionskraft im Vergleich zur Erektionsfähigkeit vor der Operation kommen kann. Diesen Patienten ist mit einer gelegentlichen Einnahme von Medikamenten wie z. B. Sildenafil oder ähnlich wirkenden Präparaten unter Umständen bereits so weit geholfen, dass das Thema Impotenz keinen Einfluss mehr auf die Lebensqualität nimmt. Da es sich bei der Impotenz um ein von unterschiedlichen Ereignissen abhängiges Geschehen handelt, ist dieses Krankheitsbild schwer in unterschiedlichen Studien zu vergleichen. Begleiterkrankungen wie Diabetes mellitus oder Bluthochdruck, Einnahme notwendiger Herz-Kreislauf-Medikamente (z.B. Betablocker) oder das Zigarettenrauchen sind nur einige der vielen behandlungsunabhängigen Faktoren, die das individuelle Risiko einer Erektionsstörung mitbeeinflussen.

Auch psychologische Faktoren spielen eine wesentliche Rolle. Im Zuge der langsamen Erholung der Erektionsfähigkeit kann es zu einer ungewollten Veränderung der sexuellen Beziehung in der Partnerschaft kommen. Der Mann sieht seine Sexualität und Bedürfnisse mit zunehmender Verunsicherung über die fehlende spontane Erektionsfähigkeit immer mehr als unrealistisch an. Auch nimmt die ständige Erinnerung an seine Krebserkrankung negativen Einfluss auf seine Gefühlslage. Ein möglicherweise zusätzlich bestehender, vorübergehender ungewollter Harnverlust (Inkontinenz) kann diesen Prozess verstärken.

Im Gegensatz dazu überwiegt bei der Partnerin die Erleichterung über die erfolgreiche Krebsbehandlung. Sexualität ist zunächst sekundär – „Hauptsache Leben". Sie ist froh, dass ihr Partner die Behandlung überlebt hat, der Krebs besiegt ist und sie zeigt sich zufrieden mit dem Fortbestehen der Partnerschaft. Mit diesem Gefühl der Erleichterung wird sie im weiteren Verlauf möglicherweise sexuelle Aktivitäten initiieren, welche wiederum aufseiten ihres Mannes bei bestehender Erektionsstörung zu vermehrten Frustrationen führen können. Hier ist das Gespräch mit der Partnerin und mit dem weiter behandelnden Arzt ein unbedingtes Muss. Heutzutage steht dem Patienten ein breites Spektrum an Behandlungsmöglichkeiten einer Erektionsstörung zur Verfügung, sodass zum größten Teil ein Erhalt der Erektionsfähigkeit ermöglicht wird – wenn auch medikamentös unterstützt – und damit ein ungestörtes Sexualleben.

Nach Strahlentherapie

Die Ursachen der Erektionsstörung nach Strahlentherapie der Prostata sind vielfältig (siehe Kapitel „Formen der Strahlentherapie"). Der Mechanismus der Schädigung ist unabhängig von der gewählten Bestrahlungstechnik, jedoch abhängig von der applizierten Strahlendosis. Offenbar schädigen die Strahlen die für die Erektion notwendigen Blutgefäße, die Nervenfasern der Schwellkörper sowie die empfindliche Schwellkörpermuskulatur direkt. Dieser direkte, strahlungsbedingte Schaden, aber auch langfristige Veränderungen nach Strahlentherapie führen zu einem Funktionsverlust der männlichen Potenz.

Die klinische und die experimentelle Datenlage zu dieser Fragestellung sind leider noch dürftig. Tierexperimentelle Untersuchungen konnten einen Schaden der Gefäßversorgung sowie der Schwellkörpermuskulatur selbst zeigen. Aus diesen Untersuchungen lässt sich jedoch nicht schlussfolgern, welcher der drei Faktoren für das Auftreten einer Erektionsstörung entscheidend ist: Gefäße, Schwellkörpermuskulatur oder Nerven? Ältere klinische Untersuchungen haben nach zu kurzer Beobachtungszeit einen vollständigen Erektionserhalt in 80–90 % der Fälle beschrieben. Bei längeren Verlaufsbeobachtungen nach Seedbehandlung (LDR-Brachytherapie) nimmt die zunächst erhaltene Erektionsfähigkeit nach ein bis drei Jahren jedoch kontinuierlich ab und liegt zweieinhalb Jahre nach Behandlung nur noch bei zirka 35–40 %. Kommt eine perkutane Bestrahlung hinzu, werden die Ergebnisse sogar noch schlechter. Auffällig ist, dass die Erektionsstörungen erst nach Monaten oder Jahren (ein bis fünf Jahre), sozusagen als Spätfolge der Bestrahlung, auftreten können.

Diese verzögert eintretende Impotenz nach Strahlentherapie hat anfänglich zu irreführenden euphorischen Aussichten über die „schonenderen" Bestrahlungsbehandlungen – z. B. der Brachytherapie – der Prostata geführt, die sich nach neuesten Erkenntnissen jedoch leider nicht bestätigen.

Somit ist die Erektionsstörung nach Strahlentherapie ein von verschiedenen Faktoren abhängiges Geschehen. Im Gegensatz zur nervenerhaltenden radikalen Prostatektomie, bei der es im weiteren Verlauf und bei entsprechender Behandlung zu einer Wiederherstellung der Erektionsqualität kommt, nimmt die erektile Funktion nach Strahlentherapie im Laufe der Zeit kontinuierlich ab. Die Aufklärung über diesen Prozess ist von ebenso großer Wichtigkeit wie die Langzeiterfolge dieser Methoden – leider wird dies häufig vernachlässigt. Die Möglichkeiten einer weitergehenden Therapie der Erektionsstörung sollten dem Patienten frühzeitig aufgezeigt werden, um einen schnellen und langfristigen Erektionsverlust zu vermeiden.

Erektionsstörung – was nun?

Zunächst: Es gibt Licht am Ende des Tunnels – eine Rückkehr zu einem befriedigenden Sexualleben ist möglich!

Heute stehen im Gegensatz zu früheren Jahren eine ganze Reihe effektiver Behandlungsmöglichkeiten einer Erektionsstörung zur Verfügung, die sich unter anderem in der Art ihrer Wirkung unterscheiden und daher für unterschiedliche Zielgruppen geeignet sind. Bis in die frühen 1980er-Jahre bestand das Spektrum der Behandlung einer Erektionsstörung lediglich aus sexualmedizinischer Gesprächstherapie, chirurgischem Einsetzen von Penisimplantaten oder, in Ausnahmefällen, in einer Behandlung mit männlichen Hormonen (Testosteronbehandlung). Letztere kommt nur infrage, wenn eine Tumorprogression mit Sicherheit auszuschließen ist.

Mit der Einführung gefäßwirksamer Medikamente, die in die Penisschwellkörper des Mannes eingespritzt werden (SKIT – Schwellkörper-Injektionstherapie), konnten viele betroffene Paare zu sexueller Aktivität zurückkehren. War bis zum Jahre 1998 die Injektionstherapie das Maß aller Dinge, so spielt sie heute, im Zeitalter der oralen Therapie der Erektionsstörung mit Tabletten, nur noch eine untergeordnete Rolle, wenngleich nach operativen Eingriffen wie z. B. der radikalen Prostatektomie oder Bestrahlung eine gewichtige.

Orale Therapie

Im Jahr 1998 beschrieb Ian Eardley die Erwartungen an eine ideale Tablette zur Behandlung von Erektionsstörungen. Sie sollte eine hohe Wirksamkeit besitzen und ein sicheres Medikament mit schnellem Wirkeintritt und langer Wirkdauer enthalten. Diese Faktoren müssen unabhängig von Ernährung, Alkohol oder anderen Drogen sein. Diskrete Nutzung mit hoher Partnerakzeptanz sollte gewährleistet sein. Im selben Jahr – wie auch die Nobelpreisverleihung für die Beschreibung des an Stickstoffmonoxid (NO) gekoppelten Wirkmechanismus zur Regulation der Blutgefäße – folgte die Markteinführung des ersten auf diesem Wirkmechanismus basierenden Medikamentes.

Phosphodiesterase-Hemmer (sprich: Phospho-di-esterase): Die Einführung des ersten Phosphodiesterase-5(PDE-5)-Hemmstoffs (1998) revolutionierte die Behandlung der erektilen Dysfunktion. Der Wirkmechanismus der PDE-5-Hemmer beruht auf der gezielten Hemmung der im Penis vermehrt vorkommenden Phosphodiesterase 5, einem Enzym, das den Erektionsmechanismus unterdrückt. Hierdurch kommt es zu einer Entspannung der Penisschwellkörpermuskulatur und zu einem verstärkten Bluteinstrom in den Penis.

Zur medikamentösen Behandlung einer Impotenz mit Tabletten stehen mittlerweile drei überaus wirksame Substanzen aus der Klasse der PDE-5-Hemmer zur Verfügung: Sildenafil (Viagra®), Tadalafil (Cialis®), Vardenafil (Levitra®) und Avanafil (Spedra®). Sie unterscheiden sich hinsichtlich Wirkdauer, Wirkeintritt, Nebenwirkungen, Erfolgsraten und Kontraindikationen. Ob die Therapie mit einem dieser Medikamente für den betroffenen Mann infrage kommt, muss der behandelnde Arzt entscheiden. Nachdem 2013 das Patent für Sildenafil in Deutschland und weiteren europäischen Ländern abgelaufen ist, wird diese Substanz auch von anderen Anbietern produziert. Die Behandlungskosten sind dadurch gesunken.

In der Praxis hat sich die Verordnung von sechs bis acht Tabletten eines der vier derzeit erhältlichen PDE-5-Hemmer bewährt. Bei der ersten Einnahme empfiehlt sich die Verschreibung einer mittleren Dosis, um die optimale Dosierung zu finden, zu einem späteren Zeitpunkt kann die Dosis nach Bedarf erhöht oder erniedrigt werden. Zusätzlich sollte bei Patienten ohne Erfahrung in der Tabletteneinnahme von PDE-5-Hemmern die Gabe eines Präparates mit kürzerer Wirkdauer empfohlen werden, um gegebenenfalls bei unerwarteten Nebenwirkungen entsprechend schnell handeln zu können. Wenn keine Nebenwirkungen auftreten, kann anschließend auch das länger wirkende Präparat verschrieben werden. War die Wirkung des PDE-5-Hemmers zufriedenstellend, sollte die Wahl des Präparates dem Patienten überlassen bleiben.

Die kardiovaskuläre Sicherheit aller zugelassenen selektiven PDE-5 Hemmer ist sehr hoch (siehe Tabelle 14). Die drei wichtigsten Arbeiten zu diesem Thema beschreiben einen Myokardinfarkt oder plötzlichen Herztod unter der Einnahme von PDE-5 Hemmern in weniger als 1%.

Vermieden werden sollte die Gabe von PDE-5-Hemmern bei bekannter Retinitis pigmentosa – einer Farbsehstörung, die etwa 30 000 Patienten in Deutschland betrifft. Natürlich sind die klassischen Kontraindikationen wie Herzinfarkt oder Schlaganfall innerhalb der letzten sechs Wochen, instabile Angina pectoris (beklemmender Brustschmerz) und Herzrhythmusstörungen strenge Ausschlusskriterien. Nur der behandelnde Arzt kann entscheiden, ob der Patient eine Behandlung mit PDE-5-Hemmern erhalten darf.

Die Substanzen wirken in erster Linie auf der muskulären und vaskulären Ebene des Penis. Es muss jedoch eine nervale Versorgung als übergeordneter Steuerungsprozess gewährleistet sein, da sonst der erektionsauslösende Mechanismus nicht wirksam werden kann. -

Nach radikaler Prostatektomie ist die Wirksamkeit der PDE-5-Hemmer abhängig vom Schaden an den Gefäß-Nerven-Bündeln, dem Alter des Patienten sowie dem Zeitintervall zwischen Operation und Beginn der Wiederherstellungstherapie. Durch die mögliche operative Schädigung der Gefäß-Nerven-Bündel erklärt sich, warum bei Patienten mit Erektionsstörungen nach Prostatektomie ein PDE-5 Hemmer weniger wirksam ist als bei nicht operierten Vergleichspatienten. Bei beidseitigem Erhalt der Gefäß-Nerven-Bündel kann im Vergleich zum einseitigen Erhalt eine höhere Wirksamkeit des Medikaments erwartet werden.

Gelingt es den Patienten in den ersten Monaten trotz Unterstützung mit einem PDE-5-Hemmer nicht, zufriedenstellende Erektionen zu erreichen, darf dies nicht als Therapieversagen gewertet werden. Eine wissenschaftliche Untersuchung konnte den positiven Effekt einer täglichen Einnahme von Sildenafil auf die Wiederherstellung der Erektion nach vollständiger Prostataentfernung in den ersten zwölf Monaten beweisen („Kieler Konzept"; mehr dazu am Ende dieses Kapitels). Die tägliche Einnahme eines PDE-5-Hemmers zur Wiederherstellung der Erektionskraft nach Prostataoperation ist auch dann zu vertreten, wenn noch keine ausreichenden Erektionen erreicht werden können. Sofern keine Kontraindikationen vorliegen, ist es immer einen Versuch wert, einen PDE-5-Hemmer individuell auf seine Wirksamkeit zu testen.

Tritt eine Erektionsstörung nach Strahlentherapie auf, ist zumindest zu Beginn der Erektionsstörung in 60–85 % der Fälle mit einem zufriedenstellenden Ansprechen auf die Behandlung mit einem PDE-5-Hemmer zu rechnen. Auch hier gilt es, bei auftretenden Erektionsstörungen frühzeitig in die Behandlung einzusteigen, um die langfristigen Bestrahlungsschäden hinauszuzögern. Ob eine prophylaktische Einnahme von PDE-5-Hemmern während oder nach der Bestrahlung einen schützenden Effekt ausübt, wurde bisher noch nicht untersucht.

Schwellkörper-Auto-Injektionstherapie (SKAT), Schwellkörper-Injektionstherapie (SKIT)

Während bei der Schwellkörper-Injektionstherapie (SKIT) das gefäßerweiternde und muskelentspannende Medikament (ein Prostaglandin) vom Arzt eingespritzt wird, ist es bei der Schwellkörper-Auto-Injektionstherapie (SKAT) der Patient selbst, der die Injektion in den Schwellkörper regelmäßig oder bei Bedarf vornimmt (siehe unten). Für die Wirksamkeit dieser Methode ist keinerlei Nervenversorgung des Penis notwendig. Es handelt sich hierbei um eine wenig invasive, doch relativ ~~sehr~~ wirkungsvolle Therapie der Impotenz nach radikaler Prostatektomie ohne Erhalt der Gefäß-Nerven-Bündel. Durch die operative Schädigung der Gefäß-Nerven-Bündel, sei sie vorübergehender oder endgültiger Natur, können während der Erektion medikamentös bedingte Schmerzen auftreten – dies kann übrigens auch bei der Behandlung einer nicht durch Prostatakrebs und dessen Behandlung verursachten Impotenz vorkommen. Bei Anwendung dieser Medikamente, in der Regel handelt es sich hier um Prostaglandin E1, erhöhen verschiedene Botenstoffe, die durch die Nervenschädigung freigesetzt werden, die Empfindlichkeit der Schmerzsensoren im Penis.

Eine erfolgreiche Wiederherstellung der Erektionsfähigkeit mit SKAT ist auch möglich, wenn Spontanerektionen nach einer Radikaloperation ausbleiben. Hier haben sich SKAT-Trainingsprogramme mit drei Injektionen pro Woche bewährt.

Nebenwirkungen dieser Behandlungsform in sehr seltenen Fällen sind die Ausbildung von Vernarbungen in der Penismuskulatur und die verlängerte Dauererektion („Priapismus"). Letztere ist ein urologischer Notfall und erfordert die sofortige Vorstellung in einer urologischen Klinik oder Praxis, da dieser Zustand unbehandelt nach etwa sechs Stunden zu unwiederbringlichen Schäden an der Schwellkörpermuskulatur führen kann. Um dies zu vermeiden, muss das angestaute Blut aus den Schwellkörpern des Penis abgelassen oder die Erektion medikamentös unterbrochen werden.

Entscheidend für die dauerhaft erfolgreiche Durchführung der SKAT ist eine gründliche Anleitung und Schulung des Patienten in der Handhabung dieser Technik (Abbildung 35). In der Regel wird die Minimaldosierung zum Erreichen einer Erektion in der Arztpraxis ausgetestet. Diese Form der Therapie und deren Schulung gehören in der urologischen Praxis zur Alltagsroutine, werden jedoch in der Vorbereitung bzw. Aufklärung zur Prostatektomie und in der Nachsorge nur selten berücksichtigt.

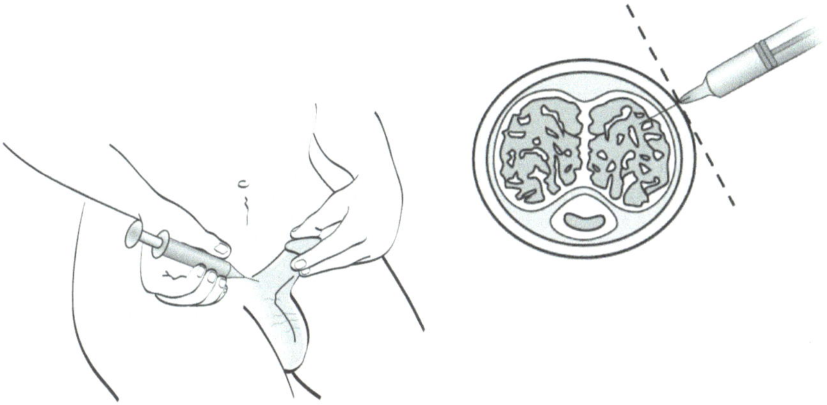

Abbildung 35. Autoinjektionstherapie in die Schwellkörper (SKAT). Man beachte die streng seitliche Injektion in den Penis, um eine Verletzung der Harnröhre an der Unterseite und der Nervenfasern auf der Oberseite des Penis zu verhindern.

M.U.S.E® (Medicated Urethral System for Erection)

Die erste Zulassung für M.U.S.E.® (Medicated Urethral System for Erection) erfolgte 1997 in den USA, in Deutschland ist es erst seit Kurzem zugelassen. Der Wirkmechanismus entspricht dem der vorgenannten Spritzenbehandlung in den Schwellkörper (SKAT). Das gefäßwirksame Medikament (Prostaglandin E1) wird jedoch nicht in den Schwellkörper gespritzt, sondern über ein spezielles Instrument in die Harnröhre eingebracht. Bei dieser Therapie, wie auch bei der SKAT, ist keine intakte Nervenversorgung der Schwellkörper erforderlich. Die Wirksamkeit dieser Behandlung von Erektionsstörungen nach radikaler Prostatektomie wird mit 40 % angegeben. Der Vorteil dieser Methode gegenüber der Spritzenbehandlung liegt in der geringeren Invasivität. Nach Prostatektomie werden jedoch vermehrt Schmerzen oder ein Brennen in der Harnröhre durch das Einbringen des Medikamentes beobachtet.

Vakuumpumpe

Aus der Gruppe der Erektionshilfen wird am häufigsten die Vakuumpumpe eingesetzt. Bis zur Einführung der oralen Medikamente war sie die am wenigsten invasive Behandlungsmethode. Die Vakuum-Erektionshilfe wurde bereits 1917 patentiert, der breite klinische Einsatz erfolgte jedoch erst in den 1980er-Jahren. In einem über den Penis gestülpten Zylinder wird mittels einer Pumpe ein Vakuum erzeugt, das einen vermehrten Bluteinstrom in die Schwellkörper und damit die gewünschte Steifigkeit des Penis bewirkt. Nach Erreichen einer ausreichend harten Erektion kann der Vakuumzylinder entfernt werden; ein an der Penisbasis angelegter gummierter Ring verhindert den Blutabfluss aus den Schwellkörpern. Eine durch die Vakuumpumpe erreichte Erektion sollte nicht länger als 30 Minuten aufrechterhalten werden, um Druckschäden am Penis zu vermeiden.

Der Nachteil dieser Behandlungsform liegt in der unüblichen (unphysiologischen) Erektion. Es kommt nicht, wie bei der medikamentös ausgelösten Erektion, zu einem vermehrten Einstrom von frischem sauerstoffreichen Blut, sondern lediglich zu einem Anstau von überwiegend venösem sauerstoffarmen Blut, es fehlen also die „Sauerstoffduschen", die vor einem Funktionsverlust des Penis schützen.

Penisimplantate

Die heute verwendeten modernen Penisimplantate wurden in den frühen 1970er-Jahren eingeführt und kontinuierlich verbessert. Diese vor der Ära der oralen PDE-5-Hemmer noch sehr häufig durchgeführte Operation, bei der in beide Schwellkörper vorzugsweise hydraulische Pumpenzylinder eingesetzt werden, ist heute als „Ultima Ratio", als letzte Möglichkeit nach Versagen anderer Therapieverfahren anzusehen.

Allerdings sind Penisimplantate in unserer Betrachtung nicht, wie die wörtliche Übersetzung aus dem Lateinischen suggeriert, die letzte, sondern die beste Möglichkeit wieder sexuell aktiv zu sein. Der Vorteil liegt in einer nahezu natürlichen Erektion bei sehr guter Kosmetik und hoher Patienten- und Partnerakzeptanz. Die Bedienung der Penisimplantate ist einfach und kann auch von älteren Patienten gut erlernt werden (Abbildung 36).

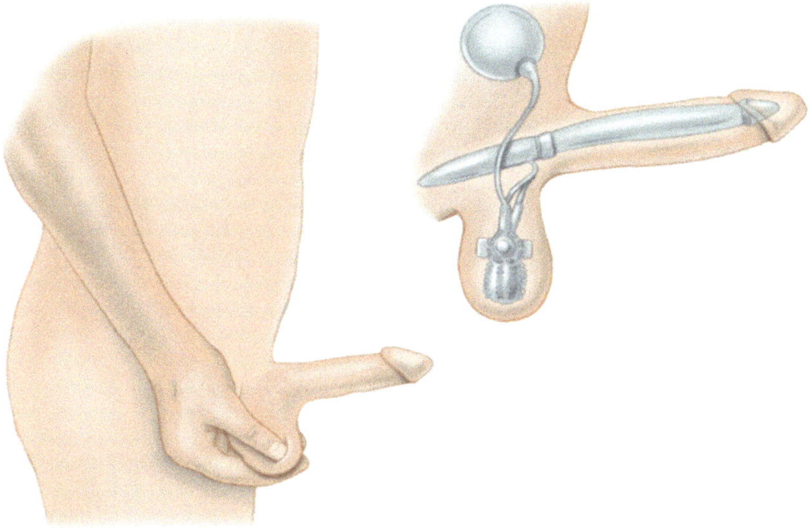

Abbildung 36. Leichte Bedienung des Penisimplantates (Quelle: AMS Deutschland).

Das Implantat imitiert den Mechanismus einer normalen Erektion. Über einen nur 2–3 cm langen Schnitt an der Peniswurzel werden zwei Zylinder in die Schwellkörper eingebracht, die Pumpe in den Hodensack und das Reservoir vor der Harnblase im sog. Spatium Retzii oder alternativ bei einer ektopen Implantation unter dem Muskelgewebe der Bauchwand eingelegt. Der Penis erreicht seinen erigierten Zustand nicht durch den Blutdrang in den Schwellkörpern, sondern durch das Einströmen der Flüssigkeit aus dem Reservoir in die zwei Zylinder. Dieser Zustrom wird von Hand durch die Betätigung der Pumpe im Hodensack ausgelöst. Die Erektion wird über den gewünschten Zeitraum aufrechterhalten (Abbildung 37).

Die Operation zum Einsetzen eines Penisimplantats dauert durchschnittlich weniger als eine Stunde, der Krankenhausaufenthalt gewöhnlich drei Tage. Eine endgültige Inbetriebnahme des Systems kann nach sechs bis acht Wochen erfolgen.

Allgemeine Prinzipien zur Bedienung von Penisimplantaten (nach Angaben der Firma Coloplast Porgès):

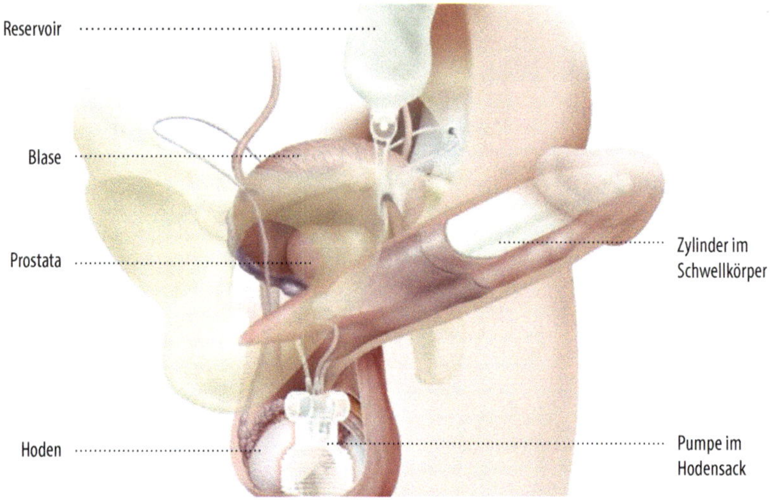

Abbildung 37. Modernes Penisimplantat (Quelle: Coloplast Porgès).

- Erzeugung einer Erektion: Die Pumpe befindet sich im Hodensack. Sie ist ballförmig und aufgrund ihrer gerillten Oberfläche leicht identifizierbar. Um die Flüssigkeit aus dem Reservoir in die Zylinder zu pumpen, wird die Pumpe einige Male fest gedrückt, bis der Erektionszustand erreicht ist (Abbildung 38 a)
- Rückkehr zum Ruhezustand: Um den Penis wieder erschlaffen zu lassen, drückt man zum Entleeren einmal auf beide Seiten des Ventils, welches dadurch deaktiviert wird. Die Flüssigkeit kann jetzt in das Reservoir zurückfliesen (Abbildung 38 b)

Infektion und Penisimplantate: Der operative Einsatz eines Implantats – im Grunde eines Fremdkörpers – kann rein theoretisch eine Infektion im Körper verursachen. In der Praxis der modernen Implantologie ist eine Infektion durch ein Penisimplantat jedoch extrem selten. In den jüngsten multizentrischen Studien liegt die Infektionsrate durch das Implantat deutlich unter 0,5 %. Häufiger sind allerdings jene Patienten davon betroffen, die durch die Krebserkrankung oder deren Therapie immungeschwächt sind sowie Patienten mit Diabetes mellitus.

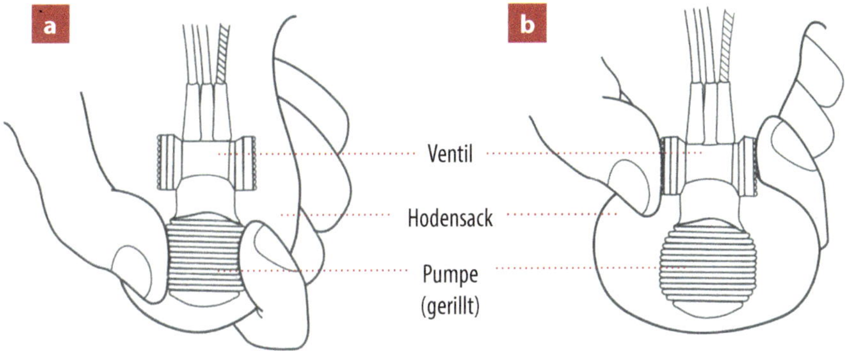

Abbildung 38. a: Erzeugung einer Erektion; b: Rückkehr zum Ruhezustand (Quelle: Coloplast Porgès).

Eine spezielle antibakterielle Beschichtung der hydraulischen Implantate kann die Komplikationsrate drastisch senken. Am Markt erhältlich sind zwei vergleichbare antibakterielle Systeme:

- Die Firma American Medical Systems (AMS) stellte im Mai 2001 das InhibiZone®-Implantat vor, welches mit Minocyclin und Rifampin antibiotisch beschichtet ist.
- Von der Firma Coloplast Porgès gibt es ein Penisimplantat mit hydrophiler Ummantelung (PVP) zur präoperativen Absorption und späteren Diffusion verschiedener wasserlöslicher Antibiotika. Die Beschichtung der Prothese nimmt das Antibiotikum auf und gibt es nach der Implantation im Körper langsam ab, somit schützt sich das System selbst vor einer potenziellen Infektion.

Beide beschichtete Systeme haben deutliche Vorteile gegenüber den herkömmlichen Penisimplantaten; so konnte die Infektionsrate unter Verwendung der beschichteten Implantate bei unterschiedlichen Arbeitsgruppen deutlich gesenkt werden

Besonders bei Patienten mit einem erhöhtem Infektionsrisiko bietet der Einsatz der beschichteten Systeme einen zusätzlichen Infektschutz.

Ein Behandlungskonzept der Urologischen Klinik in Kiel lautet: Wenn trotz einer Rehabilitation der Potenz keine Besserung innerhalb von 12 Monaten eintritt, sollte die Implantation einer Penisprothese mit dem Patienten diskutiert werden. Zahlreiche tierexperimentelle Arbeiten zeigen eine deutliche Fibrosierung (Narbenbildung) im Bereich der beiden Schwellkörper mit deutlicher Penisverkürzung bei längerfristig ausbleibenden Erektionen. Je länger man mit einer Operation wartet, desto schlechter ist das Ergebnis nach einer Implantation – der Penis erscheint und ist deutlich kürzer und die Implantation ist erschwert durch die ausgeprägte Narbenbildung.

Wird ein Penisimplantat nach Bestrahlung der Prostata eingesetzt, gibt es zwar ein gewisses Entzündungs- und Abstoßungsrisiko, es ist jedoch so gering, dass auch Patienten nach Bestrahlung ein Implantat erhalten können. Aus Sicherheitsgründen sollte eine Implantation erst 9–12 Monate nach Bestrahlung durchgeführt werden.

Wiederherstellung der Potenz – „Bodybuilding für den Penis"

Mit dem Erektionstraining – der „Sauerstoffdusche" – sollte frühzeitig, d. h. zirka drei bis vier Wochen nach dem operativen Eingriff begonnen werden, wenn die Wundheilung abgeschlossen ist. Durch die Operation wurde das fein abgestimmte Funktions- und Kontrollsystem der Erektion gestört. Das Gehirn erhält über die geschonten Nervenstrukturen verschiedenste Informationen aus dem Operationsgebiet, aus dem Beckenboden und vom Penis. Bei der Zurückgewinnung bzw. Wiederherstellung der Erektion geht es darum, durch medikamentös ausgelöste Erektionen die Schwellkörpermuskulatur auf Spannung (Tonus) zu halten, um ein Schrumpfen (Atrophie) und eine Umbildung (Fibrose) dieser feinen Strukturen im Penis zu verhindern. Die Behandlung sollte so lange aufrechterhalten werden, bis die anfangs noch ausbleibenden oder schwachen Spontanerektionen wieder die ausreichende Stärke erreichen. Diese sogenannten „Medikamentenerektionen" sollen den Funktionsverlust des Penisschwellkörpergewebes durch die operationsbedingte Ruhigstellung verzögern. Durch frühzeitigen Beginn des Schwellkörper-Trainingsprogramms (Frührehabilitation) können die Potenzraten nach nervenerhaltender vollständiger Entfernung der Prostata entscheidend verbessert werden. Die anderen, oben beschriebenen unterstützenden Möglichkeiten zur Erlangung einer Erektion werden ebenfalls zum Training eingesetzt, unabhängig davon, ob der Wunsch nach Geschlechtsverkehr aktuell besteht oder nicht.

Tablettenbehandlung (PDE-5-Hemmer)

Ein aktueller Rehabilitationsansatz ist die Behandlung mit den genannten PDE-5-Hemmern (Viagra®, Levitra®, Cialis,® Spedra®). Basierend auf dem Prinzip der „Sauerstoffdusche“ kann die tägliche Einnahme zur Nacht dazu beitragen, die unwillkürlichen nächtlichen Erektionen wiederherzustellen bzw. zu unterstützen. Wie bereits erwähnt, üben die nächtlichen Erektionen durch die dadurch gesteigerte Versorgung des Penis mit Sauerstoff und Nährstoffen eine schützende (protektive) Wirkung auf die Schwellkörperfunktion aus. Ergebnisse einer aktuellen Untersuchung belegen den positiven Effekt von Sildenafil nach beidseitig nervenerhaltender Prostatektomie. Im Gegensatz zur Kontrollgruppe, die keine Sildenafil-Behandlung erhielt, hatten die Männer, die Sildenafil erhielten, bereits innerhalb der ersten Nächte nach Operation unwillkürliche spontane Erektionen. Diese Erektionen waren zwar von kürzerer Dauer, jedoch von ausreichender Stärke, um theoretisch Geschlechtsverkehr zu ermöglichen.

Patienten nach beidseitig nervenerhaltender Prostatektomie sind die idealen Kandidaten für eine frühzeitige Therapie mit oralen PDE-5-Hemmern. Die Nachsorgestrategie ist in Abbildung 39 dargestellt. Ausgehend von einer initialen nächtlichen Erektionsmessung direkt nach Katheterentfernung wird der Patient entweder dem PDE-5-Hemmer-Arm oder dem SKAT-Arm zugeführt („Kieler Konzept“). Das „Kieler Konzept“ ist ein weltweit anerkanntes Potenz-Rehabilitations-Programm (Osmonov et al, Rev. Journal of Sexual Medicine 2017).

Man kann derzeit noch nicht mit Sicherheit sagen, ob ähnliche Schutzmechanismen bei Wiederherstellungsmaßnahmen nach einer Strahlenbehandlung des Prostatakrebses wirksam sind, da die Ursachenket-

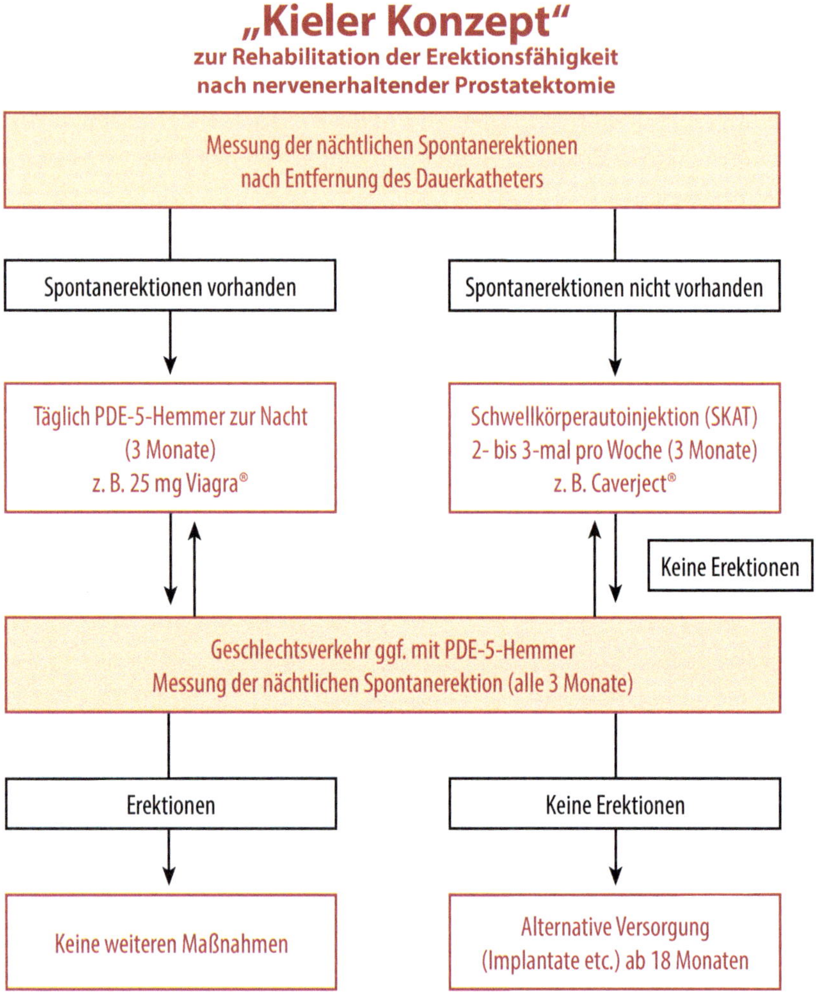

Abbildung 39. Das Kieler Konzept: Ausgehend von einer ersten orientierenden nächtlichen Erektionsmessung wird nach der Operation entschieden, ob eine Rehabilitationstherapie mittels eines PDE-5-Hemmers zur Nacht oder mit der Spritzentherapie (SKAT) begonnen werden sollte. Nach dreimonatiger Therapie wird die Erektionsfähigkeit beim Geschlechtsverkehr, gegebenenfalls mit der Einnahme eines PDE-5-Hemmers (sogenannter „Viagra®-Test“), beurteilt. Bei ausreichenden Erektionen wird nach Bedarf verfahren, eine weitere Rehabilitationstherapie ist nicht notwendig. Bleiben sie aus, wird die Fortführung der Injektionstherapie empfohlen, sind sie noch unzureichend, kann mittels täglicher PDE-5-Hemmer-Einnahme die Rehabilitation fortgesetzt werden. Die „Viagra®-Testungen“ sollten alle drei Monate bis zum Wiederauftreten der Spontanerektionen wiederholt werden. Bleiben diese auch nach 18–24 Monaten aus, können alternative Behandlungsverfahren angesprochen bzw. gewählt werden.

te der sich einstellenden Impotenz anders ist als nach einem operativen Eingriff. Die klinischen Daten zeigen, dass die Erektionsfähigkeit der bestrahlten Patienten im zeitlichen Verlauf nach der Behandlung immer schlechter, die der operierten Patienten dagegen besser wird (Abbildung 40).

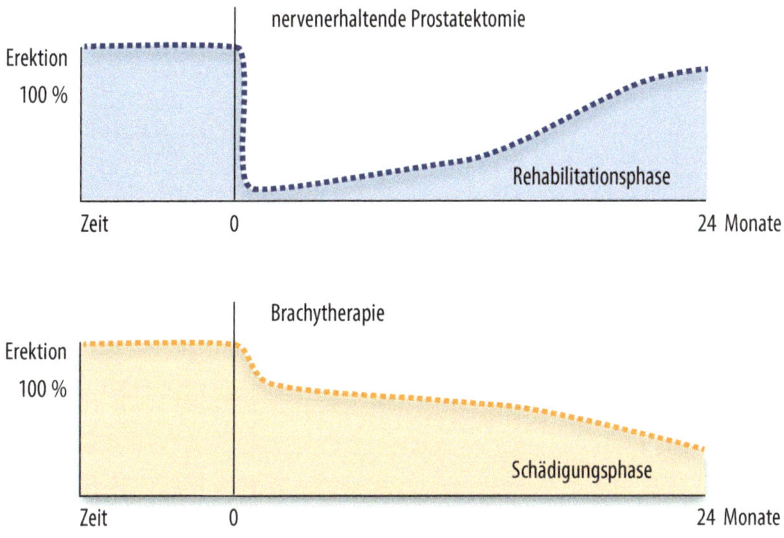

Abbildung 40. Schematische Darstellung der zu erwartenden Potenzraten nach nervenerhaltender Prostatektomie und nach Brachytherapie. Im Verlauf von zwei Jahren nach Operation ist bei entsprechenden Trainingsprogrammen mit einer Wiederherstellung der Erektionskraft zu rechnen (Rehabilitationsphase). Im Gegensatz dazu geht die Erektionsfähigkeit nach Brachytherapie im Laufe der Monate unwiederbringlich zurück (Schädigungsphase); nach van der Horst und Jünemann, 2004.

Allen Formen der Wiederherstellungstherapie der Potenz nach Prostatakrebsbehandlung liegt jedoch das gleiche Prinzip zugrunde: „Use it or lose it!"

Kurz gesagt …

Ein fein abgestimmtes Netzwerk aus Schwellkörpermuskulatur, Bindegewebe, Nervenfasern und Gefäßen garantiert eine ungestörte, normale Erektionsfähigkeit. Das sogenannte Gefäß-Nerven-Bündel läuft entlang der äußeren Kapselschicht der Prostata zum Penis und kann während der radikalen Prostatektomie oder durch die Bestrahlung leicht verletzt werden.

Harninkontinenz und Potenzstörungen sind die häufigsten Nebenwirkungen dieser beiden Behandlungsmethoden. Der Verlust der „Männlichkeit" kann Partnerschaft und Lebensqualität des Betroffenen in erheblichem Maße beeinträchtigen. Moderne Behandlungs- und Nachsorgemethoden erlauben den Erhalt bzw. die Wiederherstellung der Manneskraft nach dem Eingriff.

Der wichtigste Mechanismus für die Erhaltung der Erektionsfähigkeit sind die als „Sauerstoffduschen" wirkenden nächtlichen Erektionen. Nach Krebstherapie (Prostatektomie oder Bestrahlung) bleiben diese für einen unbestimmten Zeitraum aus. Die fehlende Aktivität kann zur Muskelschrumpfung im Penis führen.

Während die radikale Prostataentfernung ohne Erhalt der Gefäß-Nerven-Bündel fast immer zur Impotenz führt, kann durch moderne Operationstechniken die spontane Erektionskraft in 53–86 % erhalten werden. Durch die zusätzliche Anwendung der PDE-5-Hemmstoffe wie Viagra®, Cialis®, Levitra® oder Spedra® kann die Wiederherstellung der Potenz in 85–100 % erreicht werden.

Moderne Penisimplantate sind höchst effektiv und unterscheiden sich deutlich von allen anderen Implantaten in der Medizin. Sie bieten sowohl eine anatomisch-kosmetische als auch eine funktionelle Rehabilitation der sexuellen Funktion des Mannes. Die Operation in Excellence-Zentren für Penisimplantate ist bis auf das kleinste Detail standardisiert und innerhalb von 30–60 Minuten durchführbar. Die Zufriedenheitsrate des Patienten liegt bei 93 %, die Zufriedenheitsrate der Partnerin beträgt ca. 96 %. Die Infektionsrate nach Implantation der modernen Penisprothesen liegt deutlich unter 0,5 %.

Die Operation kann bereits ein Jahr nach der Prostatabehandlung durchgeführt werden. Ein wichtiger Aspekt der Operation sind verständlicherweise die Kosten; diese werden von nahezu allen gesetzlichen und privaten Kassen übernommen.

Prostatakrebs im fortgeschrittenen Stadium

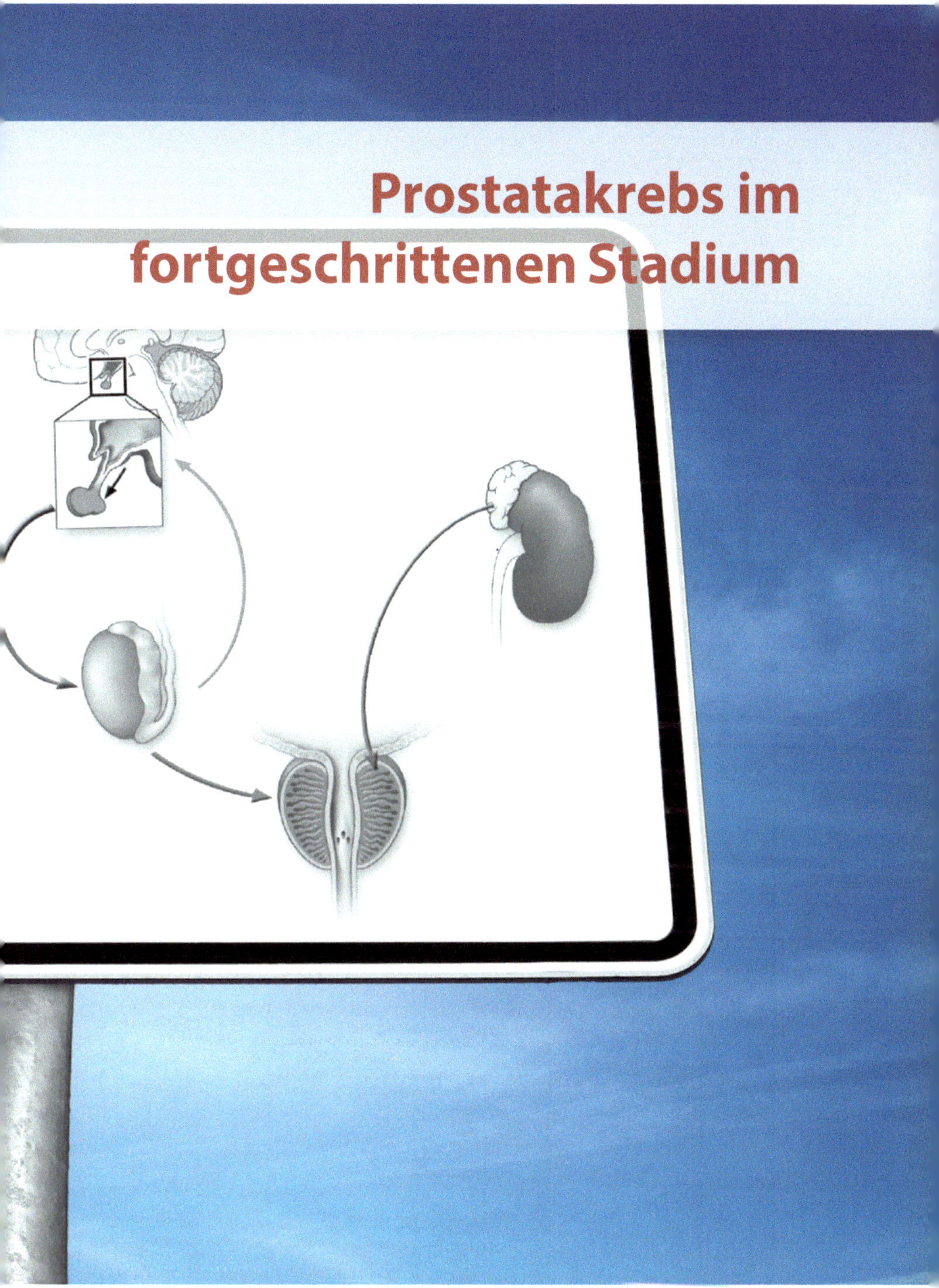

Hormontherapie

Johannes M. Wolff

Ausgangssituation

Hat der Krebs die Prostata verlassen und sich in die Lymphknoten bzw. die Knochen oder andere Organe ausgebreitet, so gibt es durchaus vielfältige Behandlungsmöglichkeiten; diese müssen gut abgestimmt sein. Für den Patienten ist es hilfreich und wichtig zu wissen, dass man, obwohl eine Heilung nicht mehr möglich ist, durchaus einige Jahre beschwerdefrei mit dem Krebs leben kann. Ganz gleichgültig, an welcher Stelle des Behandlungsplans Sie und Ihr Arzt stehen, stets gilt es, das Fortschreiten des Krebses einzudämmen, Symptome zu verhindern bzw. zu lindern und Lebensqualität zu gewinnen.

In diesem Stadium der Erkrankung kann der Kontakt mit anderen Betroffenen in einer örtlichen Selbsthilfegruppe hilfreich sein; auch die Einholung einer zweiten Meinung von einem Experten lohnt sich – am besten nach Rücksprache mit dem behandelnden Arzt, weil die Hormontherapie unterschiedlich gehandhabt wird.

Noch vor zehn Jahren sahen wir häufig Patienten, deren Prostatakrebs erst in einem fortgeschrittenen Stadium diagnostiziert wurde. Sie hatten Tumor-Spätsymptome und konnten z. B. die Blase nicht mehr normal entleeren, beobachteten Blut im Urin oder Ejakulat, hatten Schmerzen in der Wirbelsäule oder im Becken („Herr Doktor, ich habe Rheuma") und befanden sich generell in einem schlechten Allgemeinzustand. Die PSA-Werte waren dann mit 500 ng/ml oder 1000 ng/ml sehr hoch und zeigten an, dass der Tumor bereits metastasiert war. Heute sehen wir diese Patienten dank der Früherkennung durch den PSA-Test nur noch selten.

Häufiger kommen Männer in die Sprechstunde, die zunächst durch Operation oder Bestrahlung als geheilt galten, bei denen dann aber ein Wiederanstieg des PSA ein erneutes Tumorwachstum vermuten lässt. Sie gelangen damit in ein Stadium der Erkrankung, in dem der Tumor – mit unterschiedlicher Geschwindigkeit – fortschreitet und eine Therapie notwendig werden kann. Zwar gibt es auch jetzt noch verschiedene Möglichkeiten, den Tumor zu beeinflussen, die Wirksamkeit dieser Maßnahmen ist jedoch insofern begrenzt, als sie keine Heilung versprechen.

Innerhalb von zwei bis fünf Jahren nach der Erstbehandlung kann der PSA-Wert erneut ansteigen, oder der Tumor macht Beschwerden und schränkt die Lebensqualität ein. Die Lebenserwartung ist zu diesem Zeitpunkt begrenzt. Ziel der Behandlung ist es jetzt, Komplikationen zu vermeiden und bestehende Symptome zu lindern – zu den am meisten gefürchteten gehören neben den Schmerzen Bewegungseinschränkungen durch Knochenbrüche oder Nervenlähmungen.

Das Prinzip der Behandlung besteht darin, dem Tumor durch Gegenhormone die Nährstoffe, in diesem Fall die männlichen Hormone (Androgene), zu entziehen. Dadurch können sich die Tumorzellen für eine begrenzte Zeit nicht vermehren und ausbreiten, gleichgültig, ob sie im Primärtumor oder in der Metastase sitzen. Wir bezeichnen das als „Hormonentzugstherapie“ oder auch als Androgensuppression oder Androgenblockade. Dabei spielt es keine Rolle, auf welchem Weg – operativ oder medikamentös – die Hormone ausgeschaltet werden. Mit wenigen Ausnahmen sprechen alle Patienten auf diese Maßnahme (Kastration) an.

Diese Behandlung hat Konsequenzen für den ganzen Körper. Wir sind also nicht in der Lage, mit dem Hormonentzug nur die Tumorzellen zu schädigen. Stets werden auch die übrigen gesunden Organe betroffen, insbesondere jene, deren Funktion von den Geschlechtshormonen gesteuert wird. Das bedeutet, dass mit Nebenwirkungen zu rechnen ist. Sie sind vor allem dort spürbar, wo der Einfluss männlicher Geschlechtshormone wirksam ist: Psyche, Haut, Knochen, Muskulatur und nicht zuletzt die Potenz.

Um diese Nebenwirkungen zu vermeiden bzw. zu minimieren, ist es wichtig, wann die Behandlung beginnt. Die Meinung der Ärzte hierzu ist nicht einheitlich. Die Frage lautet: „So früh wie möglich, also beim PSA-Anstieg bzw. Metastasennachweis oder erst bei auftretenden Symptomen?“ Eine weitere Frage betrifft die Dauer der Behandlung: „Sollen die Hormone kontinuierlich entzogen werden oder ist eine intermittierende (zeitweilig unterbrochene) Gabe ausreichend, vielleicht sogar besser?“ Schließlich wird die Frage zu klären sein, ob alle Androgene ausgeschaltet werden müssen (komplette bzw. maximale Androgenblockade MAB), ob kombiniert gegen hormonabhängige und -unabhängige Zellen vorgegangen wird oder ob es genügt, nur die aus den Hoden stammenden Hormone zu eliminieren (testikuläre Suppression) und den geringen Anteil der von den Nebennieren produzierten Hormone zu vernachlässigen.

Gleichgültig für welche der genannten Optionen Sie sich gemeinsam mit Ihrem Arzt entscheiden, nach zwei bis fünf Jahren werden allmählich die „hormonunempfindlichen“ Zellen die Überhand gewinnen. Sie werden so genannt, weil sie keine Hormone mehr brauchen, um zu überleben. Ein Hormonentzug kann sie also auch nicht mehr am weiteren Wachstum hindern. Die Hormontherapie wird gegen die noch vorhandenen hormonempfindlichen Zellen fortgesetzt, gegen die unempfindlich gewordenen können Zytostatika gegeben werden (siehe Kapitel „Zweitlinientherapie beim hormonrefraktären Prostatakarzinom“).

Neue Behandlungskonzepte kombinieren gleich zu Beginn der Therapie Hormone und Zytostatika, um beide Zelltypen – die hormonempfindlichen und die unempfindlichen – zu erreichen (siehe den Abschnitt „Neue Möglichkeiten bei der Erstbehandlung des metastasierten Tumors“, Seite 203 f.)

Hormonabhängigkeit des Prostatakrebses

In den 40er-Jahren des vergangenen Jahrhunderts entdeckten Charles Brenton Huggins und seine Kollegen an der Universität in Chicago den Zusammenhang zwischen männlichen Hormonen und dem Wachstum der Prostata. Nach Entfernung der Hoden (Kastration) von Versuchstieren hatten die Forscher beobachtet, wie deren Prostata schrumpfte. Führten sie den Tieren männliche Hormone zu, verschwanden die Mangelsymptome und die hormonabhängigen Organe erreichten wieder ihre normale Größe und Funktion. Diese Versuche bildeten die Grundlage für weitere wichtige Entdeckungen, so auch der hemmenden Wirkung der Kastration auf das Wachstum einer bösartigen Prostatageschwulst. 1966 wurde Huggins dafür mit dem Nobelpreis für Medizin ausgezeichnet – eine neue Ära der Behandlung des Prostatakrebses war eingeläutet.

Die chirurgische Kastration war das einzige Verfahren, mit dem das Wachstum und die Ausbreitung des Tumors verlangsamt werden konnte. Bald jedoch fanden die Forscher heraus, dass mit weiblichen Geschlechtshormonen der gleiche positive Effekt auf den Tumor erreicht werden konnte. Östrogene blockieren das von der Hirnanhangsdrüse (Hypophyse) freigesetzte luteinisierende Hormon (LH), das die Bildung von Testosteron im Hoden stimuliert. Ein Östrogenabkömmling, das Diethylstilbestrol (DES), wurde in Tablettenform über viele Jahre hinweg als chemisches Kastrationsmittel zur Therapie des Prostatakarzinoms eingesetzt. Aufgrund seiner Nebenwirkungen, u.a. Flüssigkeitseinlagerung, Thrombosen, Störung der Leberfunktion, Gynäkomastie, sowie der Verfügbarkeit von Medikamenten, die wesentlich besser vertragen werden, wird es aber heute nicht mehr verwendet.

Prinzipiell lassen sich die männlichen Hormone also auf zwei Wegen ausschalten:

- durch die chirurgische Kastration. Das ist eine Operation, bei der das Hormon produzierende Gewebe, das sind die Hoden, entfernt werden; die Hodenhüllen und die Nebenhoden können aus kosmetischen Gründen erhalten bleiben;
- durch die medikamentöse (bzw. chemische) Kastration (mit Hormonen, oder – neuerdings – in Kombination mit Zytostatika (siehe „Neue Möglichkeiten …“ weiter unten).

Mit der einen wie mit der anderen Maßnahme lässt sich der Prostatakrebs für eine gewisse Zeit kontrollieren, d.h. das Tempo seines

Wachstums und seiner Ausbreitung wird verlangsamt. Zu Beginn der Therapie können der Prostatatumor und auch die Metastasen regelrecht „schmelzen wie Butter in der Sonne“; der PSA-Wert im Blut sinkt, der Patient verliert seine Schmerzen, eine gestaute Niere normalisiert sich, die Blase kann wieder gut entleert werden, der Appetit kehrt zurück und der Allgemeinzustand bessert sich. Zu Beginn ist eine Hormontherapie sehr vielversprechend. Der gut informierte Patient weiß dennoch, dass dies keine Zeichen der Heilung sind, sondern die Tumorprogression lediglich zeitlich aufgeschoben wird. Je besser die Erkrankung jedoch auf diese Behandlung anspricht bzw. je stärker der PSA-Wert abfällt, desto günstiger sind die Aussichten, in dieser Phase der Remission lange zu verbleiben.

Hormone bzw. ein Hormonentzug können die Krankheit nicht heilen, da sich das Prostatakarzinom aus unterschiedlichen Zellen zusammensetzt. Dieser „multikulturelle Status“ des Tumors führt dazu, dass viele (hormonabhängige) Zellen durch die Therapie vernichtet werden, andere langsamer wachsen und einige (hormonunabhängige) unbeeinträchtigt bleiben. Wir können also mit der ersten Hormonbehandlung nur eine bestimmte Zellart erreichen und damit den Tumor – oft sogar langfristig – kontrollieren, während andere Zellarten nur wenig oder überhaupt nicht reagieren. Letztere sind die Wurzel des Rezidivs bzw. der Progression. Es gibt also stets innerhalb des Primärtumors bzw. in den Metastasen Zellgenerationen, die gegenüber der jeweiligen Behandlung resistent sind (oder werden). Sie können mit sehr niedrigen Androgen-Konzentrationen oder ohne männliche Geschlechtshormone wachsen, d. h. sie sind – oder werden – hormonunempfindlich und sind dann nur durch eine Chemotherapie zu erreichen.

Die Rate der Zellteilung, d. h. die Geschwindigkeit, mit der neue Zellen entstehen, ist beim Prostatakarzinom zunächst niedrig. Lange dauert es, bis der Tumor endlich getastet werden kann (siehe Kapitel „Diagnose“). Es liegt in der Natur einer Tumorerkrankung, dass die Zellteilung unkontrolliert abläuft, d. h. es teilen und vermehren sich mehr Zellen als untergehen. Das im normalen Gewebe herrschende Gleichgewicht zwischen Zellneubildung und Zelluntergang ist gestört. Am laufenden Band werden jetzt neue Zellen gebildet bis diese, wenn der ursprüngliche Standort „überfüllt“ ist, in benachbartes Gewebe eindringen und es zerstören oder streuen. Dieser Vorgang braucht beim Prostatakrebs sehr lange.

Hormonbildung und Hormonwirkung oder „Die Befehlskette“

Die Produktion der männlichen Hormone wird von einer übergeordneten Schaltstelle im Zwischenhirn, dem Hypothalamus, gesteuert. Hier ist die Zentrale für eine Befehlskette, die bis zum Vollzugsorgan Prostata reicht (Abbildung 41). Vom Zwischenhirn gehen die Befehle mittels des Boten LHRH (luteinisierendes Hormon-Releasing-Hormon, ein Steuerungshormon) an den nachgeordneten Kommandostand, die Hypophyse (Hirnanhangsdrüse). Die Order lautet „Produziere LH und FSH!“. LH wird als luteinisierendes und FSH als follikelstimulierendes Hormon zum nächsten Kommandostand, den

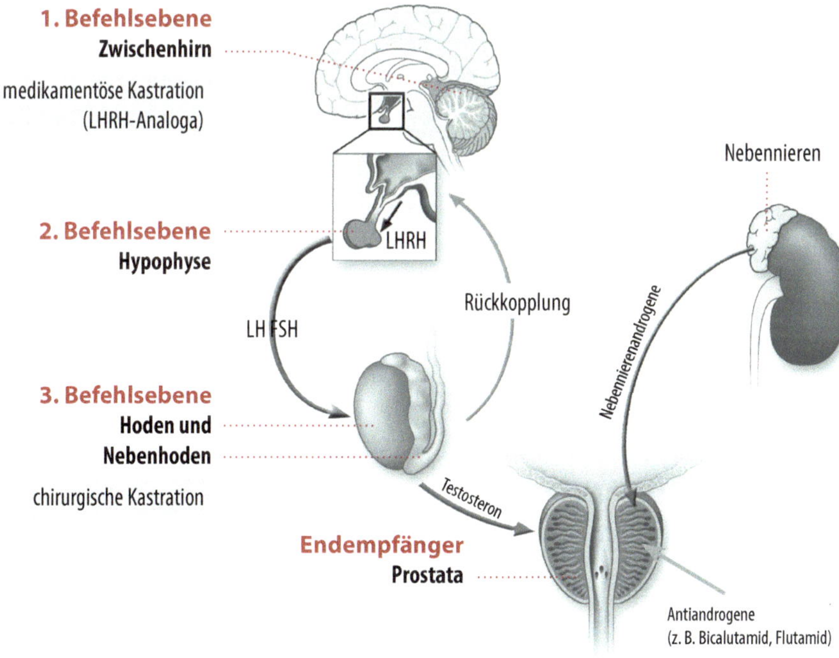

Abbildung 41. Die Befehlskette im Regelkreis der männlichen Hormone und die Ansatzpunkte der chirurgischen bzw. der medikamentösen Kastration.

Hoden, geschickt. Dort nehmen die sogenannten Leydigzellen den LH-Befehl entgegen und bilden Testosteron, das den Androgenbefehl an die Prostata schickt. Das Keimepithel in den Hoden empfängt die FSH-Order und bildet befehlsgemäß Samenzellen (Spermien).

Auf dem Blutweg gelangt Testosteron in die Prostata. Dort wird es mittels eines Enzyms in das stärkste männliche Wirkhormon DHT (Dihydrotestosteron) umgewandelt. DHT ist mehr als doppelt so wirksam wie Testosteron. Beide Hormone können von Empfangsstationen (sogenannten Rezeptoren) an die Prostatazellen gebunden oder „angekoppelt" werden und dort ihre Wirkung entfalten, indem sie weitere Prostatazellen bilden bzw. im Falle eines Karzinoms das Tumorwachstum fördern.

Gleichzeitig zirkuliert das Testosteron auf dem Blutweg zurück zur Befehlszentrale, dem Hypothalamus, um Bericht über den Vollzug zu erstatten. Mit dieser Rückkopplung legt die Natur ein altes Führungsprinzip offen: „Vertrauen ist gut, Kontrolle ist besser". Bei einer schwachen Testosteronrückmeldung wird mehr LHRH gebildet, um den signalisierten Mangel zu kompensieren. Ein starker Testosteronimpuls senkt die Produktion. Ein System wie dieses, das die Befehle selbsttätig erteilt, ausführt, kontrolliert und entsprechend der Rückmeldung reguliert, nennt man in der Wissenschaft einen Regelkreis.

Androgene werden hauptsächlich vom Hoden gebildet. 95 % der an die Prostatazellen abgegebenen Botschaften kommen von hier. Immer wichtiger wird die Erkenntnis, dass auch die Nebennieren kleine Mengen männlicher Geschlechtshormone, die sogenannten Nebennierenandrogene bilden, die auf die Prostata wirken. Hinzu kommen geringe Mengen von Androgenen, die von der Prostatakrebszelle selbst gebildet werden. Auf die zahlreichen Kontrollpunkte in der hormonellen Befehlskette kann man auch mit Gegenbefehlen von außen einwirken. Geeignet sind hierfür Wirkstoffe, die den Hypothalamus, die Hypophyse, die Hoden, die Nebennieren oder die Prostata beeinflussen. Da ihre Wirkung den letzten Befehlsempfänger, die Prostatazelle, trifft, ist es notwendig, das Ergebnis am Zielort zu kontrollieren, indem man regelmäßig den PSA-Wert und das Wachstum der Prostata bzw. der Metastasen überwacht.

Die Befehlskette (der Regelkreis) wird unterbrochen

Chirurgische Kastration

Will man den Befehl aus dem letzten Kommandostand (Hoden) unterbinden, muss man diesen als Produktionsstätte für Testosteron ausschalten. Das kann auf verlässliche, einfache und kostengünstige Weise durch die operative Entfernung der Hoden (chirurgische Kastration, Orchiektomie) geschehen. Ihre Vorteile sind der sofortige Wirkungseintritt, der dauerhafte Effekt auf den Testosteronspiegel und die Unabhängigkeit von einer Medikamenteneinnahme. Der Nachteil liegt in ihrer Unwiderruflichkeit („was weg ist, ist weg") und bedeutet einen Verlust des wichtigsten Männlichkeitshormons bis an das Lebensende.

Die Operation kann in Rückenmarks- oder in Lokalanästhesie vorgenommen werden. Über einen Hautschnitt in der Mitte des Hodensackes gelangt man zunächst an einen Hoden, dessen Hüllkapsel längs eröffnet wird. Das hervorquellende hormon- und samenbildende Gewebe wird sorgfältig herausgeschält, um wirklich alle testosteronproduzierenden Zellen zu beseitigen. Nach Blutstillung wird die Hodenhülle durch Nähte geschlossen und der zweite Hoden auf die gleiche Weise operiert (plastische oder subkapsuläre Orchiektomie). Innerhalb weniger Stunden stürzt der Testosteronwert regelrecht auf einen Tiefststand (Kastrationsniveau) ab. Weiterhin wirksam bleiben jetzt aber noch geringe Mengen von Androgenen, die aus den Nebennieren und aus den Tumorzellen selbst stammen. Sie sind trotz niedriger Konzentration in der Lage, den sehr androgen-empfindlichen Tumor zu stimulieren. Kleine Mengen erzielen eine große (unerwünschte) Wirkung, indem sie das Tumorwachstum stimulieren.

Die Operation ist nicht selten mit einem psychischen Trauma verbunden. Innerhalb einiger Wochen verlieren die meisten Männer ihre sexuelle Potenz. Unangenehm sind die hinzutretenden Hitzewallungen. Diese treten oft ohne Vorboten auf und führen dazu, dass dem Betroffenen ohne erkennbaren Anlass der Schweiß von der Stirn rinnt und oft sogar die Wäsche gewechselt werden muss. Nach zwei Jahren stellen sich die Spätsymptome der Kastration ein: Die Muskelmasse nimmt ab, später auch die Knochendichte (Osteoporose). Bereits bei einem scheinbar nichtigen Trauma, z.B. einem geringfügigen Sturz, besteht die Gefahr eines Knochenbruchs (Schenkelhals, Wirbelkörper). Oft ist die Knochenbrüchigkeit ohnehin schon durch das Alter und eventuell durch Metastasen erhöht. Deshalb sollte zur Kontrolle die Knochendichte gemessen, und wenn nötig, behandelt werden (Osteodensitometrie). Des Weiteren besteht eine Tendenz zum Übergewicht, das Körperfett verteilt sich um, v. a. hin zu den Hüften und zum Unterbauch. Es kann eine Anämie auftreten, bei der sich der Hämoglobin-Wert um etwa 2 g % reduziert. Die Folgen davon sind Müdigkeit und Energiearmut. Die allmählich einsetzende Antriebslosigkeit und die nachlassende emotionale Ausdrucksfähigkeit sind weitere belastende Nebenwirkungen.

Kommt es früher oder später zum befürchteten PSA-Anstieg und der Krebs wächst weiter, so ist das nicht ein Zeichen erneuter Hormonbildung, sondern ein Hinweis darauf, dass sich Zellen entwickelt haben, deren Wachstum nur wenig oder nicht mehr von Hormonen kontrolliert wird. Jetzt ist die Tumorerkrankung progredient geworden.

Medikamentöse (= chemische) Kastration

▸ LHRH-Analoga: Anstelle der chirurgischen Kastration kann das Testosteron durch LHRH-Analoga ausgeschaltet werden. Wir sprechen von einer medikamentösen oder chemischen Kastration. Ihre Wirksamkeit wird an dem durch die Operation erreichbaren Hormontiefststand (Kastrationsniveau) gemessen. Die Kosten für die Medikamente sind erheblich; auch aus diesem Grund sollten Patient und Arzt überlegen, welche Form der Kastration gewählt wird. Soll der Testosteronspiegel nur über einen begrenzten Zeitraum abgesenkt und dann die Therapie bis zum erneuten PSA-Anstieg unterbrochen werden (man nennt das eine „intermittierende" Behandlung), kommen nur die im Folgenden beschriebenen LHRH-Analoga infrage.

Die Medikamente können an drei Stellen in den beschriebenen Regelkreis eingreifen. Nur die ersten beiden beschriebenen Wege senken den Testosteronspiegel, führen also zur Kastration. Der dritte Weg blockiert zwar den Einfluss von Testosteron auf die Prostata, indem er die Androgenrezeptoren besetzt und blockiert, senkt aber nicht dessen Konzentration im Blut.

In Tabelle 18 sind die Vor- und die Nachteile der drei Strategien des Androgenentzugs zusammengestellt.

Tabelle 18.
Vor- und Nachteile unterschiedlicher Strategien des Androgenentzugs.

Verfahren	Vorteile	Nachteile
Chirurgische Kastration (Orchiektomie)	einfaches Verfahren, rasche Wirkung, Ausschaltung des Testosterons aus dem Hoden	nicht umkehrbar, psychisches Trauma, Impotenz, Hitzewallungen, Knochen- und Muskelschwund, Anämie, Nebennierenandrogene wirken weiter
Medikamentöse Kastration (LHRH-Analoga)	besser akzeptiert als Orchiektomie, reversibel (z.B. durch intermittierende Hormonblockade), Depotwirkung (1 oder 3 Monate)	vorübergehender Testosteronanstieg, Impotenz, Hitzewallungen, Knochen- und Muskelschwund, Anämie, Nebennierenandrogene wirken weiter
Antiandrogene (Bicalutamid, Flutamid)	Hoden- und Nebennieren-androgene können nicht mehr auf die Tumorzelle wirken, Potenz bleibt erhalten	Gynäkomastie (Bicalutamid), Durchfälle (Flutamid), tägliche Tabletteneinnahme, Rezeptor wird resistent, Monotherapie ist nicht Standard

Die Verbindung vom Zwischenhirn zur Hypophyse wird unterbrochen

Wir haben bereits LHRH als den Boten kennengelernt (siehe Abbildung 41), der der Hypophyse den Befehl des Zwischenhirns zur Freisetzung von LH und FSH übermittelt. Um die Befehlskette an dieser Stelle zu unterbrechen, setzen wir heute (statt der früher verwendeten Östrogenpräparates) chemisch hergestellte „LHRH-Analoga“ ein, bei denen man zwischen LHRH-Agonisten und LHRH-Antagonisten unterscheidet. Unser chemischer Agonist sieht dem natürlichen (in diesem Fall dem LHRH) täuschend ähnlich und drängt sich an dessen

Wirkungsort, die Hypophyse. Dort verdrängt er den körpereigenen konkurrierenden „Mitbewerber" (LHRH), ohne jedoch dessen Wirkungen zu entfalten. Die chemischen Agonisten haben nicht die Kraft, die Hypophyse zu stimulieren, können ihr also nicht den Befehl geben, LH und FSH herzustellen und auszuschütten. Mit diesem Trick wird die Hypophyse überlistet: Sie wird mit fremden, von außen zugeführten und dem körpereigenen LHRH zum Verwechseln ähnlichen Substanzen besetzt und so daran gehindert, ihre Funktion zu erfüllen. Der Antagonist oder Gegenspieler blockiert dagegen die Rezeptoren an der Hypophyse.

Häufig verschriebene Agonisten sind Leuprorelin (Enantone®, Trenantone®), das in Depotform über eine Spritze injiziert wird, und und Goserelin (Zoladex®), das in Form kleiner dünner Stifte mittels einer Hohlnadel unter die Haut implantiert wird. Als Antagonisten (auch GnRH-Blocker genannt) stehen Abarelix® und Degarelix® zur Verfügung. Beides sind Depotpräparate, die über eine Spritze alle vier Wochen in das Unterhautfett verabreicht werden. Die Agonisten entfalten ihre Wirkung, je nach gewähltem Medikament, über einen Zeitraum von vier Wochen oder drei Monaten. Es gibt Hinweise darauf, dass die Hypophyse nach mehrjähriger Behandlung „erschöpft" ist und in ihrer natürlichen Funktion versagt. Bei diesen Patienten steigt das Testosteron infolgedessen nicht mehr an, auch wenn keine Agonisten verabreicht werden, obwohl die Hoden als Produzenten vorhanden sind. Zu diesem Zeitpunkt kann versucht werden, die Medikation zu beenden. Allerdings darf dieser Versuch nur unter Kontrolle des Arztes stattfinden, der regelmäßige PSA- und Testostero nim Blut kontrolliert.

Mit der Fremdbesetzung durch LHRH-Analoga unterbleibt die Stimulation der Hypophyse und wegen des fehlenden LH-Befehls an die Hoden kann dort auch kein Testosteron gebildet werden. Die genannten Medikamente sind hinsichtlich der Senkung des Testosteronspiegels einer chirurgischen Kastration ebenbürtig. Sie haben weitaus weniger Nebenwirkungen als die bereits genannten Östrogene. Leider treten bei vielen Patienten Hitzewallungen auf, wie sie auch nach der chirurgischen Kastration bekannt sind.

Der Verdrängungswettbewerb an der Hypophyse hat einen Haken: Zu Beginn wird die LH-Produktion vorübergehend angekurbelt, weil die Hypophyse zunächst dem Irrtum unterliegt, die sie besetzenden Stimulatoren seien echt, d. h. körpereigen. Die Folge davon ist ein über etwa zehn Tage währender Testosteronanstieg. Erst danach fällt der Testosteronspiegel in den Kastrationsbereich ab. Vor dieser Testosteron-Anflutung müssen Patienten mit Prostatakrebs geschützt werden. Sie erhalten daher vorübergehend zusätzlich ein Antiandrogen, um die gewaltigen Testosteronmassen nicht in die Tumorzellen eindringen zu lassen, da diese sonst einen Wachstumsschub erfahren würden. Erst wenn der Testosteronanstieg abgeklungen ist, kann das Antiandrogen wieder abgesetzt werden.

Anders als die Agonisten führen Antagonisten zu einer raschen vollständigen Blockierung der Rezeptoren und der beschriebene vorübergehende Anstieg der LH- bzw. Testosteronproduktion bleibt aus. Werden LHRH-Antagonisten zur chemischen Kastration verwendet, ist daher keine zusätzliche Gabe eines Antiandrogens in den ersten Behandlungstagen erforderlich.

Es gibt zudem Hinweise darauf, dass die Antagonisten bei Prostatakarzinom-Patienten mit Herz-Kreislauf-Erkrankungen besonders von Vorteil sind.

Die Hormonwirkung wird in der Prostata blockiert

▸ Antiandrogene: Um die bösartig erkrankte Prostata vor den wachstumsstimulierenden Einflüssen männlicher Hormone zu schützen, sind die Antiandrogene (neben den oben erwähnten LHRH-Analoga) die zweite wichtige Gruppe von Medikamenten. Sie besetzen die Androgenrezeptoren der Prostata. Zu ihnen zählen Cyproteronacetat (Androcur®), Bicalutamid (Casodex®),Flutamid (Fugerel®) und neuerdings Apalutamid®.

Ein neuer Hemmstoff der Androgenproduktion ist Abirateron (Zytiga®). Es hemmt das Enzym 17α-Hydroxylase/C17,20-lyase oder kurz CYP17 und blockiert dadurch die Androgen-Synthese in Hoden, Nebennieren und im Prostata-Tumorgewebe. Genaueres hierzu in Kapitel über das hormonrefraktäre Prostatakarzinom.

Der Schutz durch die Antiandrogene hängt nicht vom Stoffwechsel der männlichen Geschlechtshormone ab, d.h. die Höhe der Blutspiegel von LHRH, LH, FSH, Testosteron und Dihydrotestosteron (DHT) spielen keine Rolle. Vielmehr verhindern die Antiandrogene, dass die männlichen „Erfolgshormone“ Testosteron und DHT ihr Ziel, die Rezeptoren der Prostatazelle, erreichen. Einen Rezeptor kann man als das Schloss zu einer Tür verstehen. Das Antiandrogen gleicht einem Schlüssel, der zwar in das Schloss (den Rezeptor) passt, sich aber nicht drehen lässt, also die Tür nicht öffnen kann. Kommen die richtigen Schlüssel (also Testosteron und DHT), die sie öffnen könnten, so finden sie das Schloss bereits besetzt. Auf diese Weise bleiben die Rezeptoren inaktiviert und der von der Kommandozentrale ergangene Befehl kann nicht ausgeführt werden.

Da die Antiandrogen-Behandlung die Bildung von Testosteron nicht unterdrückt, bleibt ein großer Teil der mit Bicalutamid und Flutamid behandelten Männer potent. Das trifft nicht zu für Cyproteronacetat, ein anderes Antiandrogen, das die Verbindung vom Zwischenhirn zur Hypophyse beeinflusst und dadurch LH und folglich auch Testosteron absenkt. Die wichtigsten Nebenwirkungen der Antiandrogene sind in Tabelle 19 zusammengefasst.

Neben diesen klassischen Antiandrogenen gibt es nun seit kurzer Zeit einen „Neuankömmling“ bei der Behandlung des Prostatakarzinoms, das Enzalutamid (Xtandi®). Es hemmt die Signalwege des Androgenrezeptors, so dass dieser blockiert wird. Deshalb wird Enzalutamid auch als „Androgen-Blocker“ bezeichnet (zum klinischen Einsatz siehe weiter unten).

Tabelle 19. Nebenwirkungen der Antiandrogene (in %)*.

Antiandrogen	Störung der Leberfunktion	Störung der Magen-Darm-Funktion	Potenzstörung	Hitzewallung	Gynäkomastie
Cyproteronacetat	5	10	84	15	13
Flutamid	8	23	20	15	40
Bicalutamid	–	< 5	20	9	70**
Enzalutamid	1	21	k. A.***	häufig	k.A.

* bei Monotherapie
** nicht abhängig von der Dosis, sondern vom Stadium der Erkrankung und der subjektiven Einschätzung der Patienten
*** keine Angaben

Die Behandlung eines Prostatakarzinoms kann sich über mehrere Jahre erstrecken. Deshalb spielen die Nebenwirkungen der eingesetzten Medikamente, insbesondere für jüngere Männer, eine wichtige Rolle. In Tabelle 20 werden die Nebenwirkungen der chirurgischen bzw. medikamentösen Kastration mit denen der Antiandrogene verglichen.

Tabelle 20. Nebenwirkungen der Hormontherapie.

Symptome	Kastration*	Antiandrogene
Hitzewallungen	+	–
Osteoporose, Muskelschwund	+	–
Anämie	+	–
Rascher Potenzverlust	+	–
Gynäkomastie	–	+

* chirurgisch oder medikamentös (LHRH-Analoga)

Obwohl die Wirkmechanismen der verschiedenen, bei der Behandlung eines Patienten mit Prostatakrebs zum Einsatz kommenden Medikamente gut untersucht sind, und obwohl die Hormontherapie dieses Tumors seit vielen Jahren etabliert ist, sind noch viele Fragen offen. Zwar gab es hierzu bereits viele Studien, jedoch waren sie aus methodischen Gründen oder wegen zu geringer Fallzahlen nicht dazu geeignet, eindeutige Antworten zu liefern. Das führt dazu, dass der Patient durch voneinander abweichende Informationen verunsichert werden kann. Zu den wichtigsten, derzeit in der Diskussion befindlichen Problemen der Hormontherapie wird nachfolgend Stellung genommen.

Maximale Androgenblockade (MAB)

Wird die chirurgische oder medikamentöse Kastration mit einem Antiandrogen kombiniert, sprechen wir von einer maximalen Androgenblockade (MAB), oft auch als komplette bzw. totale oder kombinierte Androgenblockade bezeichnet. Die weitgehend übereinstimmenden Ergebnisse verschiedener Studien belegen, dass MAB-behandelte Patienten im Durchschnitt bis zu drei Monate länger überleben. Sie gehört heute zum Standardrepertoire der Hormontherapie.

In der MAB wird die Kastration durch ein Antiandrogen ergänzt, das den Androgen-Rezeptor der Tumorzelle besetzt, sodass der von den Androgenen der Nebennieren und des Tumors ausgehende Wachstumsimpuls nicht wirksam werden kann. Die Kombinationsbehandlung kann aber nur bei wenigen Patienten mit einer speziellen Tumorkonstellation die Wirkung verbessern. Es ist also sehr wichtig, sich in einem ausführlichen Gespräch mit dem Arzt die Vor- und Nachteile einer MAB erklären zu lassen. Die Nachteile liegen in den Nebenwirkungen der MAB und in den höheren Kosten der Behandlung.

Sofortige oder verzögerte Hormonbehandlung?

Soll die Hormonbehandlung bei den ersten Anzeichen einer Progression oder verzögert (spät) beginnen? Diese Frage beschäftigt uns seit vielen Jahren und es gibt theoretische Überlegungen, die für die eine oder die andere Vorgehensweise sprechen. Konkret stellt sich das Problem dann, wenn ein Patient, der noch keine Symptome hat, weder operiert noch bestrahlt werden kann, weil der Tumor entweder lokal zu weit fortgeschritten oder bereits metastasiert ist. Soll man dem Patienten schon jetzt eine chirurgische oder medikamentöse Kastration mit all ihren Begleiterscheinungen anbieten nach dem Motto „je früher, desto besser", oder vermeidet man die Nebenwirkungen der Behandlung, indem man sie noch (!) nicht durchführt und auf einen späteren Zeitpunkt verschiebt – wenn z. B. Beschwerden auftreten, die vom Primärtumor oder von den Metastasen ausgehen, um das „Pulver nicht gleich zu verschießen".

Welche objektiven Daten gibt es, um diese schwierige Frage zu beantworten?

In den großen Militärkrankenhäusern (Veterans Hospitals) der USA erhielten einige Patienten ein Placebo, andere eine wirksame Behandlung, also eine chirurgische oder chemische Kastration. Sobald bei den nicht behandelten Männern (Placebo-Gruppe) Zeichen einer Progression festgestellt wurden (der Tumor wuchs, es stellten sich Beschwerden ein), wurden auch sie einer Hormontherapie unterzogen. Man konnte auf diese Weise die frühen mit den verzögerten Maßnahmen vergleichen und stellte dabei hinsichtlich der Überlebensdauer keinen Unterschied fest. Diese 1997 veröffentlichte Studie des britischen Medical Research Council brachte noch eine weitere wichtige Erkenntnis: Die krebsbedingten Komplikationen an Knochen, Rückenmark, ableitenden Harnwegen und Prostata traten bei den verzögert Behandelten deutlich häufiger auf.

Nach unseren heutigen Kenntnissen kann die sofortige Kastration das Gesamtüberleben insbesondere bei Patienten mit sehr bösartigen Tumoren um einige Monate verlängern.

Aufgrund dieser Beobachtungen und Resultate tendiert die generelle Meinung langsam dahin, dass es besser ist, eine erforderliche Hormontherapie möglichst früh zu beginnen. Die Tumormasse ist dann noch gering, die tumorbedingten Komplikationen treten seltener auf und die befürchtete Progression setzt später ein, insbesondere dann, wenn sich noch keine Fernmetastasen gebildet haben. Die Überlebensdauer kann verlängert werden, zumindest bei Patienten, die zwar Lymphknoten- aber noch keine Fernmetastasen haben. Die Nachteile einer solchen Frühbehandlung liegen in den Langzeit-Nebenwirkungen und den hohen Kosten.

Intermittierende Hormontherapie

Es gibt derzeit zahlreiche Ansätze, die begrenzte Wirkungsdauer einer Hormonbehandlung zu verlängern. Eine Möglichkeit, diesen Zeitraum auszudehnen, ist die „intermittierende Androgensuppression (IAB)“. Hierbei wird die medikamentöse Kastration in Form einer maximalen Androgenblockade noch vor dem Auftreten von Symptomen (z. B. bei einem PSA-Anstieg nach Bestrahlung) vorgenommen. Fallen die PSA-Werte wieder ab und erreichen ein niedriges Niveau, dann unterbricht der Patient die Hormoneinnahme und sein Körper kann sich davon erholen. Steigt der monatlich kontrollierte PSA-Wert wieder an, werden erneut Hormone bis zum PSA-Abfall eingenommen.

Mit diesem Vorgehen lässt sich die Lebensqualität verbessern, denn in den Pausen der Behandlung, also in der medikamentenfreien Zeit, unterliegt der Organismus wieder seiner normalen hormonellen Regulation, u. a. kann die Potenz wieder zurückkehren. Diese Strategie beruht auf der Annahme, dass die Entstehung hormonunempfindlicher Zellen unterdrückt und somit zeitlich verzögert werden kann. Diese Hypothese konnte im Experiment belegt werden.

Die Ergebnisse der bisherigen Studien haben hinsichtlich der Überlebensdauer keinen deutlichen Unterschied zwischen der intermittierenden und der kontinuierlichen Behandlung erkennen lassen. Es spricht vieles dafür, dass Behandlungspausen nur infrage kommen, wenn der Tumor noch nicht oder nur diskret metastasiert ist und auf die Hormontherapie mit einem deutlichen PSA-Abfall angesprochen hat. Die Lebensqualität bessert sich in den Behandlungspausen.

Hormonmanipulationen am hormonunabhängigen Tumor: die Mehrschritt-Therapie

Ist ein Hormonentzug nicht oder nicht mehr wirksam und schreitet der Prostatakrebs fort (der PSA-Wert steigt bzw. die Tumormasse oder die Beschwerden nehmen zu), dann muss zunächst überprüft werden, inwieweit die Erstbehandlung zuverlässig ist. Je nach Situation wird man sich fragen müssen, ob die chirurgische Kastration richtig vorgenommen wurde bzw. ob die Medikamente (das LHRH-Analogon und gegebenenfalls das Antiandrogen) korrekt eingenommen oder vom Körper ausreichend aufgenommen werden. Das lässt sich leicht durch eine Bestimmung des Testosteronspiegels im Blut feststellen. Liegt dieser im Kastrationsbereich, so vermag die Unterdrückung der Testosteronproduktion das Fortschreiten der Krankheit nicht mehr zu hemmen, der Tumor ist gegen die Erstbehandlung resistent geworden. Weitere Formen der Hormontherapie werden jetzt durchaus mit Erfolg eingesetzt.

Folge-Therapie nach einfacher Androgenblockade

Ist die Wirkung der Erstbehandlung – die „einfache" Androgenblockade durch chirurgische Kastration oder medikamentöse Kastration mit einem LHRH-Analogon – nicht mehr ausreichend (erkennbar am steigenden PSA-Wert bei sehr niedrigem Testosteron), haben wir es mit einem androgen-unabhängigen oder kastrationsresistenten Prostatakarzinom zu tun. Dieser Tumor ernährt sich aus den geringen Mengen von Nebennieren- und Prostata-Androgenen.

An dieser Stelle der Erkrankung werden neue Substanzen eingesetzt. Abirateron (Zytiga®) neutralisiert als ein Zweitlinien-Hormon die Nebennieren-Androgene. Ob die chemische Kastration fortgeführt werden muss, ist bisher unklar. Die Substanz ist in der Lage, das Rest-Testosteron auf einen nicht messbaren Bereich zu reduzieren. Weiteres im folgenden Kapitel.

Enzalutamid (Xtandi®) blockiert als neues Antiandrogen den Androgenrezeptor und wird deshalb auch als Androgenrezeptor-Blocker bezeichnet. Hitzewallungen, Kopfschmerzen und Minderung der Leukozyten sind häufige Nebenwirkungen. Die chemische Kastration muss fortgesetzt werden. Weiteres im folgenden Kapitel.

Hat der Patient keine Symptome der Erkrankung, kann der weitere Verlauf abgewartet werden. Besteht ein Wunsch nach Behandlung, kann nach ausführlicher Beratung über die begrenzte Wirkdauer entweder Abirateron (in Kombination mit Prednison / Prednisolon) oder Enzalutamid angeboten werden. Bestehen bereits Symptome, z. B. Knochenschmerzen, dann wird es noch dringlicher, diese Behandlung beginnen.

Welche Möglichkeiten bleiben nach der Hormontherapie?

Dieser eben erläuterte zweite Schritt in der Behandlung des kastrationsresistenten Tumors stellt einen bedeutenden Fortschritt dar. Er vermag bestehende Symptome zu lindern, den Beginn drohender Krankheitszeichen zeitlich zu verzögern und bei bestimmten Patienten das Leben zu verlängern. Aber: Heilen lässt sich dieser Tumor nicht mehr. Vor allem bei älteren Patienten zielt das ärztliche Bemühen darauf ab, dem Betroffenen die Spätsymptome des Tumors zu ersparen. Die Feinheiten der Hormonbehandlung mit ihren vielen Variationen stellen hohe Anforderungen an das Wissen des behandelnden Arztes. Wenn alle verfügbaren Möglichkeiten dieser Therapie von Patient und Arzt ausgeschöpft sind, werden irgendwann die völlig hormonunempfindlichen (hormonrefraktären) Zellen überwiegen und das Schicksal des Patienten bestimmen. Bis dahin gilt es, die Lebensqualität des Patienten zu erhalten. Seit Jahren sucht man nach einer Möglichkeit, die Überlebensdauer der Patienten auch nach Versagen der Hormonbehandlung noch zu verlängern. In diesem Stadium kann man derzeit eine mittlere Überlebensdauer von neun bis zwölf Monaten erwarten, die PSA-Verdopplungszeit beträgt nur ein bis zwei Monate und signalisiert das rasche Tumorwachstum. Bei jedem dritten Patienten treten ernsthafte Nebenwirkungen wie Knochenschmerzen, Blutarmut, Kachexie und sogar Querschnittslähmung durch metastasenbedingte Kompression des Rückenmarks auf. Auch kann es zu einer Abflussbehinderung am oberen oder unteren Harntrakt, einer Passagestörung des Darms, einer Lymphstauung an den Beinen und am Hodensack bzw. Penis sowie zu Appetitlosigkeit, Depression und Blutgerinnungsstörungen kommen.

Um dieses Endstadium der Tumorerkrankung nicht nur erträglich zu gestalten, sondern nach Möglichkeit zu verhindern, versuchte man, den hormonrefraktären Zellen mit Zellgiften (Zytostatika) zu Leibe zu rücken. Die Ergebnisse zahlreicher Studien zur Chemotherapie waren zunächst so ernüchternd, dass man als Arzt dazu geneigt war, die Patienten eher davor zu schützen als sie damit zu belasten.

Seit dem Jahr 2004 gibt es neue Hoffnung – und Erfolge – durch Einführung einer neuen Generation von Medikamenten.

Neue Medikamente für die Erstbehandlung des metastasierten Tumors

Wir haben gelernt, wie im Verlauf der Erkrankung hormonunempfindliche Zellen den Tumor wachsen und ihn an Größe zunehmen lassen. Man spricht dann vom hormonrefraktären Prostatakrebs, der das weitere Schicksal des Patienten bestimmt. Nach 3-4 Jahren sind nahezu alle Zellen weitgehend hormonunabhängig und der Tumor wächst unkontrolliert weiter Dieses Wachstum kommt zustande 1. durch die rasche unkontrollierte Teilung der von Anfang an gegen den Hormonentzug resistenten Zellen und 2. durch geringe Hormonmengen aus der Nebenniere und aus dem Tumor selbst, die ausreichen, um die Vermehrung der „hormonresistenten"" Zellen zu fördern.

In den letzten Jahren wurden verschiedene Studien erfolgreich abgeschlossen, die das Ziel hatten, die Ergebnisse der bisherigen Behandlung des metastasierten Prostatakarzinoms zu verbessern. Grundlage für diese Studien war die Überlegung, dass ein aus Zellen unterschiedlichen Typs zusammengesetzter Tumor unterschiedliche Angriffsflächen bietet und somit nicht nur ein Medikament braucht, um vernichtet oder zumindest kontrolliert zu werden. Mit der „klassischen" Kastration hemmen wir nur Wachstum und Vermehrung der hormonempfindlichen Zellen. Wir brauchen aber mindestens ein weiteres Medikament, das die Zellen trifft, die hormon-unempfindlich sind oder mit den geringen Hormonmengen aus Nebenniere bzw. dem Tumor selbst weiterwachsen.

Tatsächlich gibt es seit kurzem für diese Indikation zugelassene Medikamente, die genau das leisten, so dass von der Einfachbehandlung auf eine Kombinationstherapie übergegangen wird, deren Vorteile in großen Studien nachgewiesen wurde. Je nach dem gewählten Medikament bezweckt man

- das „Aushungern“ der Zellen, die sich von den aus der Nebenniere und aus dem Tumor kommenden Hormonen „ernähren“. Hierfür kommen Abirateron oder Enzalutamid in Frage (Studien: STAMPEDE, LATITUDE). Entscheiden sich Arzt und Patient für die diese Möglichkeit der Kombination, werden 3 Mo. nach Beginn der Androgendeprivation (der Kastration) täglich 1000 mg Abirateron verabreicht. Übrig und in ihrem Wachstum unbeeinflusst bleiben dann nur die Zellen, die keiner Hormonkontrolle unterliegen.
- die Zellvernichtung durch ein Zytostatikum (Docetaxel). Man spricht von einer chemohormonalen Behandlung (Studien: CHAARTED, STAMPEDE). Docetaxel ist seit 2004 Standard in der Behandlung des hormonrefraktären Prostatakarzinoms, wurde aber bisher erst gegen Ende des Behandlungsverlaufs eingesetzt. Es lag also nahe, es bereits bei Erkrankungsbeginn in Kombination mit der chirurgischen oder chemischen Kastration (s. Kapitel „Hormontherapie“) einzusetzen und seine Wirkung zu prüfen. Da diese Kombination gleichzeitig auf die hormon-sensitiven und die hormon-unempfindlichen zielt, bleiben nur die Tumorzellen übrig, die von den Rest-Hormonen aus Nebenniere und dem Tumor selbst gespeist werden. Mit dem Prinzip des bilateralen Angriffs ist das eingetreten, was man sich versprochen hat: die chemohormonale Kombination ist wirksamer und schafft gegenüber der einfachen Hormonbehandlung einen Überlebensvorteil von mehr als einem Jahr. In der Leitlinie heißt es hierzu: „Die Möglichkeiten der kombinierten Hormon-Therapie mit Docetaxel oder .... haben die Erstlinienbehandlung des metastasierten, hormon-sensitiven Prostatakarzinoms bei Erstdiagnose grundlegend verändert. Die Chemotherapie mit Docetaxel beginnt 4 Monate nach der Hormonbehandlung. Es werden zunächst in 3-wöchigen Abständen 6 Zyklen intravenös verabreicht.

Das neue Behandlungsprinzip beruht also auf der Wirkung einer „Doppelspitze“ – gebildet aus einem klassischen Medikament zum Hormonentzug bzw. der chirurgischen Kastration und

- einem Zytostatikum zur Vernichtung der gleichzeitig vorkommenden hormon-unempfindlichen Zellen,

oder

- der Kombination mit Abirateron, das die letzten Hormone neutralisiert und die davon abhängigen Zellen beseitigt.

Bisher ist nicht klar, welche der Kombination als erste gegeben werden sollte. Fest steht aber, dass Patienten in einem guten Allgemeinzustand, die ausgedehnte Metastasen haben (wir sprechen von einer hohen Tumorlast) einen großen Nutzen von einer Kombination haben. So wirksam die Behandlung auch ist, so wichtig ist es, sich über die Nebenwirkungen genau aufklären zu lassen.

Die theoretisch naheliegende Dreierkombination zur gleichzeitigen Vernichtung aller Tumorzelltypen ist wegen der Häufung der Nebenwirkungen nicht zulässig und bisher nicht geprüft worden.

Im folgenden Kapitel beschäftigen wir uns ausführlicher mit den zur Verfügung stehenden Medikamenten und Behandlungsmodalitäten der Hormontherapie und der Chemotherapie des hormonresistenten Prostatakarzinoms.

Kurz gesagt …

Die Hormontherapie des Prostatakrebses ist ein halbes Jahrhundert alt und an ihrem Prinzip – dem Entzug der männlichen Hormone – hat sich bis heute nichts geändert. Die medikamentösen Facetten und die zeitliche Abfolge sind aber sehr viel reichhaltiger geworden. Deshalb wird es immer wichtiger, dem Patienten seine Situation zu erklären und ihn über individuelle Strategien zu beraten. Art und Zeitpunkt der Behandlung sind genau festzulegen. „Der für ihn geschneiderte Anzug muss sitzen!"

Bis zu einem bestimmten Zeitpunkt der Erkrankung (der Tumor ist dann hormonrefraktär) kann auf die Aktivität des Tumors mit einer Änderung der Hormonbehandlung reagiert werden. Weil heute mehr jüngeren Männern als vor der PSA-Ära bereits in frühen Stadien (PSA-Anstieg nach Operation oder Bestrahlung) Hormone verabreicht werden, besteht ein Ziel der Therapie darin, ihre Wirkung so lange wie möglich zu erhalten. Wie wir gesehen haben, gibt es hierfür eine Reihe von Optionen. Auf sie zu hoffen und ihre zeitlich begrenzte Wirkdauer zu akzeptieren, setzt Kenntnisse über den Regelkreis der männlichen Hormone voraus.

Neue Medikamente und Erkenntnisse über die Biologie des Tumors haben zu besseren Behandlungsmöglichkeiten geführt, indem der klassische Hormonentzug kombiniert wird, was sich in längeren Überlebensraten messen läßt.

Nicht jeder Betroffene kann Spezialist für männliche Hormonwirkung sein, aber er wird mit dem in diesem Kapitel vermittelten Wissen ärztliche Vorschläge zur Therapie seiner Erkrankung besser verstehen.

Zweitlinientherapie des metastasierten kastrationsresistenten Prostatakarzinoms (mCRPC)

Johannes M. Wolff und Lothar Weißbach

Befindet sich der Prostatakrebs in einem späten Stadium, d. h. lokal fortgeschritten oder bereits metastasiert, sind lokale Maßnahmen wie Radikaloperation oder Bestrahlung nicht mehr sinnvoll. Das gilt auch für jene Patienten, bei denen es trotz lokaler Therapie nach einigen Jahren zu einer Streuung über das Lymph- oder Blutgefäßsystem gekommen ist. Es finden sich dann Lymphknoten- oder Knochenmetastasen, Letztere am häufigsten in der Wirbelsäule, den Rippen oder im Becken.

In solchen Fällen kann die Ausschaltung der über die Hypophyse regulierten Androgenproduktion mittels Hormontherapie den Krebs für durchschnittlich 3 bis 4 Jahre zum Stillstand bringen (siehe Kapitel „Hormontherapie“). Steigt der PSA-Wert dann erneut an oder nehmen die tumorbedingten Beschwerden zu, reagiert der Krebs nicht mehr auf die chirurgische oder chemische Kastration. Man spricht von einer Tumorprogression und meint damit die zunehmende Ausbreitung des Krebses im Körper.

Bei der „objektiven“ Progression nehmen die Metastasen in den Lymphknoten oder in den Knochen an Größe oder Zahl zu, ohne dass Schmerzen auftreten müssen. Erst die später eintretenden Komplikationen wie Knochenbruch, Harnstauungsniere, Beinvenenthrombose u. a. führen zu belastenden Symptomen. Die Progression kann aber auch „subjektiv“ sein, d. h. der Betroffene leidet immer mehr unter der stetigen Zunahme tumorbedingter Symptome wie Schmerzen, Appetitlosigkeit und Abgeschlagenheit.

In diesem späten Stadium der Erkrankung sprechen wir von einem kastrationsresistenten („kastrationsrefraktären“) Prostatakarzinom. Obwohl die Testosteronkonzentration im Blut sehr niedrig ist, schreitet dieser Tumor fort. Mit der bisherigen Behandlung, also der Hemmung der Androgenproduktion durch LHRH-Analoga oder GnRH-Antagonisten und den direkten Antagonisten des Androgenrezeptors, lässt sich der Krankheitsverlauf jetzt nicht mehr beeinflussen; der PSA-Wert steigt schrittweise an, die Metastasen breiten sich weiter aus und die wahrnehmbaren Symptome nehmen zu.

Die Behandlungsmöglichkeiten – bisher

Die Anfänge der Chemotherapie

Seit Jahrzehnten wird versucht, Patienten im Spätstadium ihrer Erkrankung wirksam zu helfen. Dabei musste man sich lange Zeit auf sogenannte palliative Maßnahmen beschränken. Man konnte die Blutarmut ausgleichen und behandeln, Schmerzmedikamente in einem sinnvollen Stufenplan verabreichen, für einen ungehinderten Harnfluss sorgen. Alles das vermag jedoch den Fortgang der Erkrankung nicht aufzuhalten.

Erst als man entdeckte, dass bestimmte Zellgifte (die sogenannten Zytostatika) sich dazu eignen, Krebszellen zu vernichten, schien sich auch für das weit fortgeschrittene Stadium der Prostatakrebserkrankung eine neue Therapiechance zu eröffnen. In der Vergangenheit konnte die Chemotherapie jedoch nur wenigen Patienten helfen, weil sich die Zellen des Prostatakarzinoms wegen ihrer besonderen molekularbiologischen Eigenschaften gegenüber den bis dahin zur Verfügung stehenden Zytostatika als kaum angreifbar erwiesen. Die Zellgifte prallten in den meisten Fällen an der Zelloberfläche ab und konnten nicht in den je nach Malignität wechselnden Takt der Zellteilung eingreifen. Der PSA-Wert stieg trotz Chemotherapie weiter an, neue Metastasen bildeten sich, die Beschwerden nahmen zu.

Für die Behandlung des metastasierten Prostatakarzinoms wurden zahlreiche Zytostatika getestet. Obwohl sich zeigte, dass die Krankheit durchaus auf eine Chemotherapie anspricht, ist die Auswahl an wirksamen Zytostatika geringer als bei den meisten anderen bösartigen Erkrankungen.

Die Nebenwirkungen der zytostatischen Behandlung In jedem Organ oder Gewebe herrscht ein Gleichgewicht von untergehenden und neu entstehenden Zellen. Tumorzellen teilen und vermehren sich jedoch schneller als gesunde Zellen und sind deshalb durch die Zytostatika besonders angreifbar. Normale Körperzellen teilen sich deutlich langsamer, bleiben aber vom Angriff der Zytostatika nicht gänzlich verschont. Das gilt besonders für die blutbildenden Zellen des Knochenmarks. Daher hat die Chemotherapie ihre Grenzen in ihren Nebenwirkungen, vor allem in der Unterdrückung der Blutbildung durch die sogenannte Knochenmark-Suppression. Ist die Wirkung auf das Knochenmark zu heftig und/oder hält sie zu lange an, sinkt die Zahl der Leukozyten so weit ab, dass die Immunabwehr geschwächt wird und der Patient schon durch banale Infektionen gefährdet sein kann. Die ebenfalls verminderte Bildung von Erythrozyten führt zu einer Anämie (Blutarmut).

Etwa ab 1985 kam Bewegung in die klinische Erforschung der zytostatischen Behandlungsmöglichkeiten des Prostatakarzinoms. Die Resultate waren zunächst enttäuschend, aber Estramustin war das einzige Medikament, das in Deutschland zur Behandlung des kastrationsrefraktären Prostatakarzinoms zugelassen war. Nur wenige Patienten sprachen auf die Behandlung an und die Nebenwirkungen, vor allem Übelkeit und Appetitlosigkeit waren für die behandelten Patienten zu belastend. Estramustin war bis in die Mitte der 1990-er Jahre das einzige, für die Behandlung des kastrationsrefraktären Prostatakarzinoms zugelassene Medikament.

Mitte der 1990-er Jahre kam das Mitoxantron dazu, das von höherer Wirksamkeit in der Behandlung der Schmerzen und in Kombination mit Kortison besser verträglich war. Eine Lebensverlängerung konnte nicht damit erreicht werden.

Der Stand heute

Der Durchbruch in der Chemotherapie gelang mit einer neuen Generation von Zytostatika, den Taxanen.

▸ Docetaxel

Auf dem 40. Jahreskongress der Amerikanischen Krebsgesellschaft (ASCO) 2004 wurden zwei voneinander unabhängige Studien mit dem Wirkstoff Docetaxel (aus der Gruppe der Taxane) im Vergleich zu Mitoxantron vorgestellt, in denen sich zum ersten Mal eine lebensverlängernde Wirkung der Chemotherapie beobachten ließ. In Kombination mit Kortison gilt es als Standard in der Chemotherapie des kastrationsrefraktären Prostatakarzinoms. Die Kombinationen von Docetaxel mit anderen Zytostatika verschlechterte die Verträglichkeit gegenüber der Monotherapie, ohne dass sich die Überlebenszeiten verlängern.

Wie andere Zytostatika haben auch die Taxane Nebenwirkungen, die beachtet werden müssen: Sie unterdrücken die Blutbildung und verursachen dadurch eine Abnahme der weißen Blutkörperchen (Leukopenie). Dies führt zu einer Schwächung der körpereigenen Abwehrkräfte und größerer Infektanfälligkeit. Auch ein allgemeines Schwächegefühl kann auftreten. Diese unerwünschte Nebenwirkung betrifft jeden dritten Patienten und ist besonders bei älteren Patienten ernst zu nehmen. Weitere Nebenwirkungen sind Durchfälle und Thrombosen. Die Gabe niedrigerer Dosen in kürzeren Zeitabständen ist möglicherweise besser verträglich.

Die Chemotherapie mit Docetaxel wird im Allgemeinen erst dann begonnen, wenn der fortschreitende Tumor Beschwerden verursacht. Doch auch wenn sich das Fortschreiten der Krankheit ohne Beschwerden lediglich durch einen raschen PSA-Anstieg oder die Vergrößerung des Tumors bzw. der Metastasen bei Röntgenkontrollen bemerkbar macht, kann eine Chemotherapie erwogen werden. Der Behandlungswunsch des Patienten steht hier im Vordergrund.

Der Patient erhält üblicherweise alle drei Wochen eine Infusion mit Docetaxel; diese wird zunächst sechsmal wiederholt. Zur Verbesserung der Verträglichkeit Prednison oder Prednisolon während der gesamten Behandlungszeit täglich eingenommen.

- Cabazitaxel
  Eines der neuen Zytostatika, die inzwischen im Handel und zur Behandlung des Prostatakarzinoms zugelassen sind, ist Cabazitaxel. Es gehört ebenso wie Docetaxel zu den Taxanen und ist unter dem Handelsnamen Jevtana® in Kombination mit Prednison oder Prednisolon zur Behandlung im kastrationsrefraktären, metastasierten Stadium zugelassen.

  Vor Erteilung der Zulassung war der neue Wirkstoff mit Mitoxantron verglichen worden. Dabei betrug die mittlere Überlebenszeit unter Cabazitaxel 15,1 Monate, in der Vergleichsgruppe 12,7 Monate. Die häufigsten Nebenwirkungen betrafen das blutbildende System mit einer Verringerung der roten und weißen Blutkörperchen; häufig traten Durchfälle auf. Die Zulassung dieses neuen Taxans erfolgte unter der Voraussetzung, dass Cabazitaxel erst nach einer vorausgegangenen Chemotherapie mit Docetaxel eingesetzt wird. Ob Cabazitaxel einer erneuten Behandlung mit dem zuvor erfolgreichen Docetaxel überlegen ist, ist noch offen.

  Cabazitaxel wird alle drei Wochen als Infusion verabreicht; wie bei Docetaxel wird zur Verbesserung der Verträglichkeit Prednison oder Prednisolon während der gesamten Behandlungszeit täglich eingenommen.

Die Entwicklung geht weiter

Leider hat die Praxis immer wieder gezeigt, dass diese Form der Chemotherapie für Tumoren mit geringer Teilungsgeschwindigkeit, wie den Prostatakrebs, nur bedingt geeignet ist.

Im Folgenden werden neue Möglichkeiten zur Behandlung des kastrationsrefraktären Prostatakarzinoms beschrieben, die gegen die Hormonwirkung zielen.

Hormonelle Behandlungsansätze: die sekundäre Hormonmanipulation

Zunehmend konzentriert sich die Forschung auf die genauen Mechanismen der Hormonwirkung und des Hormonentzugs bei der Behandlung des kastrationsresistenten metastasierten Prostatakrebses.

Zwei Wege entscheiden über die „Kastrationsresistenz":

Durch Entzug der männlichen Hormone, sei es durch chirurgische oder medikamentöse Kastration, wird die Produktion von Testosteron unterbunden (siehe voriges Kapitel).

Im Laufe der Zeit „lernen" die Tumorzellen mit niedrigsten Konzentrationen des männlichen Wirkstoffes weiter zu wachsen oder ihn sogar selber zu produzieren. Jetzt sind sie kastrationsresistent (bzw. kastrationsrefraktär).

Der Androgenblocker (Antiandrogen), der ursprünglich das Tumorwachstum verhindert hat (siehe Kapitel Hormontherapie), wirkt nicht mehr, weil sich der Androgenrezeptor inzwischen verändert hat; er ist empfindlicher geworden. In diesem Fall reichen schon die geringen Mengen der von den Nebennieren produzierten Androgene und Androgen-Vorstufen aus, um das Tumorwachstum und die Ausbreitung (Metastasierung) zu unterhalten.

▸ Abirateron

Die Weiterentwicklung der hormonellen Behandlungswege bei Kastrationsresistenz hat in den vergangenen Jahren die Therapie entscheidend verbessert und die Bedeutung der Chemotherapie etwas in den Hintergrund gedrängt. Abirateron blockiert das Schlüsselenzym der Androgenbiosynthese, das sogenannte CYP17, so dass die Testosteronsynthese in den Nebennieren, in den Hoden und auch innerhalb der Tumorzelle weitestgehend unterbunden wird.

Diese hochgradige Ausschaltung der Androgene führt auch bei solchen Patienten zu einem PSA-Abfall, die zuvor auf eine Behandlung mit Docetaxel nicht angesprochen hatten. In klinischen Studien konnte die Überlebenszeit von Patienten, deren Tumor während oder nach der Chemotherapie mit Docetaxel weiterhin wuchs, mit Abirateron signifikant verlängert werden. Die gute therapeutische Wirksamkeit von Abirateron zeigt, dass eine Neutralisierung des Androgens auch dann noch vielversprechend sein kann, wenn die Möglichkeiten des Hormonentzugs bereits ausgeschöpft zu sein scheinen.

Neue Medikamente

- Abirateron (Zytiga©) Zunächst war Abirateron nur nach Versagen einer Chemotherapie mit Docetaxel zugelassen. Mit dem Nachweis längerer Überlebenszeiten auch bei Patienten, die zuvor noch keine Chemotherapie erhalten hatten, wurde Abirateron inzwischen bei hormonrefraktären Tumoren auch dann zugelassen, wenn eine Chemotherapie erst später eingesetzt werden soll.

  Zu den nennenswerten Nebenwirkungen zählen Harnwegsinfektionen, Kaliumverlust, Bluthochdruck und periphere Ödeme sowie eine beeinträchtigte Herz- und Leberfunktion. Abirateron kann den Wasser-Salz-Haushalt des Körpers beeinflussen, was durch das begleitend gegebene Prednison reduziert wird. Die Elektrolytwerte sollten jedoch regelmäßig kontrolliert werden.

  Abirateron wird zusammen mit LHRH-Analoga und Prednison gegeben. Anders als die LHRH-Analoga muss Abirateron nicht gespritzt werden, sondern kann in Form von Tabletten eingenommen werden.

- Enzalutamid (Xandi©) Enzalutamid (Xtandi®) ist ein weiterer neuer Wirkstoff – ein „Androgenrezeptor-Blocker“, der nicht nur die Bindung von Androgenen an den Androgenrezptor blockiert, sondern zudem verschiedene Signalwege innerhalb der Zelle hemmt, die von einem durch Testosteron aktivierten Androgenrezeptor ausgehen.

  In einer klinischen Studie mit Enzalutamid kam es bei Patienten, bei denen eine Chemotherapie mit Docetaxel versagt hatte, zu einem Abfall der PSA-Werte um mindestens die Hälfte des Ausgangswerts. Bei einem Vergleich von Enzalutamid mit Placebo wurde bei Patienten mit metastasiertem, kastrationsrefraktärem Prostatakarzinom eine Verlängerung der mittleren Überlebenszeit um 4,8 Monate erreicht.

Enzalutamid (Xandi©) wird in Form von Kapseln morgens eingenommen.

Die chemische Kastration muss fortgesetzt werden. Die häufigsten Nebenwirkungen sind Hitzewallungen und Kopfschmerzen; die Minderung der Leukozyten (Leukopenie) tritt nur gelegentlich auf.

Zielgerichtete Therapien

In den vergangenen Jahren wurden bei einer Reihe von Tumoren Besonderheiten entdeckt, die sie von anderen Zellen unterscheiden; dazu gehören Eiweißstrukturen an der Oberfläche, Botenstoffe, die im Zellinneren die Signale im Zellteilungsprozess weiterleiten, oder Rezeptoren für diese Botenstoffe.

Diese Besonderheiten der Tumorzellen können als Ansatzpunkte für gezielte Therapieformen dienen; man spricht dann von einer zielgerichteten Therapie oder Target-Therapie. Gelingt es, mit dieser Zielstruktur die „Achillesferse“ (Schwachstelle) der Tumorzelle zu treffen, haben wir – theoretisch – eine hochwirksame Behandlung, die gesunde Körperzellen weitgehend verschont.

Tatsächlich ist die Entwicklung der zielgerichteten Behandlung schon ein gutes Stück vorangekommen, auch wenn sie sich in der Praxis als nicht völlig frei von Nebenwirkungen erweist. Die Verträglichkeit ist jedoch besser ist als die der herkömmlichen Chemotherapie.

Allerdings hat man es bei bösartigen Tumoren mit einem sehr raffinierten „Gegner“ zu tun, denn ihre Zellen verfügen über ein großes Repertoire an Veränderungsmöglichkeiten. Während die verbliebenen sensiblen Tumorzellen dann allmählich untergehen, vermehren sich die resistenten Zellklone umso mehr, sodass am Ende die Krankheit auf die Behandlung überhaupt nicht mehr anspricht. Eine weitere Schwierigkeit der zielgerichteten Therapie liegt darin, dass sich innerhalb eines scheinbar homogenen Krankheitsbildes eine Fülle von Untergruppen verbergen, die sich erst auf den zweiten Blick unterscheiden lassen.

Je präziser das Bild wird, das man sich von den Tumoreigenschaften machen kann, umso feiner werden die erkennbaren Unterschiede zwischen den Untergruppen. Die möglichen „targets" (Angriffspunkte) für die Therapie finden sich unter Umständen nur auf einem Teil der Tumoren, denn Veränderungen der Genstruktur entstehen zufällig und liegen nicht in allen Zellklonen gleichzeitig vor. Die Behandlungsaussichten sind dann am besten, wenn es gelingt, die Schwachstellen des individuellen Tumors zu identifizieren und ein „maßgeschneidertes" Behandlungsverfahren zu entwickeln.

Eine wichtige Rolle für das Tumorwachstum spielen Enzyme (Tyrosinkinasen), die Rezeptoren auf der Zelloberfläche beeinflussen. Viele Tumorzellen zeichnen sich durch eine Überproduktion (Überexpression) dieser Enzyme aus. Eine Gruppe neuer Therapeutika, die Tyrosinkinase-Inhibitoren (TKI), hemmen einzelne oder mehrere dieser Enzymgruppen.

Zu den Prozessen, die auf TKI ansprechen, gehört zum Beispiel die Neubildung von Gefäßen (Angiogenese), die den wachsenden Tumor versorgen. Wird diese gehemmt, wird der Tumor ausgehungert und sein Wachstum kommt zum Stillstand.

Eines der Moleküle, das in diesem Zusammenhang eine fortgeschrittene Entwicklungsstufe erreicht hat, ist Cabozantinib, das eine Reihe verschiedener Tyrosinkinasen hemmt, die an der Entstehung und dem Wachstum von Tumoren beteiligt sind, und so dem Tumorwachstum entgegenwirkt. Es ist in den USA zur Behandlung bestimmter Formen des Schilddrüsenkarzinoms zugelassen. Beim Einsatz gegen das Prostatakarzinom hat es bisher die Erwartungen nicht erfüllt.

Immunologische Möglichkeiten

Neben der Erforschung tumorspezifischer Angriffspunkte finden immunologische Behandlungswege zunehmend Interesse. Eine Möglichkeit der immunologischen Tumortherapie besteht in der Aktivierung des körpereigenen Immunsystems gegen den Tumor. Eine andere Möglichkeit sind sogenannte Antikörper, also Eiweißstoffe, die gegen bestimmte Strukturen an der Oberfläche der Tumorzelle gerichtet sind. Sie sind in der Lage, an die Zelloberfläche anzudocken und die Zelle dadurch dem körpereigenen Immunsystem auszuliefern (als zu vernichten kenntlich zu machen).

Ähnlich wie Impfstoffe wirken auch Tumorvakzine auf bestimmte Eiweißstoffe des Tumors, sogenannte Antigene, welche Zellen der körpereigenen Abwehr auf den Plan rufen.

Als erste Tumorvakzine zur Behandlung von Prostatakrebs wurde Ende 2013 Sipuleucel T (Handelsname Provenge®) zugelassen. Ein Vertrieb des Medikaments in Europa ist aufgrund der Insolvenz des Unternehmens nicht zu erwarten.

Radium 223 (Alpharadin)

Das Radiumisotop 223 (^{223}Ra) ist ein sogenannter Alpha-Strahler, dessen Strahlung sich durch eine geringe Reichweite (Eindringtiefe) auszeichnet. Diese und die kurze Halbwertzeit von 11,4 Tagen prädestinieren es für die medizinische Anwendung. Da Radium nach dem gleichen Muster wie natürlicherweise das Kalzium in die Knochenstruktur eingebaut wird, kann es gezielt bei Knochenmetastasen eingesetzt werden. Aufgrund der oben genannten Eigenschaften ist die (unerwünschte) Wirkung auf benachbarte Gewebe einschließlich des Knochenmarks gering.

In Studien führte die intravenöse Gabe von sechs Injektionen im Abstand von jeweils einem Monat zu einem längeren Überleben (durchschnittlich 15 gegenüber 11 Monate); außerdem blieben die Patienten über einen längeren Zeitraum frei von Komplikationen durch Knochenmetastasen.

^{223}Radium ist seit November 2013 in der Europäischen Union unter dem Handelsnamen Xofigo® zur Behandlung des kastrationsresistenten Prostatakarzinoms bei symptomatischen Knochenmetastasen zugelassen.

Ausblick

Neuentwicklungen in der Chemotherapie und vor allem in der Hormontherapie haben die Behandlungsmöglichkeiten des fortgeschrittenen Prostatakarzinoms verbessert und erweitert. In einer Situation, in der vor wenigen Jahren lediglich eine Linderung der Schmerzen und Beschwerden möglich war, können dem Patienten jetzt Behandlungskonzepte angeboten werden, die sein Leben verlängern und gleichzeitig eine zufriedenstellende Lebensqualität ermöglichen.

Mit Abirateron und Enzalutamid liegen zwei Wirkstoffe vor, die die Möglichkeiten der hormonellen Behandlung beträchtlich erweitern und für die Mehrschritt-Therapie neue Perspektiven eröffnen. Sollten sich die verbesserten Überlebenszeiten und das günstige Nebenwirkungsprofil dauerhaft bestätigen, könnte die Hormontherapie die Bedeutung der Chemotherapie weiter zurückdrängen bzw. deren Platz in der Behandlungsfolge auf einen späteren Zeitpunkt verschieben.

Viele Fragen sind jedoch noch offen, zum Beispiel: Unter welchen Bedingungen kann es sinnvoll sein, eine Chemotherapie schon in einem früheren Krankheitsstadium einzusetzen? Ist eine frühe Kombination von Hormontherapie und Chemotherapie wirksam und verträglich? Könnten die neuen Hemmstoffe der Androgenproduktion die Zeit bis zur Kastrationsresistenz verlängern?

Diese und weitere Fragen erfordern eine systematische Untersuchung im Rahmen klinischer Studien, um Die wirksamsten Behandlungswege zu ermitteln (siehe Kapitel „Keine Angst vor Studien").

Kurz gesagt …

Bis zum Jahre 2004 war die Therapie des metastasierten kastrationsresistenten Prostatakarzinoms (mCRPC) durch reine palliative Möglichkeiten geprägt. Erst die Zulassung von Docetaxel als Chemotherapeutikum, das erstmals eine Lebensverlängerung bei gleichzeitiger Verbesserung der Lebensqualität zeigte, bedeutete einen deutlichen therapeutischen Fortschritt und bis zum Jahre 2011 war die Chemotherapie mit Docetaxel die einzige Behandlungsmöglichkeit, für die ein Überlebensvorteil nachgewiesen war.

In den letzten Jahren haben sich beim mCRPC die therapeutischen Optionen grundlegend geändert, da eine Reihe Substanzen neu zugelassen bzw. ihre Zulassung erweitert wurde. Derzeit stehen mit der sekundären Hormonmanipulation weitere effektive und besser verträgliche Optionen für die Zweitlinientherapie des mCRPC zur Verfügung. Zu ihnen gehören Abirateronacetat und Enzalutamid, die im frühen Stadium des mCRPC zum Einsatz kommen können, wenn die Patienten noch keine oder nur milde Symptome haben und noch keine Chemotherapie benötigen. Des Weiteren steht mit Alpharadin ein radioaktives Medikament zur Verfügung, dass ergänzend Knochenabsiedlungen attackieren kann.

Diese Fortschritte werfen aber auch neue Fragen auf, etwa wann genau eine Therapie begonnen und wann sie beendet werden sollte. Ebenso ungeklärt ist derzeit die Frage, in welcher Reihenfolge die neuen Substanzen verabreicht werden sollen.

Rezidive bei Prostatakrebs und ihre Behandlung

Martin Schostak und Lothar Weißbach

Bleibt nach einer primären Prostatakrebstherapie die erhoffte dauerhafte Heilung aus und hat sich ein erneuter Tumor, ein sogenanntes Rezidiv gebildet, so ist dies ein schwerer Schlag für alle Beteiligten: Der Patient war sicher, geheilt zu sein, Operateur bzw. Strahlentherapeut hatten auf die Wirksamkeit ihrer Behandlungsmethode vertraut.

Was ist ein Rezidiv?

Das erneute Auftreten eines Tumors nach einer Krebsbehandlung wird als Rezidiv bezeichnet. Leider gibt es keine Prostatakrebstherapie mit 100%iger Erfolgsgarantie. Warum eine Behandlung bei einem Patienten anschlägt und beim anderen nicht, ist von vielen Faktoren abhängig und deshalb schwer vorherzusagen. Kommt es zu einem Rezidiv, könnte es sein, dass die erste Behandlung zu spät durchgeführt wurde oder dass nicht alle Krebszellen zerstört oder entfernt wurden. Es kann sich aber auch um eine besonders aggressive oder grundsätzlich nicht heilbare Erkrankung handeln. Rund die Hälfte aller Rezidive tritt in den ersten beiden Jahren nach Erstbehandlung auf; andere lassen sich bis zu 10 Jahre Zeit. Nach einer primären Operation oder Bestrahlung muss bei etwa jedem dritten oder vierten Mann mit einem Rezidiv gerechnet werden.

Nach einer erfolgreichen Radikaloperation des Prostatakarzinoms sinkt der PSA-Wert in der Regel auf null. Nach einer Bestrahlung sinkt er dagegen auf einen Tiefstwert, da die bestrahlte Prostata ja noch vorhanden ist. Der niedrigste PSA-Wert, der nach der primären Strahlentherapie erreicht wird, ist der sogenannte PSA-Nadir.

Der PSA-Wert soll bei den Nachsorgeuntersuchungen regelmäßig bestimmt werden.

Steigt der Wert nach der Behandlung langsam wieder an, spricht der Arzt von einem „biochemischen" Rezidiv. Je nach Vorbehandlung wird es unterschiedlich definiert:

- nach einer Radikaloperation: PSA > 0,2 ng/ml, durch mindestens zwei Messungen bestätigt
- nach einer alleinigen Strahlentherapie: ein PSA-Anstieg von > 2 ng/ml über den Tiefstwert, durch mindestens zwei Messungen bestätigt

In beiden Fällen kann diese Veränderung des PSA-Wertes auf einen neuen Tumor hinweisen, ohne dass man zunächst weiß, wo dieser liegt.

Untersuchungen

Wenn aufgrund des PSA-Anstiegs der Verdacht auf ein Rezidiv besteht, verfügt der Arzt über verschiedene Möglichkeiten, um den Ausgangspunkt – die PSA-Quelle – zu finden.

- Größere Tumoren lassen sich gelegentlich (eher selten!) vom Rektum aus ertasten.
- Die Region, in der das Rezidiv vermutet wird, kann durch bildgebende Verfahren dargestellt werden, zum Beispiel durch Ultraschall, Computertomografie, Kernspintomografie, Szintigramme oder PET-CT (siehe Kapitel „Bildgebende Verfahren").

Allen bildgebenden Verfahren gemein ist der Nachteil, dass sehr kleine Tumoren oder einzelne Krebszellen in der Regel (noch) nicht erkennbar sind oder dass sichtbare kleinste Veränderungen fälschlich für einen Tumor gehalten werden. Solche Untersuchungen werden allerdings viel zu häufig durchgeführt. Die Überzahl der teuren Gerätschaften – gleichgültig ob Untersuchungsröhren oder Gammakameras – kommt der Patientenneugier und der ärztlichen Überfürsorglichkeit entgegen.

Oft setzt auch der Patient seinen Arzt mit der Frage nach dem „Wo?" unter Druck, ohne nach der therapeutischen Konsequenz zu fragen, die sich aus dem Befund oft nicht ergibt. Deshalb soll ein Knochenszintigramm nicht bei einem PSA < 10 ng/ml, ein PET-CT überhaupt nicht, jedenfalls nicht bei einem PSA < 0,5 ng/ml, durchgeführt werden.

Die genannten diagnostischen Maßnahmen sollen nur dann eingesetzt werden, wenn sich ein therapeutischer Nutzen für den Patienten erkennen lässt. Deutet ein PSA-Anstieg nach einer radikalen Prostatektomie oder Bestrahlung auf ein lokales Rezidiv und/oder auf eine Lymphknotenstreuung, ist das PET-CT gerechtfertigt, weil eine Heilung (noch) möglich ist. Neuerdings kann bereits bei niedrigen PSA-Konzentrationen mit dem Gallium-markierten PSMA (prostataspezifisches Membran-Antigen) der Tumor durch das PET-CT nachgewiesen werden.

Verschiedene Arten von Rezidiven

Der erneut auftretende Tumor, der sich durch den Wiederanstieg von PSA zu erkennen gibt, kann lokal im Behandlungsgebiet oder fernab in anderen Organen lokalisiert sein.

Lokales Rezidiv

Wenn sicher ist, dass sich nach Behandlung erneut ein Tumor in der Prostata (nach Bestrahlung) bzw. im Operationsgebiet (nach radikaler Prostatektomie) gebildet hat, sprechen wir von einem lokalen Rezidiv (Abbildung 42).

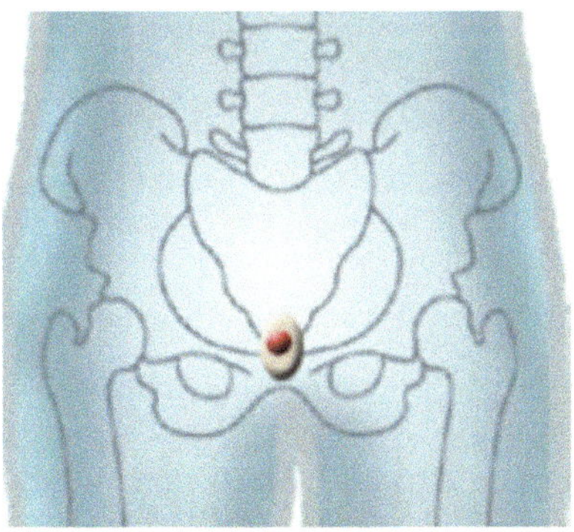

Abbildung 42. Lokales Rezidiv des Prostatakarzinoms.

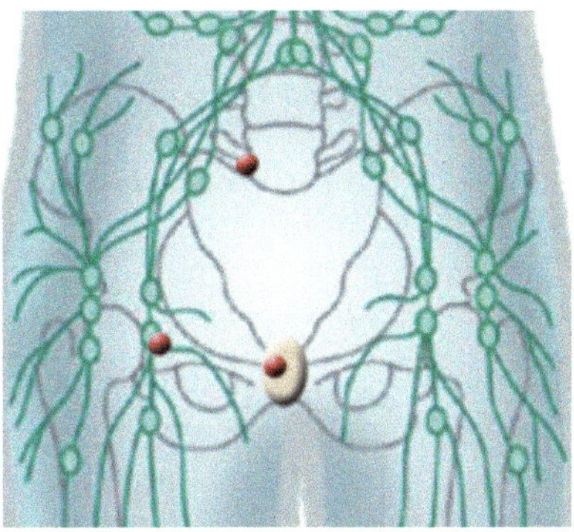

Abbildung 43. Systemisches Rezidiv des Prostatakarzinoms.

Systemisches Rezidiv

Haben sich Metastasen außerhalb der Prostata gebildet, so spricht man von einer „systemischen“ Erkrankung. Es kann sich dabei um einen Lymphknotenbefall oder um Organmetastasen handeln; am häufigsten sind Absiedlungen im Knochen (Abbildung 43).

Der Arzt sollte – bevor eine Therapie erwogen wird – versuchen, zwischen dem lokalen und dem systemischen Rezidiv zu differenzieren. Hierzu berechnet er die PSA-Anstiegsgeschwindigkeit, erkundigt sich nach dem Gleason-Score im Operationspräparat bzw. in der Biopsie vor Bestrahlung und bestimmt die Latenz zwischen Primärbehandlung und erneutem PSA-Anstieg. Langsame Verdopplungszeit, niedriger Gleason-Score und ein spätes Wiederauftreten der Erkrankung sprechen für ein lokales Geschehen.

Zu beachten ist, dass das lokale und das systemische Rezidiv gemeinsam auftreten können.

Behandlung des Lokalrezidivs

Prostatakrebs ist eine Erkrankung, die sich sehr langsam entwickelt. Deshalb verbleibt auch bei einem Rezidiv ausreichend Zeit, um darüber zu entscheiden, ob eine Behandlung gewünscht wird. Wichtige Kriterien sind z. B. das Alter und der Gesundheitszustand des Patienten, die Aggressivität des Krebses sowie die möglichen Nebenwirkungen, die mit jeder Art von Behandlung einhergehen können.

Die Art der Nebenwirkungen einer Rezidivbehandlung und ihre Auftretenswahrscheinlichkeit hängen davon ab

- welche Behandlung bereits durchgeführt wurde und
- mit welcher Methode das Rezidiv behandelt werden soll.

Die häufigsten Nebenwirkungen der Rezidivbehandlung sind Impotenz, Inkontinenz, Blasenhalsverengungen und Harnwegsinfekte. Außerdem können Fisteln (Verbindungen zwischen Harnröhre und Darm) entstehen, die bei einem Teil der Patienten nur vorübergehend zu beobachten sind, bei anderen jedoch von Dauer sein können und damit die Lebensqualität signifikant beeinträchtigen.

Welche Behandlung des Lokalrezidivs möglich ist, richtet sich nach der Art der Erstbehandlung (Tabelle 21).

Tabelle 21. Behandlungsmöglichkeiten eines Lokalrezidivs in Abhängigkeit von der Erstbehandlung des Prostatakarzinoms.

Erstbehandlung	Mögliche Zweitbehandlung
Operation	Bestrahlung (HIFU)
Perkutane Bestrahlung (von außen)	HIFU (Operation)
Brachytherapie (direkt in der Prostata)	HIFU (Operation)
HIFU	HIFU perkutane Bestrahlung Operation

Angaben in Klammern stellen theoretische Möglichkeiten dar, die aufgrund der hohen Wahrscheinlichkeit von Nebenwirkungen in der Praxis nur in Ausnahmefällen angewandt werden.

Nach Operation als Erstbehandlung

Im Falle eines Rezidivs nach Operation kommen folgende Verfahren infrage:

- Eine erneute Operation kommt nur in besonderen Ausnahmefällen in Betracht.
- Eine perkutane Bestrahlung ist in der Regel ohne Einschränkungen möglich. Sie sollte bei möglichst niedrigen PSA-Werten beginnen, um die Aussicht auf Heilung zu erhöhen. Jeder dritte Patient überlebt nach einer solchen „Salvage"-Bestrahlung 10 Jahre. Die Ergebnisse sind umso besser, je niedriger der PSA-Wert bei Beginn der Behandlung ist (< 0,5 ng/ml).
- Eine HIFU-Behandlung kann durchgeführt werden, wenn sich das Rezidiv im Bereich der früheren Prostata gebildet hat. Das Rezidiv muss aber durch bildgebende Verfahren sichtbar sein, damit die Behandlung mithilfe von Ultraschallbildern geplant und überwacht werden kann.

Nach perkutaner Bestrahlung als Erstbehandlung

Bei der vorangegangenen perkutanen Bestrahlung kann das Gewebe der Umgebung (Darm, Blase) vernarbt oder vorgeschädigt sein. Eine erneute Bestrahlung ist nicht möglich.

- Theoretisch ist es möglich, nach einer Bestrahlung eine Operation vorzunehmen. Eine solche „Salvage-Operation“ ist jedoch mit deutlich stärkeren Nebenwirkungen verbunden und wird deshalb selten durchgeführt. Sie sollte nur durch in diesem Gebiet besonders erfahrene Operateure ausgeführt werden.
- Eine HIFU-Behandlung kann nach einer Bestrahlung durchgeführt werden. Das HIFU-Gerät Ablatherm® und die Neuentwicklung Focal One® bieten ein spezielles Behandlungsprogramm für Rezidive nach Bestrahlung an. Dabei wird berücksichtigt, dass das Gewebe rund um die Prostata durch die Bestrahlung empfindlicher geworden ist.

Nach Brachytherapie (Seeds) als Erstbehandlung

Ähnlich wie bei der perkutanen Bestrahlung wird das umliegende Gewebe auch bei der Brachytherapie in Mitleidenschaft gezogen. Die Wiederholung einer Brachytherapie ist ebenso wenig möglich wie die einer perkutanen Bestrahlung.

- Eine Operation als Zweittherapie ist wie bei der perkutanen Bestrahlung theoretisch möglich, wird aber in der Regel wegen des besonders hohen Risikos von unerwünschten Nebenwirkungen nicht durchgeführt.
- Eine HIFU-Behandlung kann nach einer Brachytherapie durchgeführt werden, obwohl sich die Seeds noch innerhalb der Prostatakapsel befinden. Es wird berücksichtigt, dass das Gewebe um die Prostata durch die innere Bestrahlung empfindlicher geworden ist.

Nach HIFU als Erstbehandlung

Eine Brachytherapie ist nach HIFU nicht möglich, weil es an Gewebe fehlt, in das die Seeds eingesetzt werden können.

- Eine zweite HIFU-Therapie ist als Rezidivbehandlung möglich. Die Geräte bieten ein spezielles Behandlungsprogramm für Zweitbehandlungen nach HIFU an.
- Eine Operation ist nach einer HIFU-Therapie ebenfalls möglich, ohne dass deutlich höhere Nebenwirkungen zu erwarten sind. Allerdings gibt es für diese Therapievariante bisher nur wenig Erfahrung.
- Ein Rezidiv nach HIFU-Erstbehandlung kann auch einer Bestrahlung unterzogen werden.

Behandlung des systemischen Rezidivs

Gleichgültig, ob sich der Tumor nach der Erstbehandlung (Primärtherapie) in die Lymphknoten, den Knochen oder in andere Organe ausgebreitet hat, immer stellt sich die Frage, ob und wie zu behandeln ist. Dabei gilt die Regel, dass ein PSA-Anstieg lediglich ein Laborwert, aber (noch) kein klinisches Rezidiv ist, das zunächst weder durch eingehende Diagnostik (Bildgebung) lokalisiert werden kann noch Beschwerden verursacht. Der Betroffene ist lediglich „PSA-krank". Dieser Zustand kann sehr lange dauern, ist aber nicht zwingend behandlungsbedürftig. Was ist in dieser Situation zu tun?

Abwarten und Beobachten

Steigt der PSA-Wert innerhalb von zwei Jahren nach Erstbehandlung wieder an, so können rund 90 % der Patienten den Tumor bis zu zehn Jahren überleben. Kommt es erst nach fünf Jahren oder später zum Anstieg, dann sind es sogar 95 %. Die Lebenserwartung wird somit durch den Tumor in vielen Fällen nicht eingeschränkt.

Eine PSA-Verdopplungszeit nach Operation von mehr als zehn Monaten, das späte PSA-Rezidiv nach mehr als zwei Jahren und ein günstiger primärer Gleason-Score < 8 sprechen gegen eine sofortige Behandlung. Deshalb gilt es, das Alter des Patienten (die natürliche Lebenserwartung) und eine mögliche Belastung durch andere Erkrankungen mit der Aggressivität des Tumors in Relation zu setzen. Stellt sich heraus, dass ein natürlicher Tod oder der an einer anderen, schwerer wiegenden Krankheit wahrscheinlicher ist als der Tod durch Prostatakrebs, dann sollte man von einer Behandlung (vorerst) absehen. Dadurch vermeidet der Patient die Strapazen einer Krebstherapie und bewahrt sich seine Lebensqualität. Voraussetzung ist jedoch, dass der Betroffene das „Nichtstun" nicht als psychische Belastung empfindet und der Arzt nicht einem Handlungszwang erliegt.

Der weitere Verlauf der Krankheit richtet sich dann nach dem Befinden des Patienten und den Tumor-bedingten Symptomen. Die Behandlung ist bedarfsorientiert, Schmerzen sollen vermieden oder gelindert und die Funktionsfähigkeit erhalten werden. Diese palliative Strategie entspricht dem weiter oben vorgestellten „Watchful Waiting" genannt (siehe Kapitel „Watchful Waiting und Geriatrisches Assessment").

Zweitbehandlung (siehe auch Kapitel „Zweitlinienbehandlung des metastasierten kastrationsresistenten Prostatakarzinoms (mCRPC)")

In den meisten Fällen eines systemischen Rezidivs besteht wenig Hoffnung auf definitive Heilung. Ziel der weiteren Behandlung ist es, den Verlauf der Krankheit zu bremsen und dadurch zusätzliche Beeinträchtigungen durch den Tumor oder seine Metastasen zu vermeiden. Man nennt dieses Vorgehen palliative Therapie. Sie wird dann eingeleitet, wenn der Tumor aggressiv ist (hoher Gleason-Score, rasche PSA-Verdopplung) oder Organe (z. B. Knochen, Nieren) und ihre Funktion beeinträchtigt sind (Verlust der Knochenstabilität, Harnstauungsniere).

Hormonentzug

Er ist keine heilende Behandlung, sondern stoppt den Krankheitsablauf vorübergehend bzw. verlangsamt ihn (siehe Kapitel „Hormontherapie"). Ob und ab wann die Hormonbehandlung beginnt, soll zwischen Patient und Arzt abgewogen werden, denn es gilt, die Nebenwirkungen zu respektieren und über sie aufzuklären. Die Hormonbehandlung wird nicht empfohlen, wenn es nur um die Senkung des PSA-Wertes geht und keine Metastasen bekannt sind. Sie bietet in den allermeisten Fällen keinerlei Vorteil im Hinblick auf ein möglicherweise verlängertes Leben. Der Nutzen einer frühen Hormonbehandlung in dieser Hinsicht ist lediglich für Hochrisikotumoren belegt. Nebenwirkungen wie Hitzewallungen und allgemeine Risiken, z.B. für das Herzkreislaufsystem treffen hingegen fast jeden Patienten. Der verzögerte Beginn ist immer sorgfältig zu erwägen. Die Wirksamkeit des Hormonentzugs ist auf etwa zwei bis fünf Jahre begrenzt, dann tritt zumeist eine Resistenz ein.

Neue Substanzen

Nach Einsetzen der „Kastrationsresistenz“ kann die Überlebenszeit mit einer Behandlungskaskade durch neue Substanzen verlängert werden (siehe Kapitel „Zweitlinientherapie des metastasierten kastrationsresistenten Prostatakarzinoms (MCRPC)“).

Andere Behandlungsmöglichkeiten

Eine Sonderrolle spielen Lymphknotenmetastasen in geringer Anzahl in einer begrenzten Region. In Einzelfällen können sie durch Operation oder Bestrahlung geheilt werden. Klinische Studien zeigen, dass jedoch nur ein kleiner Teil der Betroffenen langfristig profitiert.

Die Erfahrung hat gezeigt, dass die Aussicht, den rezivierenden Prostatakrebs durch eine Zweitbehandlung zu heilen, dann günstig ist, wenn der Krebs wenig aggressiv ist (Gleason-Werte 6 und 7). Im höheren Alter und bei weiteren Erkrankungen ist der Erhalt der Lebensqualität im Allgemeinen vorrangig, sodass sich die Behandlung in erster Linie darauf beschränkt, den Patienten vor Schmerzen oder anderen Beeinträchtigungen zu bewahren.

Kurz gesagt …

Ein Rezidiv nach primärer Prostatakrebstherapie bedeutet eine hohe psychische Belastung für den Betroffenen, der glaubte, mit dem Krebs abgeschlossen zu haben. Die genaue Definition des Rezidivs und ggf. die adäquate Bildgebung zu dessen Lokalisation ist für die Planung einer eventuellen Therapie ebenso notwendig wie die Berücksichtigung des Lebensalters und der Begleiterkrankungen. Es genügt im Allgemeinen, die Erkrankung zu kontrollieren. Von dem Versuch, eine „Heilung um jeden Preis" herbeizuführen, ist hingegen abzuraten.

Palliative medikamentöse Behandlungen, speziell Hormonentzugstherapien bergen nahezu sichere Nebenwirkungen, bedeuten jedoch meist keine Verbesserung der Prognose bezüglich des (krankheitsfreien) Überlebens und sollten deshalb nur in Fällen einer unmittelbar gefährdenden Metastasierung, z.B. bei drohender Frakturgefahr, angewandt werden. Diese Argumentation kann dazu führen, dass bei einem Wiederansteigen des PSA ohne Symptome in manchen Fällen am besten keine Therapie erfolgen, bei sichtbaren, lokalisierten Befunden eine möglichst gezielte, fokale Therapie geprüft werden sollte. Radikalmaßnahmen sind nur in wenigen Fällen notwendig.

Eine lokale operative Therapie wie eine Salvage-Radikaloperation oder eine Salvage-HIFU-Therapie kommt nur nach histologischer Sicherung des Rezidivs und nach Ausschluss von Metastasen infrage. Eine Strahlentherapie kann hingegen auch ohne histologische Sicherung durchgeführt werden. Eine mögliche Verbesserung der individuellen Prognose muss in allen Fällen gegen mögliche Nebenwirkungen und eine mögliche Überbehandlung durch die Therapie abgewogen werden.

Onkologische Forschung

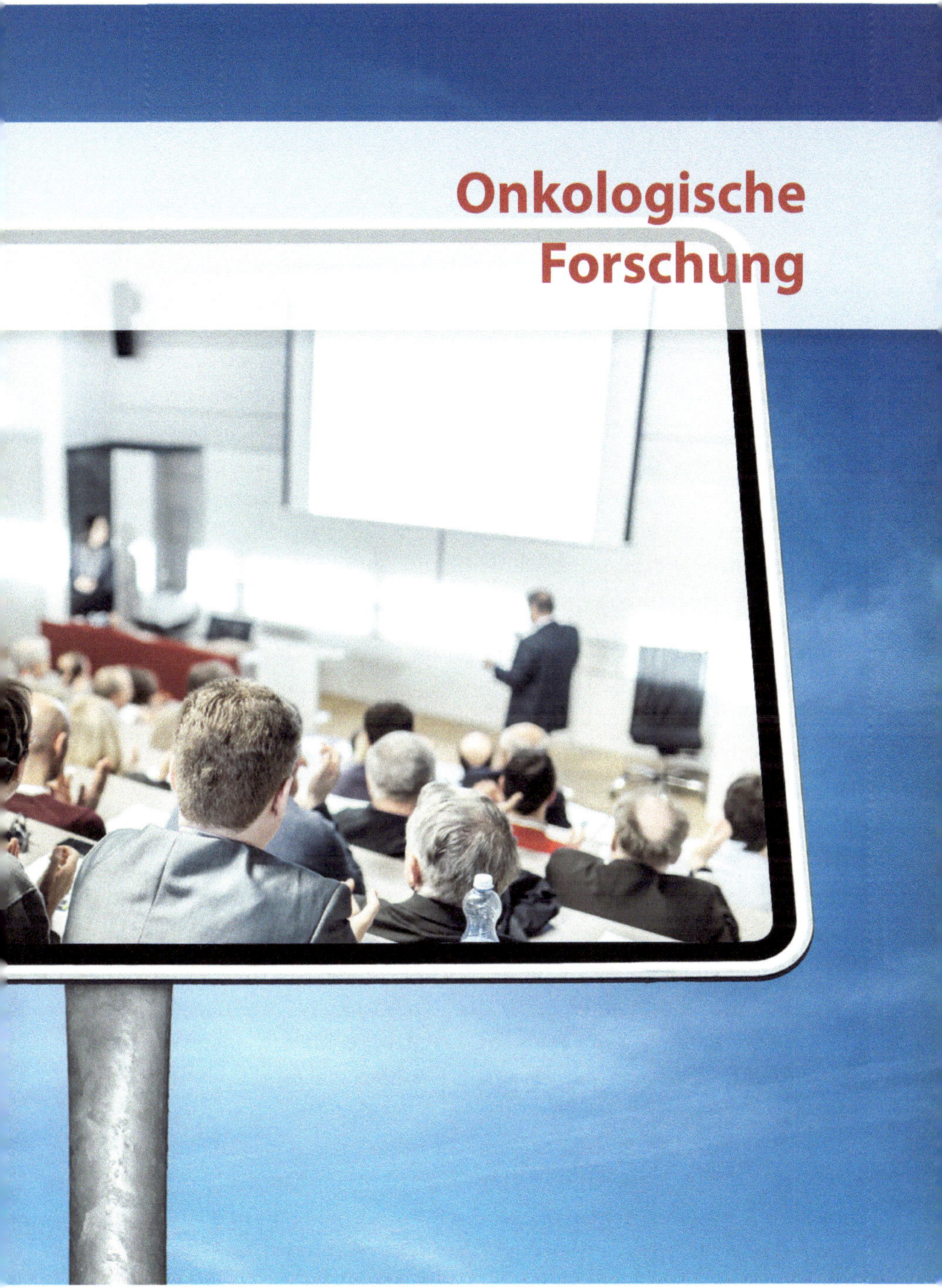

Onkologische Forschung

Johannes M. Wolff und Edith A. Boedefeld

Wenn Sie, verehrte Leser, hier angekommen sind, haben Sie rund 200 Seiten durchgearbeitet und sich – hoffentlich – davon überzeugt, dass der Prostatakrebs nicht mehr, wie noch vor 40 Jahren, Schrecken verbreiten muss. Wir haben uns bemüht, Ihnen in gedrängter Form einen Einblick in die komplexen und komplizierten Herausforderungen zu geben, vor die uns ein so kleines – nur kastaniengroßes – Organ stellen kann, und wieviel getan werden kann und muss, um die potentielle Gefahr seiner Krebserkrankung zu entschärfen.

Woher kommen das Wissen und die Fertigkeiten, die zu dem Fortschritt im Erkennen und Behandeln nicht nur des Prostatakarzinoms, sondern auch vieler anderer Krebserkrankungen führen? Es sind die Leistungen der medizinischen Forschung und die im täglichen Umgang mit dem Krebs gewonnenen ärztlichen Erfahrungen, die das möglich machen.

Nutznießer des medizinischen Fortschritts sind wir alle, die wir geheilt werden oder Linderung erfahren. Es lohnt sich, darüber nachzudenken, was es bedeutet, dass wir das für ganz selbstverständlich halten – ja sogar einen Rechtsanspruch darauf haben, „nach dem besten Stand des Wissens" behandelt zu werden! – ohne uns zu fragen, woher dieses Wissen kommt, wenn niemand bereit wäre, an den unverzichtbaren klinischen Studien teilzunehmen. Die gesetzlichen Einschränkungen, die dem Schutz der teilnehmenden Patienten dienen, sind hoch. Niemand muss befürchten, Schaden zu nehmen; im Gegenteil – Studienpatienten und -Patientinnen werden mit besonderer Aufmerksamkeit und nach bestem Wissen und Gewissen behandelt, denn mit ihrem wertvollen Beitrag in Form der Beteiligung sind sie die Garanten des erhofften Erfolges. Es sollte das gemeinsame Anliegen aller am medizinischen Fortschritt Interessierten – Patienten, Ärzten, Krankenkassen und Gesundheitspolitiker – sein, sich an Studien zu beteiligen und diese zu unterstützen.

Das folgende Kapitel erläutert Voraussetzungen und Durchführung klinischer Studien und die Rechte der Teilnehmer.

Keine Angst vor klinischen Studien

Die medikamentöse Krebstherapie entwickelt sich rasch. Die Erkenntnisse über Art und Eigenschaften der verschiedenen Tumoren nehmen ständig zu, und mit ihnen wächst die Möglichkeit, neue Medikamente tumorspezifisch abzustimmen. Die Zulassung von Medikamenten ist– vor allem aus Gründen der Patientensicherheit – an viele gesetzliche Auflagen geknüpft und deshalb äußerst langwierig und für die pharmazeutischen Unternehmen teuer. Aus diesem Grund wird die Zulassung oft nur für eine Krebsart (nicht selten sogar noch eingeschränkt auf ein bestimmtes Erkrankungsstadium) beantragt, obwohl man genügend wissenschaftliche Anhaltspunkte dafür hat, dass das Mittel auch gegen andere Krebsarten (oder Erkrankungsstadien etc.) wirksam ist.

Soll ein derart zugelassenes Medikament nun bei einer Krebserkrankung (oder für ein anderes Stadium oder in einer anderen Kombination usw.) angewendet werden, für die es nicht oder noch nicht zugelassen ist, darf dies im Allgemeinen nur im Rahmen einer kontrollierten klinischen Studie geschehen. Häufig handelt es sich dabei um so- genannte Therapieoptimierungsstudien (TOP). Wichtig ist die Änderung einer bereits bestehenden und zugelassenen Behandlung, z. B. in der Dosierung, den Therapie-Intervallen, den Kombinationen, um die Ergebnisse zu verbessern. Ziel könnte u. a. die Verlängerung der Überlebenszeit, die Senkung der Nebenwirkungen oder die Verbesserung der Lebensqualität sein.

Selbstverständlich sind alle Medikamente, die in Studien eingesetzt werden, im Rahmen einer sogenannten Zulassungsstudie auf Wirksamkeit, Sicherheit und Verträglichkeit geprüft worden sein, sodass der Patient kein zusätzliches Risiko eingeht. Der Arzt muss die teilnehmenden Patienten über den Zweck der Studie, die medizinisch-wissenschaftlichen Voraussetzungen, den genauen Therapieplan, mögliche Nebenwirkungen sowie die Bedingungen der Studienteilnahme ausführlich informieren. Der Patient entscheidet selbst, ob er an der Studie teilnehmen will und behält sich das Recht vor, jederzeit „auszusteigen", wenn er Zweifel hat, die sich nicht ausräumen lassen.

„Studienpatient" zu sein bedeutet den Vorteil einer ganz besonders sorgfältigen Betreuung und einer Behandlung nach dem neuesten Stand der medizinischen Erkenntnis. Gleichzeitig leistet er einen nicht zu unterschätzenden Beitrag zum Fortschritt in der Medizin, den es ohne diese streng überwachten klinischen Untersuchungen nicht gäbe.

Die prospektive, kontrollierte, randomisierte Studie (RCT)

Studien müssen nach bestimmten Regeln durchgeführt werden. Das bedeutet: Das Ziel der Studie und die Vorgehensweise werden im Voraus (prospektiv) festgelegt, ebenso die Bedingungen, unter denen Patienten aufgenommen werden sowie die Kriterien, wann eine Studie gegebenenfalls abzubrechen ist (kontrolliert). In den Studien geht es darum, eine neue oder eine etablierte, aber leicht veränderte Therapie (z. B. ein Medikament in anderer Dosierung) mit einer Standardtherapie zu vergleichen und zu prüfen, ob diese neue Behandlung überlegen ist („zweiarmige" Studien). Der so genannter „Endpunkt" (= ihr Ziel) ist typischerweise die statistisch abgesicherte Antwort auf die Frage „Überlebensvorteil, ja oder nein?" Dazu werden zwei Gruppen von Patienten gebildet, die mit einer zum Vergleich stehenden Alternativen, aber unter gleichen Bedingungen behandelt werden. Die Patienten werden nach dem Zufallsprinzip auf die Gruppen verteilt (randomisiert).

Ein seriöser Vergleich verschiedener Behandlungsformen, muss mit gleichartigen Gruppen von Patienten durchgeführt werden (um nicht „Äpfel mit Birnen" zu vergleichen). Das ist der Sinn der Randomisierung: die zufällige Zuordnung der Patienten zur einen oder anderen

Therapiegruppe. Voraussetzung ist, dass die Unterschiede in der Wirkung und den Nebenwirkungen nicht sehr groß sein dürfen. Das ist vorher in kleine-ren klinischen Studien („Pilotstudien") zu prüfen.

Zeigt sich bei den regelmäßigen Kontrollen ein Nachteil für die Patienten der einen oder anderen Gruppe (z. B. starke Nebenwirkungen oder geringes Ansprechen auf die Therapie), muss die Studie abgebrochen werden. Solche prospektiven, randomisierten Studien bringen die zuverlässigsten Ergebnisse und sind unverzichtbar, insbesondere wenn es darum geht, neue Medikamente einzuführen. Sie sind die Voraussetzung für die Kassen-Zulassung, die nur dann gewährt wird, wenn eines so genannter Zusatznutzen gegenüber einer bereits eingeführten Vergleichstherapie nachgewiesen wird.

Weniger geeignet ist dieser Studientyp für komplexe Fragestellungen aus dem Bereich der nicht-medikamentösen klinischen Forschung. Die geforderten geringen Unterschiede in Wirkung und Nebenwirkungen zwischen den zu vergleichenden Behandlungen (s. o.) und der Endpunkt Überlebensvorteil machen große Teilnehmerzahlen und langfristige Verlaufsbeobachtungen nötig, um die Überlegenheit einer Behandlung zweifelsfrei feststellen zu können, besonders dann, wenn die Sterblichkeit der zu vergleichenden Behandlungsgruppen gering ist. Um den Zeitaufwand zu begrenzen, wird statt des Endpunktes Vorteil für das Gesamtüberleben oft ein schneller zu erreichendes Ziel (z. B. tumorspezifisches Überleben, oder (beim Prostatakrebs) der PSA-Verlauf als Kriterium für das Ergebnis der Behandlung herangezogen.

Die Versorgungsforschung (VF)

In dem Maße, in dem es der medizinischen Forschung gelingt, mithilfe neuer oder weiter entwickelter Verfahren immer mehr Menschenleben zu retten, müssen wir uns der Frage nach der gesundheitlichen Versorgung im Alltag stellen. Hier haben wir es zunehmend mit älteren, oft multimorbiden Menschen zu tun. Denn „Leben gerettet" ist nicht automatisch dasselbe wie „geheilt", es heißt vielmehr „mit der Krankheit leben". Im Vordergrund steht nun die Lebensqualität und unsere diesbezüglichen Erwartungen. Die oben besprochenen randomisierten Studien (RCT) sind nicht das geeignete Instrument, die komplexen Fragen der alltäglichen Versorgung zu erforschen.

Im Versorgungsalltag hat das Ergebnis experimenteller Studien für die Entscheidungsprozesse eine hohe informative Bedeutung; aber für den Nutzen der Behandlung spielen Faktoren eine Rolle, die in RCTs nicht berücksichtigt werden können. Im Gegensatz zu diesen, für die mit Blick auf Endpunkt und statistische Signifikanz durch eng gefasste Ein- Und Ausschlusskriterien möglichst homogene Vergleichsgruppen gebildet werden, arbeitet die VF mit Daten heterogener Patientenpopulationen und medizinischer bzw. ärztlicher Leistungen, die unter unterschiedlichen Bedingungen erbracht werden.

Die VF wirft Licht in die Komplexität der daraus entstehenden Situationen und kann den voraussichtlich erzielbaren Nutzen darstellen – benötigt dazu jedoch spezielle statistische und biometrische Verfahren, die noch nicht alle ausgereift sind.

Die VF hat ein breit gefächertes Betätigungsfeld. Sie widmet sich unter anderem der Frage der Angemessenheit von Versorgungsleistungen (z. B. diagnostischen Verfahren, Verordnungen, Behandlungen), das heißt der Abwägung von Nutzen und objektivem Bedarf, die auch eine ökonomische Betrachtung mit einschließen muss (Bedarf und Nachfrage sind nicht dasselbe!). Näher am Patienten ist die Frage nach dem Wissenstransfer von Forschungsergebnissen in die Praxis. Haben Patienten außerhalb von RCTs (also nicht nach bestimmten Kriterien ausgewählte Patienten) einen Nutzen von der Therapie? Wieviel von dem (u. a. durch RCTs erreichten) Fortschritt kommt in der Praxis, beim Patienten wirklich an? Wie wird er in der alltäglichen Versorgung umgesetzt? Hier geht es um Versorgungsabläufe und deren Qualität, aber auch darum, wie die individuellen Präferenzen des Patienten berücksichtigt werden können. Wie gut wird der Patient (meistens ein medizinischer Laie), der gemeinsam mit dem Arzt über die Therapie entscheiden soll, darauf vorbereitet? Wie kann seine Bereitschaft zur aktiven Mitwirkung in der Behandlung und in der (oft lebenslang) erforderlichen Nachsorge (Compliance) gefördert werden?

Als Teilnehmer an einer VF-Studie werden Sie gebeten, der Verwendung ihrer – anonymisierten – Gesundheits- bzw. Behandlungsdaten zuzustimmen, reguläre Nachsorge- oder Untersuchungstermine pünktlich wahrzunehmen sowie in regelmäßigen Abständen Auskunft z.B. über Befinden, Funktionsfähigkeit oder Lebensqualität o.ä. zu geben. Dafür werden Ihnen Fragebögen zur Verfügung gestellt. Mit zusätzlichen Untersuchungen außerhalb der Routineversorgung werden Sie nicht belastet.

RCT und VF ergänzen sich

Die oben beschriebenen Aufgaben der verschiedenen Studienarten und die Bedingungen, unter denen sie erbracht werden, lassen erkennen, dass kein Gegensatz konstruiert werden kann. Vielmehr setzt die VF dort an, wo RCTs aufhören, oder nicht mehr praktikabel sind. Eine griffige Abgrenzung bzw. Definition der Unterschiede könnte lauten: RCTs prüfen die (theoretisch maximale) Wirksamkeit, VF die (praktisch erreichbare) Wirkung.

In vielen Bereichen sind die Bemühungen um therapeutische Nutzenverbesserungen so weit fortgeschritten, dass Behandlungsergebnisse unterschiedlicher Verfahren nahezu gleich sein können. Es ergeben sich also Wahlmöglichkeiten, die nach individuellen Präferenzen entschieden werden können. Hier hat der Patient das letzte Wort. Die Lebensqualität steht im Vordergrund, die aber je nach Persönlichkeit sehr unterschiedlich definiert sein kann. Der ängstliche Mensch wird eine Therapie wählen, die vermeintlich höchste Sicherheit bietet, und bereit sein, dafür auch unangenehme Begleiterscheinungen oder Nebenwirkungen in Kauf zu nehmen. Ein Anderer möchte möglichst unbehelligt bleiben und wird (möglicherweise leichtfertig) darauf vertrauen, dass „es schon nicht so schlimm wird“; eine Frage, die auch mit dem Alter und der voraussichtlichen Lebenserwartung zu tun hat.

Der Prostatakrebs eignet sich wie kaum ein anderer für diese Art der Betrachtung. Seine Besonderheiten haben wir in den vorausgehenden Kapiteln herausgestellt und fassen sie stichwortartig noch einmal zusammen. Sie sind hier deshalb von Interesse, weil sie ihn zu einem besonders guten Beispiel für die Abwägung der Frage RCT oder VF machen.

PCa tritt regelmäßig erst in höherem Alter auf (mittleres Alter 72 J); in den meisten Fällen wächst er langsam und ist wenig aggressiv, Metastasen bilden sich erst spät; er ist gut behandelbar, oft nicht einmal behandlungsbedürftig. Etwa zwei Drittel aller so entdeckten PCa haben ein geringes Progressionsrisiko. Die PCa-Sterblichkeit ist, unabhängig von der Behandlung, sehr gering. Die (relative) 5-Jahres-Überlebensrate ist 91%, die 10-Jahres-Überlebensrate 90%, die Mortalität liegt bei 19,4/100.000/Jahr. Es gibt mehrere etablierte Behandlungsmöglichkeiten, die sich im Ergebnis vor allem in ihren Nebenwirkungen unterscheiden.

Diese alles in allem sehr günstige Situation lässt beträchtlichen Spielraum für die Vorgehensweise beim früh entdeckten PCa. Alter, Lebenserwartung, Progressionsrisiko auf der einen, Verunsicherung, Angst, mangelndes Wissen auf der anderen Seite: die Entscheidung des Patienten für oder gegen eine Therapie hängt weniger von klinischen Notwendigkeiten als vielmehr von seinen individuellen Neigungen und Wünschen ab. Die Frage nach „der besten" Behandlung für das so genannte Niedrig-Risiko-PCa ist deshalb nicht zu beantworten. Trotzdem wird sie in Fachkreisen seit Jahren sehr kontrovers diskutiert. Zwar sind die Ergebnisse aller etablierten, der invasiven wie auch der defensiven Behandlungsmöglichkeiten, im Hinblick auf die Überlebensrate praktisch gleichwertig, aber nicht alle sind in RCTs überprüft worden. Speziell die Brachytherapie (= Bestrahlung durch in die Prostata eingebrachte Seeds) war aus diesem Grund nicht erstattungsfähig. Das war Anlass für die Planung der kontrollierten, randomisierten vierarmigen PREFERE-Studie (radikale Prostatektomie (RP), externe Bestrahlung (RT), Brachytherapie (BRT), Aktive Überwachung (AS), an der sich die Grenzen von RCTs aufzeigen lassen.

RCTs sind nicht mehr praktikabel, oder verlieren ihre Bedeutung, wenn die möglichen Unterschiede zwischen zu prüfenden Therapieformen zu gering und die Überlebenszeiten sehr lang sind. In diesen

Fällen bräuchte man eine sehr hohe Zahl von teilnehmenden Patienten und zu lange Beobachtungszeiten, um zu einem signifikanten – und für Patienten relevanten – Ergebnis zu kommen (das dann von der Entwicklung der Behandlungsmöglichkeiten überholt sein dürfte).

PREFERE (RCT) und HAROW (VF) – zwei Beispiele

PREFERE wurde mit hochgesteckten Zielen geplant. Sie sollte die endgültige Klärung der Frage nach der besten Therapie des Niedrig-Risiko-PCa bringen. Doch sie musste scheitern. Die ursprünglich geplanten7600 Patienten mit lokal begrenztem PCa hätten bei weitem nicht ausgereicht, um bei einer Laufzeit von 20 Jahren einen (eventuell bestehenden) signifikanten Überlebensvorteil einer Therapieform zu finden. Weder konnten genügend Ärzte von der Notwendigkeit oder dem Nutzen der Studie überzeugt werden, noch waren genügend Patienten bereit, sich ohne erkennbaren Vorteil in eine nebenwirkungsreiche Therapie randomisieren zu lassen. Nachdem im Laufe von dreieinhalb Jahren nur 343 Patienten rekrutiert werden konnten, musste die Studie abgebrochen werden.

Die HAROW-Studie untersuchte Voraussetzungen und Ergebnisse der Therapiewahl und Behandlung von Männern mit lokal begrenztem PCa im Versorgungsalltag. Sie konnte feststellen, dass (zu) viele sich ohne klinische Notwendigkeit für die radikale Prostatektomie entschieden, obwohl eine Aktive Überwachung ebenso sicher und vor allem nebenwirkungsarm gewesen wäre. Die Analyse zeigte, dass aus mangelndem Wissen oder Vertrauen übertherapiert wird, und machte deutlich, welche Anstrengungen seitens der Ärzte zur adäquaten Information und Versorgung der Patienten erforderlich sind.

Versorgungsforschung bedeutet unspektakuläre Arbeit an der Basis. Sie ist aber von hohem Nutzen für die betroffenen Männer und für die Gesellschaft, weil ihre Ergebnisse das Gesundheitssystem beeinflussen können, indem sie Informationen liefern und Handlungsbedarf aufzeigen. Sie wird deshalb von der Bundesregierung aus dem sog. Innovationsfond gezielt gefördert.

Anhang

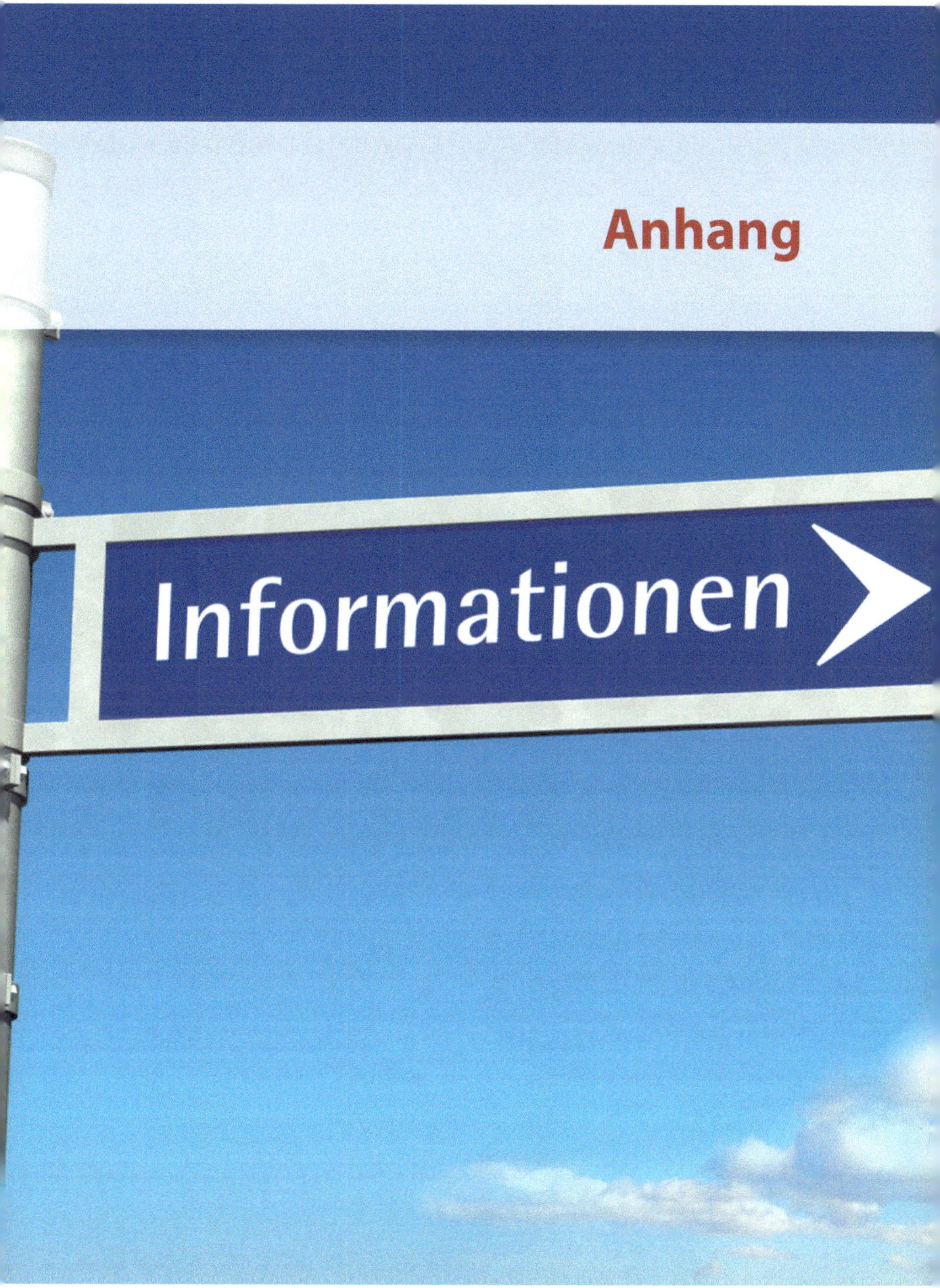

Wo kann ich mich informieren?

Leitlinienprogramm Onkologie, Prostatakrebs

Die Deutsche Krebsgesellschaft (DKG), die Deutsche Krebshilfe (DKH) und die Arbeitsgemeinschaft der Wissenschaftlichen Medizinischen Fachgesellschaften (AWMF e.V.) haben vier Patientenleitlinien entwickelt:

- Früherkennung von Prostatakrebs (2015)
- Prostatakrebs 1 – lokal begrenztes Prostatakarzinom (2018)
- Prostatakrebs 2 – Lokal fortgeschrittenes und metastasiertes Prostatakarzinom (2015).

Sie finden sie im Internet unter

https://www.leitlinienprogramm-onkologie.de/patientenleitlinien/prostatakrebs/

Bundesverband Prostatakrebs Selbsthilfe (BPS) e. V.

www.prostatakrebs-bps.de/

Der Bundesverband Prostatakrebs Selbsthilfe (BPS) e. V. bietet eine telefonische Beratungshotline an. Die Berater sind dienstags, mittwochs und donnerstags (außer an bundeseinheitlichen Feiertagen) in der Zeit von 15-18 Uhr unter der gebührenfreien Service-Rufnummer 0800 7080123 zu erreichen.

Gute Informationen im Netz finden

Wenn Sie das Internet für Fragen rund um das Thema Gesundheit nutzen, finden Sie dort Material in Hülle und Fülle. Mehr als eine halbe Million medizinische Internetseiten gibt es allein in Deutschland. Nicht alle davon bieten ausgewogene und richtige Informationen. Diese Zusammenstellung soll Ihnen helfen, gute und vertrauenswürdige Seiten besser zu erkennen.

Vertrauenswürdige Anbieter

Viele Anbieter von Gesundheitsseiten möchten Sie nicht nur informieren, sondern verfolgen weitere Interessen, die Sie oft nicht auf Anhieb erkennen können. Folgende Punkte geben Ihnen einen Anhalt dafür, ob der Anbieter einer Internetseite vertrauenswürdig ist:

- Informationen für Patienten sollten kostenfrei und ohne Anmeldung oder Passwort zugänglich sein.
- Sie sollten leicht feststellen können, wer für die Seite verantwortlich ist. Angaben darüber finden Sie meist unter: „Kontakt", „Impressum" oder „Wir über uns". Hier sollten Name, Adresse und Kontaktmöglichkeiten per Telefon und/oder E-Mail angegeben sein.
- Sie sollten Angaben darüber finden, wie sich die Internetseite finanziert.
- Werbung muss klar gekennzeichnet sein. Sie sollten diese gut vom Inhalt unterscheiden können.
- Alle Texte müssen das Datum der Veröffentlichung oder der letzten Aktualisierung enthalten.
- Der Anbieter sollte offen legen, wie er mit den Daten der Benutzer umgeht.
- Der Anbieter sollte klarstellen, dass sein Angebot bei ernsten Beschwerden keinen Arztbesuch ersetzt.

Qualitätssiegel

Auch bestimmte Qualitätssiegel können Ihnen helfen, vertrauenswürdige Webseiten zu erkennen. Nur geprüfte Internetseiten erhalten diese Siegel.

Die folgenden beiden Siegel sind für deutschsprachige Seiten wichtig:

- Siegel der Stiftung „Health on Net Foundation" (HON-Logo). HON ist ein gemeinnütziger Verein, der die Qualität von Gesundheitsinformationen im Internet verbessern möchte. Zu diesem Zweck hat er einen Verhaltenskodex, den HONcode, entwickelt. Seiten mit dem HON-Logo befolgen ihn.
- Siegel des „aktionsforums gesundheitsinformationssystem" (afgis-Logo). afgis ist ein Verbund von Organisationen und Personen, die qualitätsgesicherte Gesundheitsinformationen anbieten. Jeder Partner hat das Logo auf seiner Webseite. Allerdings ist es kostenpflichtig, sodass viele kleine Anbieter es nicht nutzen.

Qualitätssiegel garantieren aber nicht, dass die Inhalte der Seite richtig sind.

Ist der Inhalt richtig?

Es gibt kein Patentrezept, wie Sie beurteilen können, ob Informationen richtig oder falsch sind. Sie sollten jedoch auf Folgendes achten:

- Der Text ist übersichtlich aufgebaut und Sie verstehen ihn. Fachbegriffe sind erklärt.
- Der Name des Autors sowie seine Qualifikation werden genannt.
- Angaben zu Nutzen, Wirkung oder Risiken einer Behandlung sollten durch Quellen belegt sein. Im besten Fall stützt sich die Information auf gut abgesicherte Studienergebnisse.
- Die Information sollte ausgewogen sein. Neben der Wirkung einer Behandlung sollte sie Nebenwirkungen, Risiken oder Nachteile nennen und Sie auch auf andere Behandlungsmöglichkeiten hinweisen.

- Werden Sie misstrauisch, wenn Ihnen Angst gemacht wird oder Sie das Gefühl haben, beeinflusst zu werden. Formulierungen wie „absolut nebenwirkungsfrei“ und „100%ige Wirkungsgarantie“ sind nicht glaubwürdig. Vorsicht ist auch geboten, wenn andere Angebote schlecht gemacht werden.
- Der Text sollte Ihnen Adressen zu weiterführenden Informationen nennen, und/oder Sie auf Selbsthilfegruppen oder andere Organisationen verweisen.

Was Sie tun können

- Bevor Sie den Computer einschalten: Überlegen Sie sich genau, wonach Sie suchen möchten. Es kann helfen, ein paar Stichworte auf einem Blatt Papier zu notieren.
- Medizinisches Wissen ist nicht immer und nicht für jeden nützlich. Es kann Sie belasten und Sie haben ein Recht darauf, manche Dinge nicht wissen zu wollen. Bedenken Sie daher, was Sie mit Ihrer Suche herausfinden möchten und was nicht. Beschwerden können eine Vielzahl von Ursachen haben. Die richtige Diagnose allein mit dem Computer herauszufinden, ist deshalb in der Regel schwierig. Suchen Sie im Zweifelsfall einen Arzt auf.
- Wählen Sie bei ernsten Erkrankungen Ihre Behandlung nicht mithilfe des Internets aus. Sprechen Sie mit Ihrem Arzt.
- Bleiben Sie kritisch – Fehler können auf der besten Internetseite passieren. Vergleichen Sie deshalb die Informationen mehrerer Anbieter oder schauen Sie zumindest auf eine zweite Seite.
- Überlegen Sie sich genau, wie viel Sie anderen über Ihren Gesundheitszustand mitteilen möchten, zum Beispiel in Internetforen.
- Bedenken Sie, dass eine E-Mail wie eine Postkarte ist, die auch Menschen lesen können, für die sie nicht gedacht ist. Schicken Sie deshalb nicht einfach Ihre Krankengeschichte an die E-Mail-Adresse eines Anbieters von Gesundheitsinformationen.
- Denken Sie daran, dass Sie regelmäßig die Sicherheitseinstellungen Ihres Computers aktualisieren.

Das Wissen aus dem Internet kann Ihnen helfen, sich auf den nächsten Arztbesuch vorzubereiten und Ihrem Arzt gezielt Fragen zu stellen. Oft kann es den direkten Besuch beim Arzt aber nicht ersetzen.

Autoren

Dr. rer. nat. Edith A. Boedefeld

boedefeld-berlin@outlook.de

Dr. rer. nat. Edith A. Boedefeld, (Chemie) FU Berlin. Mehrjährige Tätigkeit als Research Associate in Biochemistry, Yale University und University of Oregon, USA sowie ETH Zürich. Dozentur für Physikalische Chemie, Universität Lagos, Nigeria. 1976 stellv. Leitung Sachgebiet biotechnologische Forschung im Bereich Projektträgerschaften des BMFT, GSF München. 1978 Deutsche Forschungsgemeinschaft, Bonn, Referentin der Senatsvorkommission für Krebsforschung, die auf Veranlassung der Bundesregierung eine Bestandsaufnahme der Krebsforschung in der BRD erarbeitete. 1981 Leitung der Studienzentrale für Hodentumoren (Prof. Weißbach), Urologische Klinik, Universitätsklinikum Bonn. 1986 wissenschaftlich-administrative Koordinatorin, Institut für Zellbiologie/Tumorforschung (Prof. Manfred Rajewsky), Universitätsklinikum Essen. 1988-98 Referentin des Ärztlichen Leiters (Prof. Weißbach), Krankenhaus Am Urban, Berlin. Seitdem freiberufliche wissenschaftliche Zusammenarbeit mit Prof. Weißbach u.a. in Fragen Prostatakarzinom und Versorgungsforschung.

Prof. Dr. med. Edwin Herrmann

Klinik für Urologie und Zentrum für minimalinvasive / robotische Chirurgie Prosper-Hospital-Recklinghausen
urologie@prosper-hospital.de

Prof. Dr. med. Edwin Herrmann, Facharzt für Urologie mit den Zusatzbezeichnungen „Medikamentöse Tumortherapie“ sowie „Andrologie“ ist seit seiner Vollapprobation als Arzt (2004) an der Klinik für Urologie des Universitätsklinikums Münster (UKM) tätig. Beginnend als Assistenzarzt wurde er in Folge Funktionsoberarzt (2008), Oberarzt (2010) und geschäftsführender Oberarzt (2011) und Leitender Oberarzt (2013). Seit 2017 ist er Chefarzt der Klinik für Urologie und Zentrum für minimalinvasive / robotische Chirurgie am Prosper-Hospital-Recklinghausen. Er beherrscht das gesamte Spektrum der operativen und konservativen Urologie, darunter der offen-operativen Uroonkologie inklusive radikaler Beckenchirurgie und ist Leiter der konventionell laparoskopischen Operationen. Seine weiteren fachlichen Schwerpunkte liegen in den Bereichen Lasertherapie der gutartigen Prostatavergrößerung, rekonstruktive Urologie, Inkontinenzchirurgie sowie medikamentöse Uroonkologie. Er ist Leiter und Teilnehmer von 30 klinischen Studien über medikamentöse Therapien u.a. des Prostatakarzinoms. Als Autor einer Vielzahl wissenschaftlicher Originalarbeiten, Übersichtsarbeiten und Buchbeiträgen sowie durch Poster und Vorträge auf nationalen und internationalen Fachtagungen und Kongressen leistet er nicht nur einen hohen Beitrag zur Wissensvermittlung über die Behandlung urologischer Erkrankungen in Fachkreisen, sondern auch zur Aufklärung von Betroffenen und interessierten Laien.

Prof. Dr. med. Klaus-Peter Jünemann
Klinik für Urologie und Kinderurologie,
Universitätsklinikum Schleswig-Holstein
klaus-peter.Juenemann@uksh.de

Prof. Dr. Klaus-Peter Jünemann ist seit 2001 Direktor der Klinik für Urologie und Kinderurologie am Universitätsklinikum Schleswig-Holstein, Campus Kiel. Während seiner Facharztausbildung unter Prof. Dr. Melchior absolvierte er zwei Forschungsaufenthalte an der University of California, San Francisco, Dept. of Urology (Prof. E.A. Tanagho), bevor er seine Weiterbildungszeit in Mannheim unter Prof. Dr. Alken fortsetzte.

Prof. Jünemann ist Experte für die Behandlung von Inkontinenz und Neurourologie, für nervschonende Prostatachirurgie sowie erektile Rehabilitation. Weitere klinische Schwerpunkte sind die roboterassistierte uroonkologische und plastisch-rekonstruktive Chirurgie sowie die Metastasenchirurgie bei fortgeschrittenen Tumoren.

Prof. Jünemann veröffentlichte über 300 wissenschaftliche Artikel und war bis 2014 Erster Vorsitzender der Deutschen Kontinenz-Gesellschaft. Zudem ist er Mitglied in verschiedenen nationalen und internationalen Fachgesellschaften.

Dr. med. Lutz Moser
MVZ für Strahlentherapie
Klinikum Emil von Behring, Berlin
Lutz.moser@helios-kliniken.de

Dr. med. Lutz Moser ist seit Oktober 2014 Chefarzt und Leiter des MVZ für Strahlentherapie am Helios-Klinikum Emil von Behring, Berlin. Der Schwerpunkt seiner klinischen Tätigkeit liegt auf dem Gebiet radioonkologische Therapie von Prostata-, Mamma- und Lungenkarzinomen. Seine berufliche Laufbahn, nach Studium der Humanmedizin und Promotion an der Ruprecht-Karls-Universität Heidelberg, begann an der Klinik für Strahlentherapie, Charité Berlin, Campus Mitte. Schon bald wurde er Oberarzt und in Folge Leitender Oberarzt und stellvertretender Klinikdirektor sowie schließlich Chefarzt der Klinik für Radioonkologie und Strahlentherapie, Charité Berlin, Campus Benjamin Franklin. Gleichzeitig war er bis zu seinem Wechsel an das Helios-Klinikum Leiter der Protonentherapie am Helmholtz-Zentrum Berlin für Materialien und Energie , Campus Lise Meitner. Dr. Moser ist seit 2009 Mitglied der Leitlinienkommission zur Diagnose und Therapie des Prostatakarzinoms.

Dr. med. Daniar Osmonov
Klinik für Urologie und Kinderurologie,
Universitätsklinikum Schleswig-Holstein, Campus Kiel
daniar.osmonov@uksh.de

Dr. med. Daniar Osmonov ist Oberarzt an der Urologischen Universitätsklinik Schleswig-Holstein, Campus Kiel (Chefarzt Prof. Klaus-Peter Jünemann). Nach dem Studium der Medizin an der Kirgisischen Medizinischen Akademie und der Weiterbildung zum Facharzt für Urologie ebendort verbrachte er im Rahmen eines Austauschpro-

gramms des DAAD (Deutscher Akademischer Austauschdienst) ein Jahr an der Klinik für Urologie des Universitätsklinikums der Universität Heidelberg in Mannheim. Dort widmete er sich der Forschung über die mikrochirurgische Rekonstruktion des Nervus Pudensus am Tiermodell; experimentelle Darstellung der Innervation des äußeren Harnblasen-Schließmuskels.
Da die Anerkennung außereuropäischer akademischer Qualifikationen in Deutschland versagt wird, sah er sich für die berufliche Tätigkeit hier genötigt, die Weiterbildung zum deutschen Facharzt für Urologie zu absolvieren. Dazu wechselte er an das Universitätsklinikum Schleswig-Holstein, wo er auch zum Dr. med. promovierte.
Seine Spezialisierung liegt auf den Gebieten DaVinci-Roboterchirurgie, Laparoskopie, Andrologie, Penisimplantate, rekonstruktive Operationen der männlichen Genitalien.
Dr. Osmonov ist seit 2009 Leiter der Sektion Andrologie und seit Oktober 2012 Leiter des Exellence Zentrums für Penisimplantate an der Urologischen Universitätsklinik in Kiel. Er ist Autor und Koautor von über 60 wissenschaftlichen Publikationen.

Corinna Schaefer, M. A.
Ärztliches Zentrum für Qualität in der Medizin (ÄZQ), Berlin
schaefer@azq.de

Corinna Schaefer M.A., Studium der Romanistik, Musik und Theaterwissenschaft, seit 2006 am Ärztlichen Zentrum für Qualität in der Medizin für die Aufgabenbereiche evidenzbasierte Patienteninformation, Methodik, Leitlinien, seit 2010 Leitung der Abteilung Patienteninformation/Wissenstransfer, seit 2015 zusätzlich Leitung der Abteilung Evidenzbasierte Medizin und Leitlinien, Chair der Patient and Public Group des Guidelines International Network.

Prof. Dr. med. Martin Schostak
Urologische Klinik, zertifiziertes Prostatakrebszentrum, Universitätsklinikum Magdeburg A. ö. R.
martin.schostak@med.ovgu.de

Prof. Dr. med. M. Schostak ist Direktor der Klinik für Urologie und

Kinderurologie des Universitätsklinikums Magdeburg. Sein besonderer Schwerpunkt liegt in der interdisziplinären Beratung und Therapie bei urologischen Tumoren sowie bei verschiedenen sogenannten alternativen Verfahren wie zum Beispiel dem Hochintensiven fokussierten Ultraschall oder der irreversiblen Elekroporation. Prof. Schostaks Grundprinzip, eine möglichst individuelle und maximal schonende Therapieform anzubieten, z.B. für einen Beckenboden- und Potenzerhalt bei Männern oder einen Sexualerhalt bei Frauen, hat zur Etablierung der s.g. Fokalen Therapie geführt.
Prof. Schostak ist Vorsitzender des Arbeitskreises „Fokale Therapie und Mikrotherapie“ der Deutschen Gesellschaft für Urologie e.V.

Prof. Dr. med. Thomas Alexander Vögeli
Klinik für Urologie, Uniklinik RWTH Aachen
tvoegeli@ukaachen.de

Professor Dr. med. Thomas Alexander Vögeli wurde im Rheinland geboren und studierte ab 1975 Humanmedizin in Würzburg. Den Wehrdienst verbrachte er ab 1983 als Assistenzarzt in der Urologischen Abteilung des Bundeswehrkrankenhauses in Gießen, wo er 1986 promovierte. Nach einem Jahr chirurgischer Weiterbildung in Aschaffenburg wechselte er 1986 an die Klinik für Urologie der Heinrich Heine Universität Düsseldorf. Ab 1990 baute er dort als Funktionsoberarzt die Kinderurologie auf. Teile der Forschungstätigkeit führten ihn an die Universität Zürich und die Universität Regensburg mit der molekularbiologischen Klärung des Erythropoietin-Stoffwechsels in Nierentumoren. 1995 erfolgte die Habilitation und Ernennung zum Oberarzt. Ab 1987 Berufung zum Ltd. Oberarzt der Universitätsklinik Düsseldorf, es folgten Forschungsaufenthalte an der Mayo Klinik, dem Massachusetts General Hospital in Boston/USA und der Universität Hibero Preto/Brasilien. Seit 2004 ist Professor Vögeli Chefarzt der Klinik für Urologie und Kinderurologie des Medizinischen Zentrums der Städteregion Aachen und wurde im Juli 2015 zum nachfolgenden Direktor der Urologischen Klinik des Universitätsklinikums Aachen der RWTH berufen.

Prof. Dr. med. Lothar Weißbach

Gesundheitsforschung für Männer
weissbach@gesundheitsforschung-fuer-maenner.de

Prof. Dr. med. Lothar Weißbach war nach seiner Approbation Assistent, Oberarzt und apl. Professor der Urologischen Universitätsklinik Bonn, bevor er 1984 die Leitung der Urologischen Klinik am Urban Krankenhaus in Berlin übernahm. 2003 leitete der Facharzt für Urologie und Andrologie die urologische Belegabteilung an der Euromed-Clinic in Fürth und war dann als Ärztlicher Leiter/stellv. Ärztlicher Leiter der Klinik tätig. Von 1998 bis 2000 war Prof. Weißbach Präsident der Deutschen Krebsgesellschaft. Er ist Träger des „Ritter-von-Frisch-Preises" der DGU, Mitautor der S3-Leitlinie zum Prostatakarzinom und Mitglied der Steuergruppe zur Leitlinienentwicklung. Bis 2015 war er Wissenschaftlicher Vorstand der Stiftung Männergesundheit. Dort initiierte und leitete er die Versorgungsstudie HAROW zum lokal begrenzten Prostatakarzinom. Er ist Urologe am Zentrum für Männergesundheit an der MeoClinic Berlin und bietet eine Zweitmeinungs-Sprechstunde für Patienten mit Prostatakrebs an. Seit 2016 ist er Geschäftsführer der gGmbH „Gesundheitsforschung für Männer". Seine Kerngebiete sind die urologische Onkologie (besonders Prostatakarzinom, Hodentumoren), Andrologie/erektile Dysfunktion, plastisch-rekonstruktive Chirurgie und Infektiologie.

Prof. Dr. med. Johannes Maria Wolff

Urologie, Paracelsus-Klinik Golzheim, Düsseldorf
johannes.wolff@paracelsus-kliniken.de

Prof. Dr. Johannes Maria Wolff war nach seiner Approbation (1984, Universität Köln) Stabsarzt bei der Bundeswehr. Von 1986 bis 1988 war er an der Klinik für Chirurgie, St. Elisabeth Krankenhauses Mönchengladbach-Rheydt und von 1988 bis 1990 an der Klinik für Urologie, Universität Köln, tätig. Als Facharzt für Urologie wechselte er 1992 an das Prostate Research Laboratory in Edinburgh (Schottland) zu einem einjährigen Forschungsaufenthalt. Von 1990 bis 1999 war er wissenschaftlicher Mitarbeiter und seit 1996 Oberarzt an der Klinik für Urologie, RWTH Aachen. Von 1999 bis 2003 hatte er eine C3-Professur Klinik für Urologie, Universität Rostock, inne. 2003 wechselte er als Chefarzt an die Klinik für Urologie, Caritas-Krankenhaus, Bad Mergentheim, 2008 dann als Chefarzt an die Urologische Klinik des Allg. Krankenhauses, Viersen. In den Jahren von 2005 bis 2007 absolvierte er ein Masterstudium „Krankenhausmanagement für leitende Fachärzte“, KFH Köln.

Glossar

A

Adipositas: Fettsucht, Fettleibigkeit; → BMI

adjuvant: begleitend, zusätzlich

adrenale Androgene: schwache männliche Hormone, die in der Nebenniere gebildet werden und ungefähr 5–10 % der Gesamt-Androgene ausmachen

alkalische Phosphatase: Enzym, das die Stoffwechselaktivität des Knochensystems widerspiegelt

5-alpha-Reduktase: ein Enzym, das die Umwandlung von Testosteron in → Dihydrotestosteron bewirkt

5-alpha-Reduktase-Inhibitoren: Medikamente, die das Enzym 5-alpha-Reduktase blockieren

altersspezifischer PSA-Spiegel: die im Blut zirkulierende Menge ist je nach Lebensalter unterschiedlich

Analgetika: schmerzlindernde Medikamente

Anamnese: Vorgeschichte einer Krankheit

Anastomose: natürliche oder künstlich hergestellte Verbindung zwischen Gefäßen und/oder Hohlorganen

androgenabhängige Zellen: diese Zellen wachsen und funktionieren nur unter der Einwirkung von Androgenen

Androgene: männliche Geschlechtshormone, die zur Ausbildung der primären und sekundären Geschlechtsmerkmale des Mannes notwendig sind; das wichtigste Androgen ist das Testosteron

Androgenblockade: Unterdrücken der natürlichen Testosteronproduktion durch → Antiandrogene; medikamentöser Testosteronentzug; → Hormontherapie, Kastration

androgenunabhängige Zellen: diese Zellen benötigen keine Androgene, um zu wachsen und zu funktionieren

Antiandrogene: Stoffe, die die Wirkung des männlichen Hormons Testosteron auf die Körperzellen hemmen

Apex: Spitze

apikal: an der Spitze; am Scheitel bzw. am Kopfende gelegen

artifizieller Sphinkter: künstlicher Schließmuskel am Blasenhals (Blasenausgang)

asymptomatisch: ohne Symptome; fehlende Krankheitszeichen

Atrophie: Rückbildung eines Organs oder Gewebes (Abnahme der Anzahl oder der Größe von Zellen) z. B. durch Mangelernährung oder Durchblutungsstörung

Ausscheidungsurogramm: eine Röntgenuntersuchung mit Kontrastmittel, die den Abfluss des Urins aus den Nieren sichtbar macht

B

benigne: gutartig

benigne Prostatahyperplasie (BPH): gutartige Vergrößerung der Prostata

Biopsie: Entnahme von Gewebe zur mikroskopischen Untersuchung z. B. auf Krebszellen

Blasenhals-Stenose: durch Narbengewebe verursachte Verengung des Blasenhalses, die den Urinfluss behindert

Blasenkatheter: Instrument zur Harnableitung (Entleeren der Blase), das durch die Harnröhre eingeführt wird

BMI (Body-Mass-Index): Körpergewicht [kg] geteilt durch Körperlänge im Quadrat [m^2]

Beispiel: Bei einem Körpergewicht von 85 kg und einer Größe von 1,87 m beträgt der BMI: 85 : (1,87 x 1,87) = 85 : 3,5 = 24,3

Einteilung:	BMI unter 20	=	Untergewicht
	20 bis 25	=	Normalgewicht
	25 bis 30	=	Übergewicht
	30 bis 40	=	Adipositas
	über 40	=	schwere Adipositas

BPH: benigne Prostatahyperplasie

Brachytherapie: interne Strahlentherapie mit radioaktiven Substanzen, z. B. Jod 125, die in Form kleiner Körnchen (Seeds) direkt in das betroffene Organ eingeführt (implantiert) werden und nach Ende der Behandlung dort verbleiben

C

Chemotherapie: Behandlung mit chemisch hergestellten Medikamenten (Zellgiften, → Zytostatika), die Krebszellen abtöten oder ihre Vermehrung verhindern können

Computertomografie (CT): eine Form der Röntgenuntersuchung, bei der die zu untersuchenden Körperregionen mit einem dünnen, fächerartigen Röntgenstrahlbündel schichtweise aus allen Richtungen abgetastet werden; die Messdaten werden im Computer verarbeitet und liefern Querschnittsbilder (Scheiben) (Computertomogramm), die am Bildschirm einzeln betrachtet werden können

Corpora cavernosa: zwei schwammartige Penis-Schwellkörper, deren Hohlräume sich bei geschlechtlicher Erregung mit Blut füllen und so die Versteifung des Gliedes bewirken

Corpus spongiosum: Harnröhren-Schwellkörper, der sich bei geschlechtlicher Erregung mit Blut füllt und dem Schutz der Harnröhre dient

D

Damm: schmale Gewebebrücke zwischen After und Hodensack

Dauerkatheter, Verweilkatheter: ein über längere Zeit eingelegter Blasenkatheter (→ Katheter)

Differenzierung: → Zelldifferenzierung
Differenzierungsgrad: → Grading
digital: „mit dem Finger", die Finger betreffend (nicht mit dem in der Elektronik gebräuchlichen (englischen) „digital" zu verwechseln, das sich auf mathematische Eigenschaften von Zahlen bezieht)
digitale rektale Untersuchung (DRU): Austasten des → Enddarms mit dem Finger
Dihydrotestosteron (DHT): aktivste Form des männlichen Geschlechtshormons Testosteron, das in der Prostata durch die Einwirkung des Enzyms → 5-alpha-Reduktase aus Testosteron entsteht
Doppelblindstudie: klinische Studie, in der die Wirkung eines neuen (voraussichtlich besser wirksamen) Medikamentes (A) mit der eines bekannten Medikamentes (B) oder eines → Placebos (C) verglichen wird
DRU: → digitale rektale Untersuchung

E

Ejakulation: Samenerguss beim Orgasmus des Mannes; „trockene" (retrograde) Ejakulation: Samenerguss in die Blase
Embolie: Verstopfung eines Blutgefäßes z. B. durch Blutgerinnsel
Enddarm: Mastdarm (Rektum), letzter Darmabschnitt vor dem After
Endoskop: ein mit elektrischer Lichtquelle und Spiegeln versehenes optisches Instrument, das durch Körperkanäle (z. B. die Harnröhre) in Hohlorgane und Körperhöhlen eingeführt wird
Epididymitis: akute oder chronische Entzündung des Nebenhodens
Epiduralanästhesie: Form der örtlichen Betäubung; sie bewirkt eine Nervenblockade an den Wurzeln der Spinalnerven (Rückenmarksnerven)
Epithelzellen: oberste Zellschicht des Haut- oder Schleimhautgewebes
erektile Dysfunktion (ED): Unfähigkeit, eine zur Durchführung des Geschlechtsverkehrs ausreichende Erektion zu erlangen

F

Fall-Kontroll-Studie: Studie u. a. zum Vergleich von gesunden Personen mit Personen, die an einer bestimmten Erkrankung leiden, hinsichtlich bestimmter Merkmale (z. B. Lebensgewohnheiten, genetische Faktoren)
falsch negativ: der Test zur Entdeckung einer Erkrankung fällt negativ aus, obwohl die fragliche Erkrankung vorliegt
falsch positiv: der Test zur Entdeckung einer Erkrankung fällt positiv aus, obwohl die fragliche Erkrankung nicht vorliegt
feingeweblich: mikroskopische Untersuchung von Körpergewebe (→ Histologie)
FSH (follikelstimulierendes Hormon): ein in der → Hypophyse (Hirnanhangsdrüse) gebildetes Hormon, das beim Mann die Samenbildung und die Testosteronbildung im Hoden beeinflusst

G

Gefrierschnitt: bei der Operation entnommenes, in kleinen Blöcken tiefgefrorenes Körper- bzw. Organgewebe wird in extrem dünnen „Schnitten“ (Scheiben) mikroskopisch z. B. auf Krebszellen untersucht (→ Schnellschnitt)

Gene: Erbfaktoren, Erbanlagen; sie enthalten die genetische Information für körperliche Merkmale und Eigenschaften, die durch Vererbung von einer Generation auf die nächste weitergegeben werden

Gleason-Score (Gleason-Wert): Maßzahl für die Bösartigkeit von Krebszellen

GnRH (Gonadotrophin-Releasing-Hormon): ein im Hypothalamus gebildetes Hormon, das die Sekretion (Ausschüttung) von → LHRH (luteinisierendes Hormon-Releasing-Hormon) in der Hypophyse bewirkt

GnRH-Antagonisten (auch als GnRH-Blocker oder LHRH-Antagonisten bezeichnet): blockieren die Gonadotropin-Rezeptoren in der Hypophyse; unterbinden die Ausschüttung von LH und führen dadurch zu einer sehr schnellen Senkung des Testosteronspiegels; haben eine ähnliche Wirkung wie die operative Entfernung der Hoden, ein Vorgang, der auch als chemische Kastration bezeichnet wird

Grading: gibt die Ausreifung (→ Zelldifferenzierung) des Tumorgewebes an; bildet die Grundlage für die Bestimmung des Gleason-Scores

Gray (kurz Gy): bezeichnet die Strahlungseinheit; sie ist nach Ronald Gray, einem der Mitbegründer der modernen Strahlentherapie benannt

Gynäkomastie: ein- oder beidseitige Vergrößerung der männlichen Brustdrüsen, oft aufgrund eines erhöhten Östrogenspiegels

Gyrasehemmer: eine Gruppe von Antibiotika, die das Enzym DNA-Gyrase hemmen; werden u. a. zur Infektionsprophylaxe vor der Biopsie eingesetzt

H

Halbkörperbestrahlung: die Bestrahlung größerer Skelettanteile mit einer vergleichsweise hohen Strahlendosis; Form der Strahlentherapie bei Knochenschmerzen des Prostatakarzinoms

Halbwertszeit: 1.) Zeitdauer, in der ein Wert um die Hälfte abnimmt; 2.) Zeitdauer, in der von einer ursprünglich vorhandenen Anzahl radioaktiver Teilchen die Hälfte zerfallen ist

hereditär: erblich; die Vererbung betreffend

HIFU: hochintensiver fokussierter Ultraschall, kann zur Zerstörung von Krebszellen eingesetzt werden

Histologie: Untersuchung von Körpergewebe, u. a. mit dem Mikroskop

histologisch: die (→ feingewebliche) Untersuchung von Körpergewebe betreffend

Histopathologie: Lehre von den Erkrankungen der Körpergewebe

Hitzewallungen: Nebenwirkung der Hormontherapie des Prostatakarzinoms, bei der es (ähnlich wie im Klimakterium der Frau) zu plötzlichen Hitzegefühlen und Schweißausbrüchen kommt

Hormone: sogenannte Botenstoffe des Körpers, die von spezialisierten Zellen und Geweben (z. B. von Drüsen) produziert werden und über die Blut- oder Lymphbahnen ihren Wirkungsort im Körper (ihr Zielorgan) erreichen

hormonabhängige Zellen: Zellen des Prostatakarzinoms, die zum Wachstum und zur Aufrechterhaltung ihrer Zellfunktion auf männliche Hormone (Androgene) angewiesen sind

hormonrefraktär: hormonunabhängig, völlig hormonunempfindlich

hormonresistent: der Tumor spricht nicht oder nicht mehr auf alle in der Hormontherapie eingesetzten Hormone an

Hormontherapie: auch als → Androgenblockade (Androgendeprivation) bezeichnet; sie bewirkt den Entzug des männlichen Geschlechtshormons Testosteron bzw. die Unterdrückung der natürlichen Testosteronproduktion

hormonunabhängige Zellen: Zellen des Prostatakarzinoms, die zum Wachstum und zur Aufrechterhaltung ihrer Stoffwechselfunktion keine männlichen Hormone (Androgene) benötigen

Hydronephrose („Wassersackniere"): durch eine Harnabflussstörung werden Nierenbecken und Nierenkelche sackartig aufgetrieben

Hyperplasie: Vergrößerung eines Organs durch Zunahme der Zellzahl

Hypophyse (Hirnanhangsdrüse): eine Drüse, die eine übergeordnete Rolle in der Regulation des Hormonsystems spielt.

Hypothalamus: Teil des Zwischenhirns; wichtiges Koordinationszentrum für hormonale und → vegetative Funktionen; eng mit der Hypophyse verbunden

I

Iliakalgefäße: im kleinen Becken verlaufende Blutgefäße

Impotenz: Unfähigkeit, den Geschlechtsakt auszuüben (Impotentia coeundi), oder Zeugungsunfähigkeit (Impotentia generandi)

Indikation: ärztlicher Befund, der Anlass zu einer Untersuchung/Behandlung gibt

Infiltration, infiltrieren: Eindringen, z. B. Eindringen von Tumorzellen in benachbartes Gewebe

Inkontinenz: Unfähigkeit, Stuhl oder Urin zurückzuhalten; bei der Harninkontinenz (Blasenentleerungsstörung) unterscheidet man je nach auslösendem Moment die Drang-, Reflex-, Stress- oder Belastungsinkontinenz sowie die Überlaufinkontinenz (fortdauernder Abgang kleinster Harnmengen)

intravenös: Injektion in die Vene

invasiv: 1.) in ein Organ eingreifend, z. B. durch diagnostische Maßnahmen oder durch operativen Eingriff; 2.) in das umgebende Gewebe eindringende Krebszellen

Inzidenz: Anzahl von jährlichen Neuerkrankungen pro 100 000 Personen der Gesamtbevölkerung bzw. bestimmter Bevölkerungsgruppen (z. B. alle Männer)

inzidenter (inzidenteller) Krebs: Vorhandensein weniger Krebszellen in normalem Gewebe; er bewirkt keinerlei diagnostizierbare Veränderungen und wird zufällig bei einer aus anderen Gründen stattfindenden Gewebeentnahme entdeckt

K

Kastration: Entzug der männlichen Geschlechtshormone; er kann operativ geschehen (z. B. durch → Orchiektomie) oder durch Behandlung mit → Östrogenen oder durch → Androgenblockade (→ Hormontherapie)

Kastrationsbereich: sehr niedriger, entsprechend dem durch Kastration erreichbaren Testosteronspiegel

Katheter: dünnes röhrenförmiges Instrument oder dünner Plastik- oder Gummischlauch; wird in Körperorgane (z. B. die Harnblase) eingeführt, um diese zu entleeren, zu füllen, zu spülen oder zu untersuchen

kavernös: höhlenartig; einen durch einen krankhaften Vorgang entstandenen Hohlraum betreffend

Kernspintomografie (Magnetresonanztomografie): bildgebendes Untersuchungsverfahren, das im Gegensatz zu Röntgen- und computertomografischen Untersuchungen nicht mit einer Strahlenbelastung verbunden ist

klinisch relevant: ein Zustand, der eine Behandlung notwendig macht

Kohortenstudie: der Vergleich großer Gruppen von Personen oder Patienten (z. B. unterschiedliche Berufs- oder Altersgruppen, Gruppen mit unterschiedlicher Behandlung ein und derselben Krankheit usw.) hinsichtlich eines bestimmten Merkmals (z. B. Erkrankungshäufigkeit, Lebenserwartung etc.)

Kolitis: Dickdarmentzündung

Koloskopie: endoskopische Untersuchung des Dickdarms

Kontraindikation: Umstand, der die Anwendung eines bestimmtem Medikamentes oder einer an sich zweckmäßigen therapeutischen Maßnahme verbietet (→ Indikation)

Kreatinin: Zwischenprodukt des Stoffwechsels; die Menge des im Blut zirkulierenden Kreatinins (= Kreatininspiegel) ist ein Maß für die Nierenfunktion

Kuration, kurative Therapie: eine die Heilung bezweckende Behandlung

kurativ: heilend

L

Laparoskop: Spezialendoskop (→ Endoskop), das nach örtlicher Betäubung durch die Bauchdecke in die Bauchhöhle eingeführt wird

Laparoskopie (Bauchspiegelung): endoskopische Untersuchung der Bauchhöhle

latent: versteckt; vorhanden, aber nicht zu erkennen

LH (luteinisierendes Hormon, Gelbkörper-Reifungshormon): Hormon, das von der Hirnanhangsdrüse (Hypophyse) ausgeschieden wird und in den Keimzellen (Hoden) den Anstoß zur Produktion männlicher Geschlechtshormone (vornehmlich des Testosterons) gibt

LHRH (luteinisierendes Hormon-Releasing-Hormon): Hormon des Hypothalamus; es steuert die Produktion von → LH und → FSH in der Hirnanhangsdrüse (Hypophyse)

LHRH-Antagonisten: → GnRH-Antagonisten

Linearbeschleuniger: Anlage zur Beschleunigung elektrisch geladener atomarer Teilchen auf geradliniger (linearer) Bahn

lokalisiertes Prostatakarzinom: Krebs, der auf die Prostata beschränkt ist, d.h. die → Prostatakapsel noch nicht durchbrochen hat

Lokalrezidiv: erneutes Auftreten eines Tumors an der schon anfangs behandelten Stelle

Lungenembolie: Verschluss von Lungenarterien durch Blutgerinnsel

Lymphadenektomie: operative Entfernung von Lymphknoten

Lymphozele: blasenartiger (zystischer) Hohlraum; → Zyste

M

Magnetresonanztomografie: → Kernspintomografie

maligne: bösartig

Malignität: Bösartigkeit

Metastase: „Tochtergeschwulst", auch Absiedlung genannt (→ Metastasierung)

Metastasierung: Verschleppung von Krebszellen aus dem → Primärtumor in andere Gewebe oder Organe; die Ausbreitung erfolgt über die Blut- und Lymphbahnen

minimalinvasive Chirurgie: schonende Operationstechnik zur Entfernung von Gewebe (z.B. Lymphknoten, kleine Tumoren) mittels endoskopischer Instrumente, die durch kleine Schnitte z.B. in der Bauchdecke eingeführt werden können (Schlüsselloch-Chirurgie)

Mutagene: chemische Substanzen oder Strahlen, die die Erbsubstanz (→ Gene) verändern

Mutation: plötzlich auftretende Veränderung der Erbsubstanz; sie kann spontan, d.h. ohne erkennbare Ursache auftreten, oder durch äußere Einwirkung, z.B. unter dem Einfluss von → Mutagenen entstehen

N

neoadjuvant (sprich neo-adjuvant): eine vorausgehende bzw. vorbereitende Behandlung der geplanten Therapie

nerval: das Nervensystem betreffend

nervschonende radikale Prostatektomie: vollständige operative Entfernung der Prostata, bei der nach Möglichkeit eines oder beide der für die Potenzerhaltung wichtigen Gefäß-Nerven-Bündel erhalten werden

Neurotransmitter: von den Kontaktstellen (Synapsen) der Nervenzellen (Neuronen) freigesetzte biochemische Substanzen, die die Erregung von einer Zelle zur anderen weiterleiten

Nykturie: nächtliches Wasserlassen

O

Östrogene: weibliche Geschlechtshormone; sie können in der Hormontherapie des Prostatakarzinoms eingesetzt werden, um den Testosteronspiegel zu senken

Opioide: Abkömmlinge (Derivate) von Opiaten; mittelstarke bis starke Schmerzmittel, die zur Behandlung beim fortgeschrittenen Prostatakrebs eingesetzt werden; unterliegen der Betäubungsmittelverordnung

Orchiektomie: (abgeleitet von Orchis = Hoden) operative Entfernung der Hoden → Kastration

P

Palliation oder palliative Therapie: Behandlung zur Linderung der krankheitsbedingten Beschwerden und der Verbesserung der Lebensqualität; wird eingesetzt, wenn die Krebserkrankung nicht mehr heilbar ist; sie ist zu unterscheiden von der → kurativen Therapie

palpieren: tasten, abklopfen

Paradigmenwechsel: Paradigma ist ein Begriff, der die Gesamtheit aller jeweils herrschenden Grundauffassungen bezeichnet, ein Paradigmenwechsel bedeutet demnach eine wesentliche Änderung dieser Grundauffassungen

pathologische Fraktur: → Spontanfraktur

pathologisches Stadium: Erkrankungsstadium, das durch pathohistologische Diagnose von operativ entnommenem Körpergewebe oder Organen bzw. Biopsiematerial festgestellt wurde

Pelvis: das Becken

pelvin: das Becken betreffend, im Becken liegend

perineal: zwischen After und Genitalien gelegene Region; auch: den Damm betreffend

perkutan: durch die Haut hindurch

periphere Zone: äußere Zone der Prostata, in der das Prostatakarzinom am häufigsten entsteht

PET (auch PET-CT, Positronenemissionstomografie): bildgebendes Verfahren der Nuklearmedizin, das Schnittbilder von Körperregionen oder Organen erzeugt, indem es die unterschiedliche Verteilung einer schwach radioaktiv markierten Substanz (Radionuklid) im Gewebe sichtbar macht; kann u.a. zur Entdeckung von Rezidiven eingesetzt werden

Photonen: Lichtteilchen, Elementarteilchen, die sich mit Lichtgeschwindigkeit bewegen; Energieträger der elektromagnetischen Strahlung (z. B. Licht, Röntgenstrahlung oder Gammastrahlung)

Placebo: „Scheinmedikament"; sieht aus und schmeckt wie ein Medikament, enthält aber keine wirksame Substanz (→ Doppelblindstudie)

positiver Schnittrand („R1-Resektion"): im äußersten Rand des zusammen mit dem Tumor herausoperierten umgebenden Gewebes werden noch Tumorzellen gefunden; man muss deshalb annehmen, dass sich auch in dem nicht entfernten, vermeintlich gesunden Gewebe noch einzelne Tumoranteile befinden

postoperativ: nach der Operation

präoperativ: vor der Operation

Prävention: Vorbeugung; man unterscheidet die primäre Prävention, die der Entstehung des Krebses vorbeugt und die sekundäre Prävention, die das Fortschreiten des Krebswachstums verhindern soll, z. B. durch frühzeitige Behandlung

Priapismus: abnorm lang anhaltende, oft schmerzhafte Erektion des Penis ohne geschlechtliche Erregung

Primärtumor: der ursprüngliche, in einem bestimmten Organ (z. B. der Prostata) gebildete Krebs

Progression: Fortschreiten der Erkrankung, z. B. PSA-Anstieg oder Metastasenbildung

prospektive Studie: vor Beginn werden einheitliche Bedingungen zur Aufnahme von Patienten in die Studie (z. B. Alter, Krankheitsstadium usw.), die Therapie, das erwartete Ergebnis sowie die Methoden der Auswertung festgelegt, mit dem Ziel, die Vergleichbarkeit der Patienten und der Ergebnisse zu gewährleisten; wesentliche Voraussetzung für die Verlässlichkeit von Studienergebnissen

Prostatahyperplasie: altersbedingte Vergrößerung der Prostata → BPH

Prostatakapsel: äußere Bindegewebeschicht der Prostatadrüse

Prostatektomie: vollständige Entfernung der Prostata → radikale Prostatektomie

Prostatitis: Entzündung der Prostata

Protein: (sprich: Prote-in) (Eiweiß), aus Aminosäuren zusammengesetzte Moleküle in Form langer Ketten

PSA, prostataspezifisches Antigen (ng/ml): gemessen in Nanogramm (= Milliardstel Gramm) pro Milliliter Blut; ein von den Drüsenzellen der Prostata gebildetes Enzym, dessen Blutspiegel bei Prostatakarzinom in der Regel erhöht und für die Bestimmung des klinischen Stadiums wichtig ist

PSA-Anstiegsgeschwindigkeit: gibt an, wie stark sich der PSA-Wert innerhalb eines Jahres ändert

PSA-Dichte: die PSA-Dichte errechnet sich aus dem (Serum-)PSA-Wert, dividiert durch das mittels Ultraschall bestimmte Volumen der Prostata

PSA-Verdopplungszeit (PSA-DT): Zeitraum, innerhalb dessen sich der PSA-Wert verdoppelt

R

R0-Resektion (R-Null-Resektion): vollständige operative Entfernung eines Tumors

R1-Resektion: unvollständige operative Entfernung eines Tumors → positiver Schnittrand

radikale Prostatektomie: operative Entfernung der Prostata einschließlich der Samenblasen

Randomisation: Auswahl nach dem Prinzip des Zufalls; Verfahren, mit dem die Vergleichbarkeit von zwei oder mehr Gruppen hergestellt wird; sie muss in klinischen Studien angewendet werden, die eine neue Behandlungsmethode prüfen

rektal: das Rektum betreffend

Rektum: auch als Mastdarm oder Enddarm bezeichnet, letzter Darmabschnitt vor dem After

Resektion: operative Entfernung eines Organs oder Tumors

retropubisch: hinter der → Symphyse liegend

retrospektive Studien: nachträgliche Datenauswertung von Behandlungen, die nicht unter einheitlichen Bedingungen stattgefunden haben; sie sind nicht geeignet zur Bestimmung der Wirksamkeit einer Behandlung, da die Vergleichbarkeit der Ergebnisse nicht gewährleistet ist

Rezidiv: erneute Bildung eines Tumors am gleichen Ort oder im gleichen Organ nach vorausgegangener Behandlung

Rhenium 186: radioaktives Element, in der Strahlentherapie zur Schmerzlinderung bei Knochenmetastasen eingesetzt

S

Samarium 153: radioaktives Element, in der Strahlentherapie zur Schmerzlinderung bei Knochenmetastasen eingesetzt

Samenblasen (Bläschendrüsen): zwischen Blasengrund und Enddarm gelegene, paarige Ausstülpungen, deren Ausführungsgänge zusammen mit den Samenleitern in die Harnröhre einmünden (dienen nicht der Speicherung der Spermien)

Schnellschnitt: noch während der Operation durchgeführte histologische Untersuchung von entnommenen Gewebeanteilen oder Lymphknoten

Sedoanalgesie: örtliche Betäubung, bei der Schmerzempfinden und Bewusstsein für wenige Minuten ausgeschaltet werden

Seeds: radioaktive Körnchen in der Größe eines Reiskorns, die zur internen Bestrahlung direkt in das zu bestrahlende Organ oder Gewebe eingeführt werden (→ Brachytherapie)

Sekret: von Drüsen nach außen (z. B. Speichel) oder nach innen (z. B. Hormone) abgesondertes Produkt

signifikant: ein Unterschied, der zu groß ist, um noch als zufällig gelten zu können

Sonografie: → Ultraschalluntersuchung

Sphinkter: Schließmuskel

Spontanfraktur (pathologische Fraktur): ohne äußere Einwirkung auftretender Knochenbruch aufgrund einer Schädigung des Knochengewebes, z. B. durch Knochenmetastasen

Stadieneinteilung (Staging): die Stadien der Krebserkrankung werden nach der → TNM-Klassifikation unterteilt nach Größe und Ausbreitung des Primärtumors (T-Kategorie), Vorhandensein von Lymphknotenmetastasen (N-Kategorie) und Vorhandensein von Metastasen in anderen Geweben oder Organen (M-Kategorie)

Stadienshift: seit der Einführung des PSA-Tests beobachtete Verschiebung der diagnostizierten Stadien der Prostatakrebserkrankung: immer häufiger wird der Prostatakrebs bereits im Frühstadium und entsprechend seltener im fortgeschrittenen Stadium entdeckt

Stenose: Verengung von Gefäßen, Hohlorganen, Gängen oder Öffnungen

Strontium 89: radioaktives Element, in der Strahlentherapie besonders zur Linderung von Knochenschmerzen bei Skelettmetastasen verwendet

Sulcus: eine Furche, die die beiden Prostatalappen trennt

Symphyse: Scham(bein)fuge

Symptom: Krankheitszeichen; subjektiv wahrgenommene Störung des Befindens (z. B. Beschwerden beim Wasserlassen, Schmerzen) oder objektiv feststellbare Veränderung (z. B. PSA-Anstieg)

Szintigrafie: bildgebendes Verfahren, mit dem die Verteilung radioaktiver Substanzen im Körper dargestellt werden kann

T

Testosteron: männliches Geschlechtshormon; wesentlich für Libido und Fertilität; der Entzug kann zu depressiven Verstimmungen, Potenzschwäche und zum Nachlassen der Leistungsfähigkeit führen (→ Hormontherapie)

Thrombose: Bildung eines Blutgerinnsels (Thrombus), das ein Blutgefäß teilweise oder vollständig verschließt

TNM-Klassifikation: System zur Beschreibung einer Krebserkrankung (→ Stadieneinteilung): die T-Kategorie (von T = Tumor) erfasst die Ausdehnung des Tumors; die N-Kategorie (von englisch nodes = Lymphknoten) bezeichnet das Fehlen bzw. Vorhandenseins von Lymphknoten; die M-Kategorie (von M = Metastasen) gibt an, ob Metastasen in anderen Geweben oder Organen (Fernmetastasen) vorhanden sind

transrektal: durch den Enddarm

transrektale Sonografie (TRUS): Ultraschallaufnahme durch den Enddarm (Rektum)

transurethral: durch die Harnröhre (Urethra)

transurethrale Resektion (TUR) der Prostata: operative Entnahme von Prostatagewebe durch die Harnröhre

Tumorkategorie: erfasst die Ausdehnung des Tumors → TNM-Klassifikation

Tumormarker: vom Körper produzierte Stoffe, deren Vorhandensein bzw. Konzentration im Blut einen Hinweis auf eine Krebserkrankung, eventuell auch auf deren Stadium geben können, z. B. PSA (→ prostataspezifisches Antigen)

TRUS: transrektaler Ultraschall (transrektale Sonografie)

TUR: → transurethrale Resektion der Prostata

U

Überbehandlung: unnötige Behandlung

Überdiagnose: eine durch Diagnose festgestellte Erkrankung, die keiner Behandlung bedarf

Ultraschalluntersuchung (Sonografie): diagnostische Methode; durch die Haut in den Körper eingestrahlte Ultraschallwellen werden an den Gewebe- und Organgrenzen zurückgeworfen (reflektiert), die zurückgeworfenen Schallwellen werden von einem Empfänger aufgenommen und mithilfe eines Computers in entsprechende Bilder umgewandelt; eine Strahlenbelastung tritt nicht auf

Ureter: Harnleiter, transportiert den in der Niere gebildeten Harn in die Harnblase

Urethra: Harnröhre, führt vom Blasenausgang durch den Penis nach außen

Urinal: Harnbehälter; bei anhaltender Harninkontinenz nimmt ein flacher Kunststoffbeutel (meist am Oberschenkel befestigt) den durch einen Katheter abfließenden Urin auf

Urogramm: durch Röntgenkontrastaufnahme hergestelltes Bild der harnproduzierenden und harnableitenden Organe

V

Vasektomie: Durchtrennung und Entfernung eines zirka 2 cm langen Stückes des Samenleiters zur Sterilisation (Unfruchtbarmachung) des Mannes; kleiner Eingriff unter Lokalanästhesie

vaskulär: die Blutgefäße betreffend

vegetativ: Körperfunktionen betreffend, die nicht willentlich zu beeinflussen sind

vegetatives Nervensystem: auch autonomes Nervensystem genannt; dem Einfluss des Willens und dem Bewusstsein nicht unterworfen; regelt die lebensnotwendigen Körperfunktionen (z. B. Atmung, Verdauung, Stoffwechsel, Wärmehaushalt, Drüsentätigkeit etc.)

W

Wachstumsfaktoren: von Körperzellen gebildete Eiweißkörper, die physiologische Prozesse in den Körperzellen, u. a. das Zellwachstum, regulieren

Z

Zelldifferenzierung: Ausbildung der Strukturmerkmale der Zelle (Ausreifung); ursprünglich gleichartige Zellen entwickeln sich zu Zellen mit unterschiedlicher Funktion

Zyste: mit Körperflüssigkeit gefüllter, sackartiger Hohlraum

Zystoskopie: Spiegelung der Harnblase durch die Harnröhre

Zytostatika: Zellgifte; Medikamente, die das Krebswachstum hemmen (→ Chemotherapie)

Stichwortverzeichnis